DE

L'HÉMATOCÈLE RÉTRO-UTÉRINE

OUVRAGES DE M. LE DOCTEUR A. VOISIN,

CHEZ J. B. BAILLIÈRE ET FILS.

Des signes propres à faire distinguer les hémorrhagies cérébelleuses des hémorrhagies cérébrales : Considérations de physiologie pathologique éclairant l'étude de la paralysie générale des aliénés. (Leçons de M. le professeur Bouillaud.) *Paris*, 1859, in-8.

De l'anesthésie cutanée hystérique (Mémoire lu à la Société de médecine de Paris). *Paris*, 1858, in-8.

Corbeil, typographie et stéréotypie de Crété.

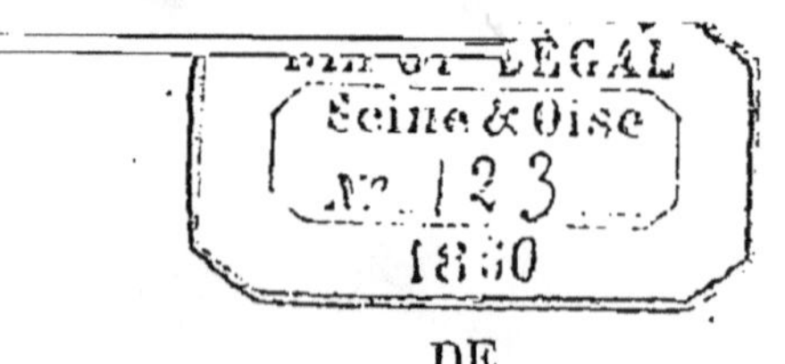
DÉPÔT LÉGAL
Seine & Oise
N° 123
1860

DE

L'HÉMATOCÈLE

RÉTRO-UTÉRINE

ET DES

ÉPANCHEMENTS SANGUINS NON ENKYSTÉS

DE LA CAVITÉ PÉRITONÉALE DU PETIT BASSIN,

CONSIDÉRÉS COMME ACCIDENTS DE LA MENSTRUATION

PAR

Le Docteur AUGUSTE VOISIN

Ancien Interne des hôpitaux de Paris,
Lauréat de la Faculté de médecine et de la Société de chirurgie,
Membre de la Société anatomique, de la Société médicale d'observation,
De la Société de médecine du département de la Seine.

BIBLIOTHÈQUE IMPÉRIALE IMPR.

AVEC UNE PLANCHE

PARIS

J. B. BAILLIÈRE ET FILS

LIBRAIRES DE L'ACADÉMIE IMPÉRIALE DE MÉDECINE,

rue Hautefeuille, 19.

LONDRES — HIPPOLYTE BAILLIÈRE, 219, REGENT-STREET.

NEW-YORK — BAILLIÈRE BROTHERS, 440, BROADWAY

MADRID, C. BAILLY-BAILLIÈRE, CALLE DEL PRINCIPE, 11.

1860

A LA MÉMOIRE

DE MON PÈRE

ET

DE MA MÈRE

PRÉFACE

J'aborde, dans cette monographie, la même question que dans ma dissertation inaugurale.

L'attention toute spéciale dont ma thèse a été l'objet dans plusieurs journaux et dans une société savante ; l'adoption de la plupart de mes idées par des hommes dont les noms font autorité dans la science; par M. Racle (1), par M. Bauchet (2) et par M. le professeur Lebert (3); la récompense qui m'a été décernée par la Société de chirurgie, m'ont engagé à poursuivre mes recherches et à en faire le sujet d'un travail plus complet, en utilisant les différents mémoires postérieurs à ma thèse, et en recueillant les faits nouveaux que j'ai eu occasion d'observer (4).

Je décrirai, d'une part, l'hématocèle rétro-utérine, et d'autre part, les épanchements sanguins non-enkystés de la cavité péritonéale du petit bassin, considérés comme accidents de la menstruation. Dans ma thèse, je n'avais envisagé que l'hématocèle rétro-utérine : ici, j'ai cru devoir faire l'étude simultanée des deux affections; parce que souvent je me suis trouvé en présence de cas de mort

(1) *Traité de Diagnostic médical*, 2e édition. Paris, 1859, in-18.

(2) *Anatomie pathologique des kystes de l'ovaire et de ses conséquences. — Mémoires de l'Académie de médecine*. Paris, 1859, t. XIII, p. 19.

(3) *Traité d'anatomie pathologique générale et spéciale*. Paris, 1860, t. II.

(4) Quand une observation est accompagnée d'un chiffre et que je n'indique pas un nom d'auteur, cela signifie que le numéro correspond avec une des observations que j'ai consignées à la fin de cette monographie.

subite, où le début était celui de l'hématocèle rétro-utérine, mais où l'excavation péritonéale était, à l'autopsie, remplie de sang non enkysté ; parce que aussi, seuls ces exemples d'hémorrhagies rapidement mortelles éclairent la pathogénie de l'hématocèle rétro-utérine : c'est ce chapitre important de la pathogénie que je développerai surtout, ainsi que ceux de l'historique et du traitement.

J'essaierai de me renfermer dans les vues les plus pratiques, et de ne pas me laisser entraîner par la théorie ; toutefois, je ne veux pas négliger la discussion des diverses explications que l'on a données, et dont quelques-unes, selon moi, peuvent être modifiées ; heureux si je puis éclairer cette question, encore remplie d'obscurité, à en juger du moins par le nombre de kystes sanguins de l'ovaire et autres tumeurs sanguines du petit bassin, que l'on présente à la Société anatomique comme étant des hématocèles rétro-utérines ; heureux si, comme je l'espère, je parviens à démontrer que l'hématocèle rétro-utérine, qui peut être le résultat d'hémorrhagies ovariennes, tubaires ou utérine, est toujours intra-péritonéale.

L'honneur en reviendra à M. le professeur Nélaton, dont les précieux enseignements m'ont toujours inspiré, et dont les salutaires conseils ne m'ont jamais fait défaut.

J'ai joint à mon travail une planche dont les deux figures montreront, l'une, la grande vascularité des ovaires, lorsqu'ils sont à l'état pathologique, et l'autre, une hématocèle rétro-utérine type.

DE

L'HÉMATOCÈLE RÉTRO-UTÉRINE

CHAPITRE PREMIER

EXPOSÉ HISTORIQUE

Je diviserai ce chapitre en deux parties. La première comprendra toutes les observations antérieures à 1850, qui sont éparses dans les divers recueils médicaux et qui ont été publiées sans que leurs auteurs connussent l'affection à laquelle ils avaient affaire. La seconde commencera en 1850, époque où M. le professeur Nélaton donnait à l'hématocèle rétro-utérine, qu'il avait ainsi dénommée, une place si précise dans le cadre nosologique.

1° Des faits antérieurs à 1850.

Autrefois, les auteurs qui écrivaient sur l'hématocèle rétro-utérine, ne signalaient dans aucun ouvrage antérieur aux traités de Ruysch des faits présentant quelque analogie avec cette affection. — Dans ma thèse inaugurale, j'ai cru pouvoir citer certains passages d'Hippocrate, qui me paraissaient se rapporter au sujet de cette monographie.

Mon interprétation, je le sais, n'a pas été approuvée par plusieurs médecins, entre autres par M. le professeur Trousseau (1), et ma citation m'a attiré de la part de l'illustre professeur le reproche de tourmenter les textes et de me croire obligé de placer Hippocrate en tête de mon historique.

Mais depuis j'ai lu et relu ces passages d'Hippocrate, et j'ai constamment trouvé une certaine analogie entre les observations qu'il cite et l'hématocèle rétro-utérine ; non pas que je veuille prétendre qu'Hippocrate connût cette affection : je dis seulement que ses observations en sont des exemples. Je n'y ai jamais vu, du reste, d'autre intérêt qu'un intérêt historique.

Voici les passages tirés d'Hippocrate.

« *Suppression des règles ; tumeur dans le ventre ; selles abondantes ; guérison.* — La servante que je vis portait à droite une dureté très-considérable, mais qui n'était guère douloureuse ; le ventre était gros et tendu ; cette femme ne ressemblait pas à une hydropique, et du reste, elle était en embonpoint, n'avait guère de dyspnée, mais était *décolorée*. Les règles n'étaient point venues depuis sept ans. Elle fut prise de dysentérie sans ténesme ; dans ces circonstances, la dureté à droite était douloureuse ;

(1) *Gazette des hôpitaux*, juin 1858.

fièvres médiocres qui ne durèrent pas plus de sept jours; déjections alvines semblables à l'ambre, un peu visqueuses, très-abondantes pendant quelques jours; guérison; et à la suite de cela, les règles vinrent, la dureté dans le ventre disparut, et la femme prit bonne couleur et de l'embonpoint (1).

« *Tumeur dans le ventre; pression avec la main; guérison.* — A Elis, la femme du jardinier : une fièvre continue la saisit; buvant des remèdes évacuants, elle ne fut aucunement soulagée. Dans le ventre, au-dessous de l'ombilic, était une dureté s'élevant au-dessus du niveau et causant de violentes douleurs. Cette dureté fut malaxée fortement avec les mains enduites d'huile; ensuite *du sang fut évacué* en abondance par le bas. Cette femme se rétablit et vécut (2).

« Chez certaines femmes, à la seconde ou troisième époque de la suppression, ou même plus tard, si les menstrues se portent vers le flanc, sans être devenues purulentes, il se forme au-dessus de l'aine une tumeur acéphale grosse et rouge. Il est arrivé plus d'une fois que les médecins, ne sachant pas ce que c'était, l'ont incisée et ont mis la malade en danger. Cette espèce de tumeur se forme ainsi : la chair puise du sang, vu que l'orifice utérin est

(1) Hippocrate, *Œuvres complètes*, trad. par Littré. *Des Épidémies*, livre IV, Paris, 1846, t. V, p. 183.

(2) *Id., ibid. Des Épidémies*, livre V, t. V, p. 205.

appliqué au flanc, elle s'en remplit et elle se soulève, à cause de ce sang qui la pénètre. Parfois quand l'orifice utérin, se déplaçant, revient vers les parties génitales et que les règles sortent par cette voie, le gonflement du flanc s'affaisse, car il communique avec la matrice, laquelle a versé au dehors. Mais si l'orifice ne se tourne pas vers les parties génitales, la suppuration se forme vers le flanc, les règles se font jour par là ; elles prennent aussi la voie du vomissement et parfois *celle du siége* (1). »

Celse ne dit rien qui ait rapport à cette affection.

Galien, à propos de la suppression des règles, décrit ainsi des accidents pelviens :

« Quand la suppression dure depuis quelque temps, il se forme quelquefois une tumeur dans les flancs. Chez d'autres, il s'élève à l'extrémité inférieure du ventre une tumeur de la nature des abcès.

« Il y a des douleurs aux lombes, des fièvres ardentes, des urines noirâtres, avec une sanie rougeâtre, comme si on avait mêlé de la suie à de la lavure de chair saignante. Quelques femmes ont de la dysurie et de l'ischurie (2). »

(1) Hippocrate, *Des maladies des femmes*, livre I, II. Paris, 1853, t. VIII, p. 21.

(2) Galien, *Œuvres complètes*, trad. Daremberg, *Des lieux affectés*, livre VI, c. v. Paris, 1856, t. II, p. 685.

Dans tout Galien nous n'avons trouvé que ce passage qui eût quelque rapport à la question qui nous occupe, et encore émettrai-je un doute sur l'analogie de la maladie qu'il décrit avec l'hématocèle rétro-utérine.

J'ai consulté les livres des médecins arabes et j'ai retrouvé, mot pour mot, la description donnée par Galien des accidents menstruels. Ils paraissent tous s'être copiés à l'envi, et le plus souvent sans indiquer la source où ils ont puisé. Ainsi, au onzième siècle, Rhazès et Avicenne se sont approprié, sans le citer, le texte du médecin de Pergame.

Sydenham, Stoll, F. Hoffmann ne disent rien qui ait trait à ce sujet.

Astruc (1), cherchant à expliquer la cause de l'abondance de la menstruation, dit : « Les dilacérations des appendices veineuses reconnaissent entre autres causes.

« Les anévrismes, les varices qui arrivent dans les vaisseaux de la matrice, à l'occasion d'une suppression de règles subite :

« Les ulcérations de la variole ;

« Les passions trop vives amenant l'accélération de la circulation ;

« Le trop grand usage du mariage, les exercices violents, les chutes. »

(1) Astruc, *Maladies des femmes*, livre II, p. 82.

Astruc, il est vrai, n'envisage pas la question au point de vue des épanchements pelviens, mais il insiste sur la pathologie physiologique de la menstruation abondante, qui est une cause prédisposante de l'hématocèle rétro-utérine. Il insiste sur les varices des vaisseaux utérins comme cause d'hémorrhagies; idée reprise par Deneux (1) et par M. Richet (2).

Ruysch, que presque tous les auteurs ont cité, sans avoir, ce me semble, recours au texte original, n'avait pas vu ce qu'on lui a attribué. Voici l'observation que j'ai traduite textuellement :

« Quelquefois, dans le cas d'occlusion du col de l'utérus, le sang peut, de la cavité de la matrice, passer par les conduits de Fallope dans le bassin ; je l'ai vu. »

« Roonhusius, chirurgien très-habile, fit l'ouverture d'une femme, morte pendant les règles, en présence de deux autres médecins du même hôpital. — On trouva dans la cavité utérine du sang en caillots adhérents à la muqueuse. La trompe utérine du même côté n'en était pas seulement remplie, mais aussi l'ovaire, et à sa surface adhérait fortement un caillot assez volumineux (3). »

(1) *Mémoire sur les tumeurs sanguines de la vulve.* Paris, 1830.

(2) *Traité d'anatomie médico-chirurgicale*, p. 735.

(3) Ruyschii, *Observationum centuria.* Amstelodami. Obs. LXXXV.

Dans ma thèse, j'avais parlé moi-même de ce fait comme d'un cas d'hématocèle; je n'avais pu, à cette époque, me procurer les observations de Ruysch. — Il semblera maintenant bien clair à chacun, après la lecture de cette observation, qu'il s'agit ici d'un cas où la menstruation a été surprise, pour ainsi dire, sur le fait : déchirure physiologique d'une vésicule ovarienne, exhalation sanguine dans la trompe et l'utérus, tous états parfaitement normaux.

M. Bernutz me semble avoir fait servir à tort cette observation de Ruysch à l'édification de sa théorie du reflux du sang de l'utérus dans les trompes; et depuis, tous les auteurs qui ont écrit sur l'hématocèle rétro-utérine, ont admis cette preuve sans conteste, et probablement sans lire le texte original.

Madame Boivin, pensant que la compression des varices des jambes pouvait, à cause de leur relation directe avec les veines du bassin, provoquer des désordres dans l'utérus et dans les ovaires, recommandait aux femmes atteintes de varices de ne pas porter de bas compresseurs, surtout lorsqu'elles étaient enceintes. — Elle cite deux exemples des dangers qu'elle signale :

« 1° Une jeune femme, d'un tempérament lymphatico-sanguin, accouchée pour la première fois, il y a trois ans, a conservé depuis une tuméfaction variqueuse de la jambe gauche. Elle fit usage d'un bas de peau de chien dont elle se trouva soulagée; mais depuis qu'elle en a fait l'application, l'évacuation menstruelle est beaucoup plus fréquente et plus abondante qu'auparavant.

« 2° Une cuisinière non mariée, enceinte de cinq mois, étant incommodée de nombreuses varices aux jambes, eut recours à l'application d'un bas de peau de chien; quelque temps après, elle eut une hémorrhagie utérine qui détermina la fausse couche. Redevenue enceinte dans la même année, elle employa le même moyen, et il en résulta le même effet. — Cette espèce d'hémorrhagie s'étant renouvelée plusieurs fois dans le cours de deux ou trois ans, on reconnut enfin la double cause de cet accident, et cette femme qui, dans le remède qu'on lui avait indiqué pour la soulager de ses varices, avait découvert le moyen de se faire avorter chaque fois qu'elle était enceinte, fut chassée de chez ses maîtres (1). »

J'ai tenu à citer textuellement ces deux observations, à cause de leur rapport intime avec l'affection qui nous occupe, tout au moins comme circonstances étiologiques, et comme ayant trait à la théorie énoncée par M. Richet. En effet, chez la première malade, l'écoulement cataménial est de-

(1) Boivin, *Mémoire sur les hémorrhagies internes de l'utérus*. Paris, 1819, p. 143.

venu beaucoup plus abondant; la deuxième a pu provoquer par l'emploi de bas compresseurs, plusieurs fausses couches.

Pelletan a publié une observation d'hémorrhagie intra-péritonéale sous le titre d'*épanchement de sang causé par un anévrisme de l'ovaire* (1). Je la cite textuellement.

« J'ai assisté à l'ouverture du corps d'une femme à laquelle Bichat, médecin de l'Hôtel-Dieu, avait donné des soins dans une maladie d'un caractère inconnu et dont il n'avait presque vu que la fin tragique; cependant il avait soupçonné l'existence d'une péritonite.

« Les viscères du ventre se trouvèrent tachés de plaques noirâtres très-multipliées, surtout sur les intestins grêles et à la partie inférieure des parois abdominales. Notre jeune médecin se hâtait de reconnaître dans cette disposition le caractère de je ne sais quelle inflammation particulière. Pour moi, apercevant les mêmes taches que dans ma précédente observation, j'insistai pour qu'on explorât plus exactement les viscères. La surface de la matrice nous montra des taches plus larges et plus molles que les autres; enfin, nous en trouvâmes la cause dans l'ovaire du côté gauche. — Cet organe était du volume d'un œuf de poule, couvert de vaisseaux rouges et fort dilatés, et on y voyait une

(1) *Clinique chirurgicale*. Paris, 1810, t. II, p. 106.

crevasse encore bouchée par un caillot de sang.

« La cavité du petit bassin contenait encore deux onces de sang en caillots noirâtres, les uns plus desséchés, les autres mous, formant comme des taches qui couvraient le péritoine.

« Nous reconnûmes donc une espèce d'anévrisme ou de varicocèle de l'ovaire. Il y a lieu de croire que l'épanchement sanguin était commencé depuis longtemps, et n'était qu'une lente exsudation. »

Cette observation est un bel exemple d'épanchement sanguin non enkysté du petit bassin et jette une vive lumière sur la part que peut prendre l'ovaire dans l'étiologie de ces hémorrhagies.

Récamier a observé plusieurs cas d'épanchements sanguins rétro-utérins. — Deux observations ont été publiées par M. H. Bourdon (1). Si l'on en juge d'après la lecture du mémoire de ce dernier, Récamier n'avait pas porté de diagnostic précis sur ces tumeurs pelviennes, et leur appliqua la méthode de l'incision vaginale qu'il employait pour toutes les tumeurs fluctuantes du petit bassin faisant saillie dans le vagin. M. Bourdon lui-même a publié ces deux faits sans fournir la moindre explication sur la pathogénie de l'affection.

En présence du silence de Récamier et de M. H. Bourdon sur la nature intime de ces tumeurs, on

(1) *Tumeurs fluctuantes du petit bassin. Revue médicale*, 1841, p. 41.

est étonné de voir M. Trousseau (1) affirmer que Récamier la connut. Mais chacun peut se convaincre du contraire, en remontant aux sources que je viens d'indiquer.

Voici, du reste, les deux observations de Récamier :

1° *Kyste sanguin de l'excavation pelvienne. — Épaisseur considérable des parois ; incision de la tumeur au travers des parois du vagin ; guérison.*

La malade est âgée de 24 ans, bien réglée, mais affectée de leucorrhée ; elle souffre souvent du bas-ventre. — Il y a huit mois, accouchement heureux d'un deuxième enfant.

Il y a un mois, tout à coup, sans cause connue, frissons, fièvre, vomissements, douleur et tension du bas-ventre. La malade sentit une tumeur, les souffrances augmentèrent. Frissons irréguliers, sueurs nocturnes, abondantes. — Entre le 1er août 1840, à l'Hôtel-Dieu, salle Saint-Julien, n. 6, service de M. Récamier.

État actuel : grand accablement, visage exprimant la douleur; céphalalgie, langue blanche, bouche mauvaise, nausées, soif, constipation. Pouls à 100, médiocrement développé.

Dans la partie inférieure du ventre, et à droite s'étendant vers la fosse iliaque, tumeur dure, du volume de la tête d'un fœtus, très-douloureuse à la

(1) *Gazette des hôpitaux*, juin 1858.

pression, un peu mobile et glissant sous les parois abdominales.

Par le toucher vaginal et rectal, on sent que la tumeur descend dans l'excavation du petit bassin jusque dans la paroi recto-vaginale, et qu'elle emboîte l'utérus en arrière et à droite en poussant cet organe à gauche. Le museau de tanche, porté dans cette direction, est appliqué contre le pubis, et on a beaucoup de peine à sentir son côté droit avec le doigt.

Par le vagin ni par le rectum séparément, on ne peut reconnaître la fluctuation, mais on la perçoit d'une manière évidente en touchant par ces deux cavités à la fois.

Rien de particulier du côté de l'excrétion des urines; à la vulve, sensation d'un corps qui tendrait à sortir.

Douleur abdominale irradiée vers les lombes et les cuisses, surtout vers la droite qui est le siége de tiraillements et d'engourdissements.

Le 3, M. Récamier pratique, avec un pharyngotome particulier, la ponction de la tumeur sur la paroi postérieure du vagin, entre deux colonnes verticales, en un point dans lequel la fluctuation est le plus manifeste. Il s'écoule un flot de liquide rougeâtre, un peu visqueux et sans odeur; on agrandit la boutonnière avec un bistouri.

En incisant, on sent les parois de la tumeur

épaisses, résistantes, comme fibro-cartilagineuses.

Écoulement d'un demi-litre de liquide. La malade est immédiatement fort soulagée.

Les jours suivants, l'état général s'améliora ; les douleurs et autres symptômes diminuèrent. Le liquide prenant une odeur fétide, et de l'air s'introduisant dans le foyer, on comprima fortement le ventre avec un bandage, on y fit une injection d'eau tiède, et on recommanda de pousser la fin de l'injection très-lentement, afin de laisser le plus d'eau possible dans la cavité ; de plus, on plaça le bassin de la malade sur un plan beaucoup plus élevé que les lombes.

A partir de ce jour, l'écoulement perdit sa mauvaise odeur, et il n'entra plus d'air dans ce kyste. Le liquide prit de plus en plus l'apparence du pus. La tumeur du ventre diminua de jour en jour, et perdit sa sensibilité.

Le 13 août, dix jours après l'opération, fièvre et douleur vive. Bains, lotions.

Le 15, à gauche de l'utérus, tumeur dure, sensible, d'un œuf de poule.

Le 21, à la place de la nouvelle tumeur, empâtement. La plaie, résultat de l'incision, tend à se fermer. Le museau de tanche a repris sa position.

On nourrit peu à peu la malade ; injections pendant quelque temps pour empêcher l'ouverture de se fermer.

Il s'écoula, pendant quelques jours, quelques gouttes de pus visqueux.

Le 12 septembre, trente-neuf jours après l'opération, la malade sortit parfaitement portante sans conserver la moindre fistule, et son kyste réduit à un petit noyau presque insensible.

2° *Tumeur sanguine remplissant tout le petit bassin. — Ouverture par le vagin ; guérison.*

Une femme âgée de 28 ans fait une fausse couche de trois semaines. Pendant six semaines, du sang s'écoula par le vagin. Le doigt, introduit dans ce canal, rencontre une tumeur très-volumineuse remplissant tout le petit bassin, refoulant le rectum en arrière, et en avant le col de la matrice derrière l'arcade du pubis.

Par le palper abdominal, on sent la tumeur s'élever au-dessus du pubis.

On sent par le vagin une fluctuation évidente.

M. Récamier incisa la paroi postérieure du vagin et ouvrit le kyste.

Une grande quantité de sang et des caillots furent extraits, et on fit plusieurs fois dans la journée des injections d'eau tiède. Récamier fut obligé de broyer et de détacher avec le doigt du sang caillé, adhérent aux parois de la tumeur.

Je tiens de Récamier lui-même que la malade se rétablit parfaitement.

Voici encore une observation qui est bien un cas

d'hématocèle rétro-utérine : — Elle est tirée du service de M. Récamier à l'Hôtel-Dieu (1).

La malade, âgée de 28 ans, était accouchée au n. 11, salle Saint-Paul.

Rien, dans la relation de la leçon clinique, n'indique que Récamier sut à quelle tumeur il avait affaire. Il reconnut une masse pelvienne remontant à un pouce au-dessous de l'ombilic, et la sentit dans le vagin, en arrière du col utérin. Récamier incisa la tumeur perpendiculairement, et d'avant en arrière, et recueillit une masse énorme de sang. — Sa malade guérit.

Ollivier d'Angers a rapporté un cas d'épanchement sanguin intra-pelvien (2).

Enfin M. le docteur Bernutz, médecin des hôpitaux de Paris, a publié une série de Mémoires relatifs à la rétention du flux menstruel et dans lesquels sont consignés plusieurs cas d'épanchement sanguin intra-péritonéal. (*Obs.* I, V, VIII, X, XI) (3).

2° Des faits observés depuis 1850.

C'est en 1850, que M. le professeur Nélaton a le premier dénommé l'hématocèle rétro-utérine. —

(1) *Lancette française*, 21 juillet 1831.

(2) *Archives générales de médecine*. Paris, 1831, t. V, p. 403.

(3) *Archives générales de médecine*. Paris, 1848, 4e série, t. XVII, p. 129 et 433 ; et t. XVIII, p. 405.

Peu après, en 1851, il en donnait à l'hôpital des Cliniques une description nette, précise et claire.

D'autres, avant lui, avaient bien observé des faits semblables, mais aucun n'avait assigné à ces tumeurs des caractères tels qu'il n'y avait plus désormais qu'à développer l'idée du maître.

C'est ce que firent, dès 1850, M. Viguès dans sa dissertation inaugurale et plus tard M. Fénerly.

M. Viguès a exposé deux faits recueillis dans le service de M. Nélaton, à l'hôpital Saint-Louis (1).

Les deux malades ont été traitées par la ponction et l'incision vaginales.

La première guérit; la seconde succomba à une hémorrhagie. Une artère postérieure au col avait été coupée pendant l'opération.

La thèse de M. Viguès contient une exposition très-nette des symptômes de la maladie; l'auteur regarde la tumeur comme étant toujours extra-péritonéale.

Depuis il paraît avoir professé une opinion entièrement opposée dans un Mémoire inédit présenté à la Faculté de médecine pour le concours du prix Monthyon.

MM. Gaillet et Bauchet ont publié (2) en 1851, sur ce sujet, une série de leçons de M. Nélaton, où l'opinion du maître est très-fidèlement posée.

(1) Viguès, *Thèse*, 1850.

(2) *Gazette des hôpitaux*, 1851.

La même année, à la Société de chirurgie, il s'engagea sur cette matière une discussion à laquelle prirent part MM. Denonvilliers, Huguier et Robert. M. Huguier y exposa ses idées sur la différence de siége des hématocèles; les unes intra-péritonéales, les autres extérieures à cette membrane.

En 1854, M. Prost; en 1855, MM. Fénerly et Testan; en 1856, MM. Engelhardt de Strasbourg et Gallardo ont choisi ce sujet pour leurs dissertations inaugurales.

Le docteur Mikschik a publié une observation d'hématocèle rétro-utérine (1).

Kauffmann en a cité un exemple trop peu détaillé malheureusement (2).

M. le docteur A. Tardieu a observé quatre cas d'hémorrhagies rétro-utérines, sur lesquelles il a publié des notes succinctes (3).

M. le docteur Royer, médecin à Joinville, a communiqué à l'Académie de médecine (4) l'observation d'une femme de 39 ans, qui a succombé en quelques heures à une hémorrhagie pelvienne fournie par la trompe.

M. Richet (5) est le premier qui ait cherché

(1) *Études sur la pathologie des ovaires*. Leipsick, 1854.

(2) *Archives de la Société obstétrique de Berlin*, VIIIe vol.

(3) *Annales d'hygiène et de médecine légale*. Paris, 1854, t. II, p. 157.

(4) *Bulletin de l'Académie de médecine*. Paris, 1855, t. XXI, p. 21.

(5) *Traité d'anatomie chirurgicale*. Paris, 1854 p. 736.

à expliquer l'hématocèle rétro-utérine par la rupture de varicosités des veines ovariennes. Il n'y a, du reste, consacré que quelques lignes dans son *Traité d'anatomie chirurgicale*, et c'est principalement un de ses internes les plus distingués, M. le docteur Devalz (1), qui a développé sa théorie en l'appuyant sur des recherches anatomiques nouvelles et sur des aperçus physiologiques. L'absence de valvules dans les veines utéro-ovariennes, la pression de la colonne sanguine qui surmonte les plexus, les altérations des parois veineuses dans des cas de varicocèle, sont les principaux points qu'il a développés.

Les faits cliniques sur lesquels s'appuie cette théorie sont, d'après M. Devalz :

1° Une autopsie pratiquée par M. Richet et qui lui révéla dans le ligament large du côté gauche, auprès des plexus veineux, l'existence de grumeaux sanguins.

2° Un fait recueilli par M. Richet sur une infirmière de son service, très-sujette aux congestions pelviennes, qui après avoir frotté un parquet, ressentit une vive douleur dans le ventre. Un épanchement sanguin s'était fait dans le ligament large du côté gauche; il se fraya quelque temps après un passage à travers le vagin.

(1) Devalz, *Thèse*. Paris, 1858.

3° L'observation de Chaussier (1).

4° Un cas rapporté par M. Depaul, d'une jeune fille chez laquelle on trouva une hémorrhagie du petit bassin, produite par la rupture d'une veine ovarienne.

5° Un fait rapporté par M. Henri Guéneau de Mussy, d'une jeune fille chez laquelle on trouva un épanchement intra-pelvien dont on ne put découvrir la source.

M. le professeur Scanzoni (2) a abordé la question des hématocèles rétro-utérines, mais ne l'a envisagée que sous un point de vue très-restreint. Il regarde l'affection comme le plus souvent sous-péritonéale et due à la rupture de dilatations variqueuses des veines des ligaments larges. L'auteur, cependant, est le premier qui ait considéré l'hémorrhagie du canal des trompes utérines comme susceptible de produire une hématocèle rétro-utérine.

Son attention a été attirée par le cas suivant :

« Une jeune fille de 22 ans, affectée de rougeole, mourut immédiatement après l'arrivée des règles avec tous les symptômes d'une péritonite très-intense. A l'autopsie, on ne reconnut d'autre cause possible de la mort qu'une hémorrhagie

(1) *Mémoires et Consultations de médecine légale.* Paris, 1824, p. 397.

(2) *Traité pratique des maladies des organes sexuels de la femme.* Paris, 1858, p. 304.

de la trompe gauche. Cette dernière avait l'épaisseur du doigt indicateur, était très-distendue, présentait une coloration d'un rouge bleuâtre, à cause du sang que l'on reconnaissait au travers de ses parois, et elle contenait, comme l'on put s'en convaincre en l'ouvrant, environ 60 grammes d'un sang moitié liquide, moitié coagulé, qui communiquait par l'orifice abdominal avec un épanchement sanguin d'environ 500 grammes presque tout coagulé, qui était situé dans la cavité du bassin. »

Malgré la priorité acquise à Scanzoni par la publication de son ouvrage, M. Puech a présenté à l'Académie des sciences, en 1858 (1), un Mémoire où il décrit l'hémorrhagie tubaire comme cause occasionnelle de l'hématocèle rétro-utérine, et s'est attribué comme sienne, une théorie qui appartient exclusivement au professeur Scanzoni.

La même observation aurait pu s'appliquer à M. le professeur Trousseau, s'il n'avait jeté un jour nouveau sur l'histoire de l'hématocèle rétro-utérine. M. Trousseau ne considère comme hématocèles que les tumeurs qui sont sous la dépendance de la menstruation.

« La maladie est pour lui l'exagération d'un fait physiologique, le flux cataménial. Les muqueuses seules peuvent fournir aux hémorrhagies physiolo-

(1) *Comptes rendus de l'Académie des sciences*, 1858.

giques : or, la muqueuse tubaire est la plus proche du siége des hématocèles, l'espace rétro-utérin. C'est donc elle seule qui est la source du sang dans l'hématocèle cataméniale.

« La maladie est le résultat d'une diathèse hémorrhagique, caractérisée par un flux cataménial exagéré (1). »

Je reviendrai sur ce point de pathologie, mais je ferai remarquer avant tout le caractère exclusif de cette théorie qui fait table rase de toutes les observations d'hématocèles cataméniales où le sang avait été évidemment fourni par l'ovaire.

M. le docteur West a publié en Angleterre un ouvrage sur les maladies des femmes, et a consacré un chapitre à l'hématocèle rétro-utérine. Il est fait presque entièrement avec des documents français ; l'auteur, cependant, a observé lui-même quatre faits et donne complétement l'histoire d'une de ses malades traitée à l'hôpital Saint-Bartholomew (2). Le diagnostic de l'affection ne paraît pas avoir été fait avant une ponction exploratrice qui fit connaître la nature du contenu d'une tumeur post-utérine. Un trocart de Pouteau fut introduit dans la tumeur et la malade guérit.

L'auteur a été amené ainsi à étudier tous les cas

(1) *Gazette des hôpitaux*, juin 1858.

(2) *Diseases of women*. London, 1857-58, t. II, p. 34, 36, et *obs.* XXXVI de cette monographie.

connus et a tracé de la maladie une histoire assez écourtée, où la question du siége et de la nature de l'hématocèle rétro-utérine n'est nullement effleurée.

M. Oulmont a présenté à la Société médicale des hôpitaux de Paris (1) deux observations d'hématocèles rétro-utérines suivies de mort, et a émis l'opinion que la cause de l'épanchement pelvien a été, tout au moins chez une malade, une hémorrhagie tubaire. M. Oulmont conseille, dans les cas d'hématocèles, de s'abstenir entièrement d'intervention chirurgicale et de n'employer qu'un traitement palliatif.

M. le docteur Devalz a soutenu dans sa thèse l'opinion que l'hématocèle était toujours sous la dépendance d'un état variqueux des plexus ovariens (2). Ses idées, celles de son maître, M. Richet, il les a appuyées sur des recherches anatomiques très-intéressantes et sur des aperçus physiologiques du plus grand mérite.

Il admet à l'hématocèle rétro-utérine deux causes : 1° la rupture d'une veine variqueuse, et 2° une altération ovarienne, qu'il a comparée à des ulcères variqueux.

La première opinion est, on le voit, celle de

(1) *Bulletin de la Société médicale des hôpitaux de Paris*, t. IV, n° 1, p. 21.

(2) Devalz, *Thèses de Paris*, 1858.

M. Richet, la seconde est une explication de cette pensée de M. Laugier, que l'hématocèle rétro-utérine suppose un ovaire déjà malade. Du reste, la comparaison de la lésion ovarienne à une ulcération variqueuse a déjà été développée, avant M. Devalz, par M. Ollivier (d'Angers) (1).

M. Nonat a présenté à la Société de médecine de Paris, à propos du rapport de M. Duparcque sur ma thèse, une note sur l'hématocèle rétro-utérine (2). Il admet deux variétés d'hématocèle : l'une intra-péritonéale et l'autre extra-péritonéale.

La variété extra-péritonéale se caractériserait par la bénignité des accidents par rapport à l'autre variété, par la coloration violacée du vagin, par l'abaissement du cul-de-sac vaginal postérieur qui est rapproché de l'orifice vaginal, par le refoulement du col utérin vers le pubis.

La variété intra-péritonéale se distinguerait par la gravité des accidents généraux, par l'absence de la coloration violacée du vagin, par la position de l'utérus qui peut être aussi bien au milieu qu'en arrière.

M. Nonat ponctionne les hématocèles extra-péritonéales et emploie la méthode expectante pour les hématocèles intra-péritonéales. Il débute, dans les deux cas, par de petites saignées répétées pendant

(1) *Archives de médecine*, juillet 1834, p. 403.

(2) *Gazette hebdomadaire de médecine*, août 1858.

plusieurs jours : ce qui constitue une méthode révulsive.

M. Gallard a fait à la Société anatomique (1) une communication relative à l'hématocèle rétro-utérine, dans laquelle il assimile le mode de formation des hématocèles à celui des grossesses extra-utérines, et considère l'hématocèle elle-même, comme étant tout simplement une ponte spontanée intra-abdominale.

M. Becquerel a fait à l'hôpital de la Pitié (2) plusieurs leçons cliniques sur l'hématocèle rétro-utérine. M. Becquerel s'est surtout attaché à décrire plusieurs formes de la maladie, formes foudroyante, subaiguë et lente, et admet la division des hématocèles en intra et extra-péritonéales. Je ferai observer que la forme foudroyante ne saurait en aucune façon appartenir à l'hématocèle rétro-utérine, attendu que, si la mort est subite, le sang n'a pas le temps de s'enkyster, et, par conséquent, la tumeur de se former.

Dans son traité sur les maladies des femmes, M. Becquerel a consacré à l'hématocèle rétro-utérine un chapitre où sont reproduites les idées développées dans ses leçons cliniques (3).

Une thèse récente a eu pour sujet l'hématocèle

(1) *Bulletin de la Société anatomique*, avril 1858.

(2) *Gazette des hôpitaux*, 8 avril 1858.

(3) Becquerel, *Traité clinique des malad. de l'utérus*. Paris, 1859

rétro-utérine (1). J'ai le regret de dire qu'elle n'est qu'une simple compilation : et l'auteur va jusqu'à écrire « qu'il n'ajoute pas à l'appui de son travail d'assez nombreuses observations recueillies par lui-même, *parce qu'on ne les lit jamais* (2). »

Je rappellerai enfin un excellent article critique publié par M. le docteur Genouville (3).

CHAPITRE II

SYNONYMIE, DÉFINITION, FRÉQUENCE.

Art. 1er. — Synonymie.

M. Nélaton a consacré la dénomination d'*hématocèle rétro-utérine* : je la conserverai. On a encore donné à cette affection les noms d'*hématocèle péri-utérine*, de *tumeur sanguine du petit bassin*. Celui d'hématocèle péri-utérine est adopté de préférence par MM. Huguier, Becquerel et Nonat qui s'appuient sur ce que la tumeur déborde quelquefois latéralement l'utérus. Moi-même, j'ai noté chez une des malades que j'ai observées (*obs.* XXXII),

(1) Baudelot, *Thèses de Paris*, 1858, n° 98.
(2) *Thèse citée*, dernière page.
(3) *Archives de médecine*, octobre 1858.

que la tumeur était en partie pré-utérine. C'est le seul parmi les trente-sept cas dont se compose ma statistique, qui fasse exception à la règle posée par M. Nélaton; du reste, chez cette malade, l'épanchement sanguin ne s'était porté en avant que d'une façon très-secondaire.

Le nom de péri-utérine me paraît fautif en ce qu'il semble indiquer que la tumeur entoure l'utérus dans tous les cas; tout au plus, pourrait-on donner un nom qui exprimât que l'épanchement enchâsse l'utérus latéralement, le nom de postéro-latéral, par exemple ; et encore, cela n'a lieu qu'autant qu'il est assez considérable pour remplir tout l'espace rétro-utérin et repousser ensuite en avant les ligaments larges, dont il prend la place; dans ces cas, la tumeur est postéro-latérale, alors même qu'elle est latérale.

On m'opposera peut-être certains faits de tumeurs bien réellement latérales; mais dans les observations que M. Richet a signalées (1), il ne me semble pas y avoir hématocèle rétro-utérine proprement dite; on aurait tort de vouloir appeler ainsi des tumeurs variqueuses qui n'appartiennent à l'histoire de l'hématocèle qu'à titre de circonstances étiologiques.

Je pense donc que cette affection doit conserver

(1) Richet, *Anatomie chirurgicale*. Paris, 1854, p. 736.

le nom que lui a imposé tout d'abord M. le professeur Nélaton.

Existe-t-il des hématocèles intra-péritonéales et des hématocèles extra-péritonéales?

Depuis que l'hématocèle rétro-utérine est connue, on a discuté sur son siége anatomique et sur ses différentes variétés.

M. le professeur Nélaton l'a toujours considérée comme étant intra-péritonéale.

M. Viguès, le premier, parmi les élèves de M. Nélaton, qui ait fait une monographie sur ce sujet, a considéré ces tumeurs comme étant exclusivement extra-péritonéales.

Un an après, en 1851, dans une discussion soulevée à la Société de chirurgie, M. Huguier pensa que les hématocèles rétro-utérines présentent deux grandes classes :

Les unes seraient situées au-dessous du péritoine, dans le tissu cellulaire compris entre l'utérus, le rectum, et les culs-de-sac péritonéal et vaginal.

Les autres, placées dans l'un des annexes de l'utérus, dans le cul-de-sac péritonéal ou dans un des replis de cette membrane séreuse.

Cette division est encore admise par MM. Nonat et Becquerel.

Quant à moi, après le travail analytique que j'ai publié dans ma thèse sous forme de tableaux et après l'examen de pièces anatomiques, il ne me paraît pas douteux que le siége de l'hématocèle rétro-utérine ne soit toujours et exclusivement intra-péritonéal.

Je ne fais du reste, ici, qu'énoncer mon opinion, me proposant de la développer dans le cours de cette monographie.

Art. 2. — Définition.

Je donne le nom d'hématocèle rétro-utérine à un épanchement de sang enkysté dans la cavité péritonéale du petit bassin, entre l'utérus et le rectum.

L'hématocèle rétro-utérine est toujours la suite d'accidents menstruels; par conséquent, toute espèce d'hémorrhagie pelvienne ne saurait la déterminer; elle suppose, en effet, une participation quelconque des organes qui sont le siége de la fonction cataméniale.

Il faut donc éliminer toutes les hémorrhagies issues d'un vaisseau étranger au système menstruel. Les varices ovariennes ne sauraient même produire une hématocèle, car, ainsi qu'on le verra, le sang qui en émane et qui s'épanche dans la cavité péritonéale du petit bassin ne s'enkyste jamais et la mort est toujours subite ou très-rapide.

Je ne considère pas les tumeurs exclusivement limitées aux ligaments larges comme étant des hématocèles rétro-utérines; il se forme bien quelquefois dans ces replis des collections sanguines (1); mais elles peuvent être produites sous d'autres influences que la menstruation et se rattacher à des violences de toutes sortes, à des efforts exagérés. Elles me paraissent mériter plutôt le nom de thrombus. Et d'ailleurs, leur siége anatomique, entre les feuillets des ligaments larges, prouve qu'elles n'ont aucun rapport de cause à effet avec les organes qui sont le siége de l'écoulement cataménial.

En effet, des trois organes qui prennent part à cet acte physiologique, l'ovaire est le seul qui, *à priori*, pourrait, par sa force inférieure, donner naissance à des tumeurs incluses dans le ligament large. Mais l'anatomie, aussi bien que la physiologie, apprennent que les vésicules ovariennes, seules capables de former tumeur, ne se développent et par conséquent ne se vascularisent que vers la face supérieure de l'ovaire.

La densité plus grande de l'ovaire, à sa face inférieure et l'entre-croisement de fibres musculaires venant des ligaments larges, sont peut-être des obstacles mécaniques; quoi qu'il en soit de cette explication, qui rentre un peu trop peut-être dans la théorie, je crois devoir éliminer de l'étude de l'hématocèle rétro-utérine toutes les tumeurs san-

(1) *Obs.* VIII, chap. XIV, à la fin de cette monographie.

guines des ligaments larges dont l'histoire doit se confondre avec celle des thrombus.

Quant aux épanchements sanguins non enkystés de la cavité péritonéale du petit bassin, que je décrirai en même temps que l'hématocèle rétro-utérine, il ne sera question que de ceux dont l'origine se rapporte à un trouble menstruel.

En résumé, l'hématocèle rétro-utérine est l'expression symptomatique d'hémorrhagies pouvant avoir leur point de départ dans l'utérus, la trompe et l'ovaire qui doit être antérieurement altéré.

Dans l'utérus et la trompe, le sang est formé par les innombrables vaisseaux capillaires contenus dans leur muqueuse, et dans l'ovaire par ceux de la tunique propre du follicule de De Graaf.

Art. 3. — Formes, fréquence, récidives.

J'admets deux formes d'hématocèle rétro-utérine : l'une, *simple*, dans laquelle le sang épanché se résorbe sur place, en restant à l'état de masses solides.

L'autre, *compliquée*, souvent suppurante, dans laquelle le sang s'altère, se transforme en une bouillie noire ou en un liquide purulent, et se fraye ordinairement une voie en dehors de la poche.

Les épanchements non enkystés présentent également deux variétés :

Dans l'une, l'hémorrhagie est active;

Dans l'autre, elle est passive.

L'hématocèle rétro-utérine n'est pas une affection fréquente; c'est à peine si, en réunissant toutes les observations connues, on peut en réunir cinquante.

J'ai pu cependant en observer plusieurs en peu de temps : ainsi, en 1857, neuf cas, à l'hôpital Lariboisière.

Quatre observations ont été recueillies par moi, dans les salles de M. Tardieu, auprès duquel je remplissais les fonctions d'interne; quatre autres proviennent du service de M. Oulmont, que je remercie hautement de cette marque de bienveillance; un cas a été observé par moi dans le service de M. Pidoux.

Parmi les autres observations qui me sont personnelles, une a été prise dans le service de M. le professeur Nélaton, en 1856, et deux, dans celui de M. Briquet, en 1854, pendant mes années d'internat à l'hôpital des Cliniques et à la Charité.

Une observation a été recueillie dans le service de M. Voillemier, à l'hôpital Lariboisière, par M. Sylvestre, interne du service.

Il existe trois faits bien avérés de récidives de cette affection : l'un est dû à M. Denonvilliers (1);

(1) *Gazette des hôpitaux*, 1851, p. 579.

l'autre à M. Huguier (1) : cette dernière malade guérit les deux fois par l'expectation ; et le troisième à M. Trousseau (*obs.* XXXV de cette monographie).

CHAPITRE III

DE QUELQUES POINTS DE L'ANATOMIE DES ORGANES ET DES PARTIES QUI SONT ALTÉRÉS DANS L'HÉMATOCÈLE RÉTRO-UTÉRINE.

J'aurais pu renvoyer le lecteur aux traités classiques, mais outre que certains points d'anatomie n'y sont nullement décrits, j'ai cru qu'il serait utile de rassembler en peu de lignes les quelques détails anatomiques nécessaires à l'étude de l'hématocèle rétro-utérine, pour montrer que l'*ovaire*, les *muqueuses utérine* et *tubaire* sont, par leur structure, éminemment favorables à des hémorrhagies intra-pelviennes.

Art. 1er. — Trompes utérines.

Les *artères* qui fournissent à la trompe sont au

(1) *Bulletins de la Société de chirurgie*, 1851.

nombre de trois : l'artère ovarienne, l'artère utéro-ovarienne et l'artère utérine (1).

L'*artère ovarienne*, appelée aussi artère utéro-ovarienne, doit recevoir seulement le nom que je lui donne, si l'on accepte ma manière de voir telle que je vais l'exposer. Elle prend naissance à l'aorte, descend le long de la colonne vertébrale, plonge dans le petit bassin pour se ramifier en grande partie dans l'ovaire même.

Une seule de ses branches passe au-dessous de l'ovaire vers son extrémité externe et se porte en avant et en dedans pour s'anastomoser avec une branche de l'artère utérine ; de là, formation d'un canal artériel situé dans l'épaisseur du ligament large, qu'il parcourt dans toute son étendue. *C'est ce canal seulement qu'on doit appeler, selon moi, artère utéro-ovarienne*, mot qui indique que ce vaisseau n'est ni l'artère utérine, ni l'artère ovarienne, mais bien le résultat de l'anastomose à plein canal de ces deux vaisseaux.

La troisième artère qui fournit à la trompe est l'artère utérine elle-même.

§ 1er. — Distribution des vaisseaux dans la trompe.

Pour faciliter l'étude de ce point anatomique, il

(1) La description des artères et des veines de la trompe est due à mon ami, M. Béraud, chirurgien des hôpitaux, qui a bien voulu faire à ce sujet des recherches toutes spéciales.

faut diviser la trompe en trois segments qui reçoivent chacun une branche spéciale et d'origine différente; le segment interne, où se distribue l'artère utérine; le corps, ou segment moyen, où se rendent des branches de l'artère utéro-ovarienne; le segment externe ou pavillon, qui est alimenté par une branche de l'artère ovarienne.

Segment interne. — Au moment où l'artère utérine arrive à l'insertion de la trompe, un rameau s'en détache et se porte en dehors et au-dessous de l'organe qu'elle couvre de ses ramifications; on peut suivre ses divisions jusque vers la réunion du tiers interne avec les deux tiers externes du tube de Fallope. Située au-dessous de lui, elle envoie des ramifications en haut et en bas; les branches supérieures, plus nombreuses, se perdent dans les parois du canal, les inférieures se rendent dans le tissu cellulaire du ligament large et à la partie voisine du corps de l'utérus.

Segment moyen. — L'artère utéro-ovarienne, aussitôt née d'une anastomose de l'ovarienne avec une branche de l'utérine autre que celle qui se porte au segment interne, fournit à la trompe deux branches artérielles : l'une interne, l'autre externe.

L'*interne*, moins volumineuse que l'externe, se porte verticalement en haut; et au moment où elle arrive au bord inférieur de la trompe elle se divise en deux ramifications; l'une se porte vers l'utérus, l'autre en sens opposé. Chemin faisant, elles fournissent de petites artères à la trompe, et finalement, l'interne s'anastomose avec la branche de l'utérine qui se distribue au segment interne de la trompe, tandis que l'externe s'anastomose avec l'artère ovarienne.

L'*externe* se subdivise en deux rameaux secondaires qui s'anastomosent, l'un avec le rameau précédent, et l'autre avec le rameau du pavillon. Dans leur trajet, elles fournissent des artérioles à la trompe.

Segment externe ou pavillon. — L'artère ovarienne, parvenue à l'ovaire, se divise en plusieurs branches. L'une d'elles passe au-dessous de l'organe et se bifurque; un de ses rameaux est le tronc utéro-ovarien; l'autre se porte au pavillon. Celui-ci offre une direction à peu près horizontale, et se divise en deux rameaux secondaires : l'un, interne, se distribue au corps de la trompe en s'anastomosant avec la branche la plus externe de l'artère utéro-ovarienne; l'autre, plus volumineux, est la véritable artère du pavillon. Il a une distribution fort remarquable. Au fond de chaque pli formé par le pavillon, on voit naître des ramuscules qui s'étalent, s'anastomosent entre eux à l'instar des artères mésentériques et couvrent de leurs divisions les franges du pavillon.

Ces artérioles n'ont pas un nombre égal à droite et à gauche; tantôt le côté gauche l'emporte, et tantôt c'est le droit.

Elles acquièrent un volume très-considérable pendant la grossesse ; elles sont hélicinées comme les artères utérines. Ce qu'elles offrent de plus remarquable, ce sont leurs anastomoses en relation très-large avec l'utérus, avec l'ovaire. On peut ainsi, peut-être, expliquer le développement simultané de l'ovaire et de la trompe au moment où l'œuf s'échappe, et celui de l'utérus et de la trompe quand l'œuf est intra-utérin.

Les *veines de la trompe* offrent un grand intérêt : elles suivent le même trajet que les artères, de sorte que les veines externes vont se rendre dans les veines ovariennes. Les veines moyennes suivent les branches de l'artère utéro-ovarienne, et peuvent se rendre ou bien dans les veines de l'ovaire ou bien dans les veines de l'utérus. Les veines internes communiquent largement avec les sinus utérins. Sur une pièce que nous avons sous les yeux, ces veines, ainsi que les artères, s'anastomosent largement entre elles, et forment comme un sinus longitudinal qui s'étend depuis l'utérus jusqu'au pavillon ; ce serait là le sinus veineux de la trompe. Dans ce cas particulier, ce sinus très-développé a le volume d'une plume de corbeau. (Il s'agit d'une injection faite sur une femme, morte quinze jours après l'accouchement.)

Nous notons encore un fait digne d'intérêt, c'est que les veines de l'ovaire sont bien au nombre de deux pour chaque artère; mais en outre, il existe une veine très-volumineuse, plus grosse qu'un tuyau de plume à écrire, qui accompagne l'artère et se jette dans la veine cave. Cette veine reçoit, chez notre sujet, les veines qui viennent du pavillon et du corps de la trompe.

Nous avons constaté sur une pièce déposée au Musée de l'amphithéâtre d'anatomie des hôpitaux de Paris, une communication des veines ovariennes avec les veines du mésentère.

Quant au mode de terminaison de ces vaisseaux dans la muqueuse de la trompe, nous voyons un réseau extrêmement serré et des touffes vasculaires surtout veineuses; on ne saurait mieux comparer cette muqueuse qu'à celle de l'intestin. Sous l'influence des injections même les plus fines, la trompe ne change ni de forme ni de volume, et n'est le siége d'aucun mouvement.

Les trompes ont chacune une longueur de 10 centimètres 1/2 en moyenne (1).

(1) Hamilton a signalé comme disposition anatomique normale une dilatation qui est située au tiers externe de la trompe, en dedans du pavillon, et qu'il appelle *sinus de la trompe*. Je rappelle ce fait à propos des dilatations des trompes qui accompagnent certaines hématocèles rétro-utérines.

§ 2. — Appareil musculaire des trompes.

« Le pavillon de la trompe et la trompe elle-même contiennent des faisceaux musculaires qui proviennent du bord supérieur du ligament utéro-ovarien. Ce sont ces fibres musculaires qui adaptent le pavillon à l'ovaire et peuvent étaler ses franges jusqu'à une distance de 1 centimètre 1/2 à 2 centimètres.

« L'adaptation de la trompe à l'ovaire précède la déhiscence de la vésicule et dure de huit à dix jours après le commencement du rut. Cette adaptation prolongée est due à un état de contraction spasmodique de l'appareil musculaire qui tient le pavillon sous sa dépendance.

« Les sinus veineux qui traversent les mailles des faisceaux musculaires, au niveau du hile de l'ovaire, subissent nécessairement une compression partielle dont le résultat immédiat est l'érection du bulbe de l'ovaire (1). »

Art. 2. — Ovaires.

Le diamètre transversal des ovaires est de $0^m,05$ en moyenne.

Leur volume varie suivant les âges et augmente

(1) Ch. Rouget, *Journal de physiologie* de M. Brown-Séquard. Paris, 1858, t. I, p. 221.

pendant la grossesse, malgré le dire de quelques auteurs. Des recherches spéciales, faites par mes collègues et amis, MM. Wieland et Témoin, pendant leur internat à l'hôpital de la Maternité, mettent hors de doute que les ovaires augmentent de volume pendant la grossesse.

Quant aux plexus veineux sous-ovariens, je ne puis rien faire de mieux que de renvoyer à la thèse de mon ami, M. Devalz (1).

Au niveau du hile de l'ovaire, dans le parenchyme même de l'organe, les artères sont enroulées en spirale et s'élargissent pendant la grossesse.

Il existe entrelacé avec ces artères un riche plexus veineux, vrai plexus pampiniforme.

Le long du bord inférieur de l'ovaire, le tronc utéro-ovarien fournit dix à douze branches qui se divisent dès leur origine, s'enroulent, s'enchevêtrent et pénètrent enfin dans le parenchyme de l'ovaire où elles forment encore des spirales.

Les plexus veineux sous-ovariques communiquent largement avec les plexus péri-vulvaires.

Sur le plexus veineux sous-ovarique, repose un réseau admirable veineux dont les éléments ont de 5 millimètres à 1 millimètre de diamètre.

Immédiatement appliqué au bord inférieur de l'ovaire, il forme là un véritable corps spongieux

(1) *Thèse*. Paris, 1858.

allongé, aplati, un peu plus long que l'ovaire, d'une épaisseur de 1 centimètre à peu près.

« Le tissu musculaire du ligament large se prolonge dans l'ovaire, où, sous la forme de faisceaux musculaires à noyaux, il enferme les vésicules de Graaf dans les mailles de son réseau (1). »

Quant à l'état des vésicules de Graaf, pendant la menstruation, on trouvera (chap. v) un certain nombre de faits relatifs à ce sujet. La plupart de ces observations ont été prises sur des femmes mortes de mort violente; elles démontrent toutes la formation de petits épanchements sanguins à l'intérieur des vésicules, et, par conséquent, indiquent une condition favorable aux hémorrhagies du petit bassin.

Art. 3. — Muqueuse utérine.

Il est inutile, je pense, d'insister sur la vascularisation de la muqueuse utérine et sur l'exhalation sanguine qui accompagne chaque période menstruelle.

(1) Ch. Rouget, *loco cit.*

CHAPITRE IV

EXPOSÉ CRITIQUE DES DIFFÉRENTES THÉORIES DE L'HÉMATOCÈLE RÉTRO-UTÉRINE.

Avant d'aborder l'étude de la pathogénie de l'hématocèle rétro-utérine, je crois utile de jeter un coup d'œil rapide sur les différentes théories qui ont été adoptées jusqu'ici. J'étudierai donc à ce point de vue la *ponte spontanée*, l'*apoplexie ovarienne*, l'*hémorrhagie tubaire*, le *reflux du sang de l'utérus dans la trompe et le péritoine*, la *ponte extra-utérine*, et les *varices du ligament large*.

Art. 1er. — Ponte spontanée.

En même temps que M. Nélaton dénommait l'hématocèle rétro-utérine, et lui assignait un rang dans le cadre nosologique, il indiquait la cause qui, suivant lui, produit l'épanchement intra-pelvien.

« L'hématocèle rétro-utérine est sous la dépendance de la ponte spontanée, et a sa cause première dans l'épanchement dans le cul-de-sac péritonéal postérieur du sang, qui, à chaque menstrue, s'échappe de l'ovaire pour se rendre dans la trompe et l'utérus. »

« A chaque époque menstruelle il se fait une congestion vers l'ovaire, une vésicule de Graaf se rompt et un ovule s'engage dans la trompe. De plus, la rupture de la vésicule est toujours suivie d'un certain épanchement de sang. Supposez que la migration de l'ovule soit imparfaite, si l'hémorrhagie est un peu considérable, le sang tombe dans le cul-de-sac péritonéal (1). »

On le voit, le savant clinicien pensait déjà à cette époque que : la ponte spontanée prédisposait à l'hématocèle rétro-utérine, laquelle n'avait plus besoin pour se produire que d'un flux hémorrhagique; et que dans tous les cas l'affection doit être considérée comme un accident de la menstruation.

M. le professeur Laugier a présenté à l'Académie des sciences (2) un Mémoire où il a partagé entièrement l'opinion de M. Nélaton sur la cause première de l'affection, la ponte spontanée, et a insisté principalement sur la nécessité d'une congestion exagérée accompagnant la menstruation, la congestion physiologique ne pouvant,

(1) *Gazette des hôpitaux*, 1851. Leçons cliniques recueillies par MM. Gaillet et Bauchet.

(2) *Comptes rendus de l'Académie des sciences*, février 1855.

suivant lui, produire à elle seule l'épanchement.

M. Laugier, cherchant à prouver que l'hématocèle est bien due à un accident de la ponte spontanée, fait remarquer que les douleurs hypogastriques ressenties pendant la menstruation difficile (et dans tous les cas d'hématocèle que j'ai observés, ce symptôme a préexisté) et les douleurs éprouvées par le fait de la maladie sont rapportées au niveau de l'un des deux ovaires. Il s'est surtout efforcé de rechercher la cause intime de ces congestions ovariennes anormales.

L'éminent professeur rejetait déjà à cette époque, comme étant trop vague, l'expression d'apoplexie ovarique qu'il avait d'abord adoptée en 1853, et pensait que « sous l'influence de causes occasionnelles augmentant la congestion ovarienne ou amenant la stase du sang veineux (telles que : action de porter des fardeaux trop lourds ou coït pendant la durée des règles), une ou plusieurs vésicules ovariennes peuvent rester béantes et fournir un flux hémorrhagique, auquel prennent part et les vaisseaux des parois vésiculaires et ceux du corps jaune et du tissu ovarien. »

Comme M. Nélaton, M. Laugier regarde l'hématocèle rétro-utérine comme étant un accident de la ponte spontanée, et comme survenant par conséquent pendant l'époque menstruelle ; il a cité, à l'appui de son opinion, sept observations où la coïncidence de l'époque menstruelle et du début de l'hématocèle rétro-utérine est parfaitement établie.

Il a été plus loin; il pensa que le début de la maladie se rapporte à la terminaison du flux cataménial, époque à laquelle, suivant Bischoff, la vésicule de Graaf se rompt pour laisser échapper l'ovule.

La théorie de M. Nélaton a rencontré dans ces derniers temps un certain nombre d'opposants. On nia tout d'abord qu'une vésicule ovarienne pût fournir assez de sang pour constituer ces épanchements intra-pelviens considérables que l'on rencontre quelquefois. On discuta le siége anatomique intra-péritonéal qu'il avait assigné au sang épanché.

Quant à la première objection, ses auteurs ont, ce me semble, mal interprété son opinion. Lorsque M. Nélaton a démontré que l'affection supposait une hémorrhagie ovarienne un peu considérable, il a, je crois, donné à entendre qu'un ovaire sain ne pouvait la produire et qu'il admettait certaines causes adjuvantes, locales ou générales, pouvant amener un flux hémorrhagique, et c'est surtout à cela, du reste, que s'est attaché M. Laugier quand il a dit que les vaisseaux du corps vésiculaire, du corps jaune et du tissu ovarien, prenaient part à l'hémorrhagie et que l'ovaire était déjà malade.

Après avoir nié que le sang vînt de l'ovaire, on donna d'autres explications du fait.

Les uns pensèrent que le sang refluait de l'utérus vers la trompe et le péritoine.

M. Richet regarda le sang comme toujours fourni par une varice du ligament large.

M. Trousseau considéra l'hémorrhagie comme ayant sa source dans la trompe, et sa cause intime dans une sorte de diathèse hémorrhagique.

Quant à la théorie des apoplexies ovariques, elle n'est que la reproduction, sous un autre nom, de l'opinion de M. Laugier.

La deuxième objection, celle du siége anatomique, a été surtout soulevée à la Société de chirurgie par M. Huguier, qui a cherché à démontrer qu'il y a des hématocèles intra et extra-péritonéales. Cette opinion a trouvé des partisans dans MM. Nonat, Becquerel, Aran et Gallard.

D'autre part, se sont rangés à l'opinion de M. Nélaton : MM. Laugier, Trousseau, Guérard et Oulmont.

Art. 2. — Apoplexie ovarique.

Tout récemment, on a exposé une théorie tendant à faire admettre que l'apoplexie ovarique pouvait être une cause d'hématocèle rétro-utérine.

Cette idée avait déjà été émise en 1848, par le

rédacteur des *Archives de médecine* (1), à propos d'une observation du docteur Pollard. L'état de l'ovaire y est appelé apoplexie de l'ovaire ; mais en même temps le rédacteur regrette que l'observation soit si peu complète, qu'elle laisse des doutes sur la cause de la rupture de l'ovaire.

M. le professeur Laugier, dans ses leçons cliniques faites en 1853 (2), a aussi désigné une lésion particulière de l'ovaire sous le nom d'apoplexie intra et extra-ovarienne ; plus tard, dans son Mémoire à l'Académie des sciences, il trouva que cette expression trop vague, ne spécifiait pas assez la lésion qu'il avait rencontrée dans les autopsies. Alors il adopta le nom de congestion exagérée, qu'il croyait mieux appropriée à l'état morbide des ovaires décrit par lui avec tant de netteté.

Scanzoni parle aussi de l'apoplexie de l'ovaire comme pouvant produire l'hématocèle rétro-utérine, et cite le fait d'une jeune fille de dix-huit ans qui mourut subitement pendant la menstruation avec tous les signes d'une hémorrhagie interne.

L'autopsie démontra la présence, dans l'ovaire droit légèrement amplifié, d'une poche de la grosseur d'un œuf de poule, remplie de sang coagulé,

(1) *Archives de médecine*, 1848. 4e série, t. XVIII, p. 475.
(2) Prost, *Thèse*. Paris, 1854.

dans la paroi postérieure de laquelle se trouvait une ouverture d'environ 2 centimètres 1/2 de long, au travers de laquelle 3 kilogrammes de sang avaient pénétré dans la cavité abdominale (1).

Scanzoni admet que « lorsque la congestion cataméniale atteint un très-haut degré, ou qu'elle est subite, ou bien encore lorsque le tissu de l'ovaire et en particulier les parois des vaisseaux altérés par des affections précédentes se rompent facilement, il peut en résulter un épanchement sanguin plus considérable qu'à l'état normal. Pour lui les hémorrhagies apoplectiques ont lieu ou bien dans la cavité des vésicules, ou bien dans le parenchyme de l'organe. »

Scanzoni regarde comme impossible le diagnostic d'une apoplexie de l'ovaire.

M. Luton a aussi appliqué le nom d'apoplexie à certains états pathologiques de l'ovaire (2).

La théorie de l'apoplexie ovarique a été reprise par M. Puech, dans sa thèse soutenue à Montpellier en 1858. Les observations sur lesquelles il s'appuie sont au nombre de quatre :

La première observation (3) est relative à une femme qui mourut presque subitement après avoir

(1) Scanzoni, *Traité des maladies des organes sexuels de la femme*. Paris, 1858, p. 343.

(2) Luton, *Union médicale*, octobre 1855.

(3) Neumann, *Bibliothèque médicale*, t. LXXVIII, p. 113.

lavé du linge à l'eau froide pendant la période cataméniale.

« Le petit bassin était rempli de sang coagulé, l'ovaire droit était converti en une masse de sang. »

Les détails de l'autopsie laissent, on le voit, beaucoup de vague quant à la nature de la lésion.

Dans la deuxième (1) il s'agit d'une femme malade depuis six ans, mal menstruée, à règles abondantes, qui succomba vingt-sept heures après des accidents de péritonite et d'hémorrhagie interne.

L'abdomen contenait trois pintes de sang; l'ovaire gauche, de la grosseur d'un œuf de poule, était noir; à sa surface était une scissure par laquelle on faisait sourdre du sang noirâtre.

Dans la troisième observation (2), la source de l'hémorrhagie pelvienne était une tumeur ovarienne gauche du volume d'une pomme.

La trompe de Fallope gauche contenait un caillot gros comme une amande et présentait une déchirure bouchée par un caillot.

Dans ce caillot, le docteur Pollard découvrit un sac qui ressemblait à une enveloppe ovulaire ; l'utérus contenait une caduque.

Dans la quatrième observation (*Obs.* VIII de sa Thèse), recueillie par M. Puech, la malade, depuis

(1) *Annales de médecine physiologique*, t. IX, p. 444.

(2) *Arch. de médecine*, 1848, 4e série, t. XVIII, obs. du docteur Pollard, p. 475.

une suppression brusque des menstrues survenue il y a quatre mois, avait cessé d'être réglée régulièrement. Une douleur s'était déclarée dans la fosse iliaque droite.

Elle mourut en l'espace de quarante-huit heures, à la période terminale des menstrues.

A l'autopsie on constata que le sang provenait d'une tumeur sanguine formée aux dépens de l'ovaire droit, qui avait aplati et presque effacé la trompe correspondante. Le kyste contenait des caillots en couches de différents âges.

Les observations de Scanzoni, de Neumann, et des *Annales de médecine physiologique*, sont bien des exemples d'hémorrhagie ovarienne, mais il est difficile d'accepter pour ces faits le nom d'apoplexie ovarique qui a l'inconvénient d'être trop général et de manquer de précision.

M. Laugier l'avait bien senti lui-même, puisqu'il abandonna cette dénomination, après l'avoir adoptée.

Quant aux observations VII et VIII de M. Puech, il est douteux qu'elles soient des exemples d'hémorrhagie apoplectiforme de l'ovaire.

Dans l'observation VII je vois une grossesse tubaire, la rupture du kyste et concurremment l'existence d'une vésicule ovarienne d'un volume anormal ; état pathologique qui est en rapport avec l'augmentation de volume et d'activité circulatoire des ovaires pendant la grossesse. Malgré l'opinion contradictoire de M. Coste, il est avéré que les ovaires augmentent de volume pendant la conception, et les corps jaunes de la grossesse ne sont si caractéristiques que par le surcroît d'activité de ces glandes après la fécondation. La surface interne de la vésicule qui a fourni l'œuf, laisse alors transsuder une certaine quantité de sang ; que l'épanchement dépasse certaines limites, sous l'influence d'états pathologiques particuliers provoquant un mouvement fluxionnaire, tels que la grossesse tubaire, et la tumeur vésiculaire se rompra, comme dans le cas de M. Pollard ; mais on ne peut dire que ce soit une apoplexie ovarique, car apoplexie implique destruction des tissus, et dans cette observation, il est bien noté que le sang provenait d'une cavité limitée et entièrement constituée par une vésicule de Graaf.

L'observation VIII de M. Puech est un exemple d'hémorrhagie intra-vésiculaire, et rentre dans la classe de faits étudiés par M. Laugier.

En résumé, l'examen des observations sur lesquelles on s'est appuyé pour faire accepter le nom d'apoplexie ovarique ne paraît pas favorable à cette opinion, et confirme au contraire l'expression de congestion exagérée employée par M. Laugier.

Art. 3. — Hémorrhagie tubaire.

Les auteurs qui ont admis, il y a peu d'années, cette explication, regardent l'ovaire comme incapable de fournir ces épanchements sanguins considérables que l'on a rencontrés dans quelques autopsies, et trouvent réunies dans la muqueuse tubaire seule, les conditions nécessaires à la production de l'hémorrhagie.

Dans cette théorie, l'épanchement est toujours intra-péritonéal.

MM. Trousseau et Puech se sont attribué à tort cette explication ; car déjà, en 1855, M. Fénerly (1) et M. le professeur Scanzoni l'admettaient, s'appuyant, l'un sur deux autopsies, l'autre sur l'observation suivante :

« Une jeune fille de vingt-deux ans, affectée de rougeole, mourut immédiatement après l'arrivée des règles, avec tous les symptômes d'une péritonite très-intense ; à l'autopsie, on ne reconnut pas d'autre cause de la mort qu'une hémorrhagie dans la trompe gauche. Cette dernière avait l'épaisseur du doigt indicateur, était très-distendue, présentait une coloration d'un rouge bleuâtre due au sang que l'on reconnaissait au travers de ses parois, et contenait environ 60 grammes d'un sang

(1) Fénerly, *Thèse*, 1855.

moitié liquide, moitié coagulé, qui communiquait par l'orifice abdominal avec un épanchement sanguin d'environ 500 grammes presque tout coagulé qui était situé dans la cavité du bassin (1). »

M. Oulmont a présenté comme exemple d'hémorrhagie tubaire, un fait dont il a entretenu la Société médicale des médecins des hôpitaux de Paris (2).

L'hémorrhagie tubaire a été admise récemment par M. Puech (3), qui a apporté sept observations à l'appui de son opinion. (J'élimine celle de Baudelocque, dans laquelle une femme mourut huit jours après l'accouchement et où on ne trouve aucun détail anatomique précis.) Des sept faits rapportés par M. Puech, un seul (*Obs.* XIII) paraît être une hémorrhagie tubaire. Il me paraît difficile d'accepter l'interprétation donnée par mon collègue, des autres observations qu'il a puisées dans divers recueils médicaux.

L'observation XI (4) me paraît être un cas d'avortement chez une femme atteinte d'une variole grave.

(1) Scanzoni, *Traité des maladies des organes sexuels de la femme*. Trad. Dor et Socin. Paris, 1859, p. 31.

(2) *Bulletins de la Société médicale des médecins des hôpitaux de Paris*, février 1858, t. VI, n° 2.

(3) *Thèse*. Montpellier, 1858.

(4) Obs. du docteur Laboulbène. *Société de biologie*, 1852.

L'observation XII (1) est réellement trop écourtée pour rien affirmer.

L'observation XIV (2) a été publiée par Reiffsteck comme exemple de grossesse interstitielle :

Une femme, âgée de trente-six ans, se croyait enceinte de trois mois. Elle mourut en vingt-quatre heures. La cavité abdominale était remplie de sang. L'utérus avait 5 pouces de hauteur (c'est-à-dire 2 de plus qu'à l'état normal). Au fond de l'utérus, près de l'entrée de la trompe droite, *mais ne communiquant pas avec elle*, était une dilatation du volume d'un œuf de pigeon qui présentait à sa surface péritonéale une déchirure par laquelle suintait du sang noir. On ne trouva pas de traces de membranes fœtales. La substance utérine se perdait au niveau de la poche et se confondait avec son enveloppe dure et membraneuse.

Schmid regarda ce fait comme étant une grossesse extra-utérine.

Le rédacteur de la *Gazette médicale*, M. Ruefz, de Strasbourg, crut au contraire à un kystes anguin développé dans l'utérus.

Quelle que soit l'explication de ce fait, il est impossible de le citer comme exemple d'hémorrhagie tubaire, puisque la poche qui a fourni

(1) Russel, *Union médicale*, 1848, p. 589.

(2) Schmid, *Medicinisches Correspondenz-Blatt. Gazette médicale*. Paris, 1852, p. 361.

le sang était développée aux dépens de l'utérus.

Quant aux observations XV (1) et XVI (2), l'absence de détails anatomo-pathologiques relatifs aux ovaires ne permet pas de les faire servir à telle ou telle théorie.

L'observation XVIII est un cas type d'hémorrhagie ovarienne du côté droit. Des adhérences intimes entre une trompe et l'ovaire gauche avaient formé un kyste tubo-ovarien.

En résumé, parmi les sept observations citées par M. Puech, une seule (3) est probante ; cela paraît démontrer, tout au moins, que cette cause d'hématocèle n'est pas aussi fréquente qu'il semble le dire.

L'hémorrhagie tubaire est aussi l'explication qu'a adoptée M. le professeur Trousseau dans ses belles leçons sur l'hématocèle rétro-utérine (4).

M. Trousseau s'appuie sur ce que les hémorrhagies physiologiques se font toujours par les muqueuses, et comme l'hématocèle est toujours liée à un acte normal, à la menstruation, cette affection doit être produite par une exhalation sanguine de la muqueuse la plus proche du siége anatomique des hématocèles rétro-utérines, c'est-à-dire de la muqueuse tubaire dans son tiers externe.

(1) Pauli, *Gazette des hôpitaux*, 1847, p. 135.
(2) Godelle, *Bibliothèque médicale*, 1823, t. I.
(3) Royer, *Bulletins de l'Académie de médecine*, 1855, p. 21.
(4) *Gazette des hôpitaux*, juin 1858.

M. Trousseau n'admet pas que la déchirure d'une vésicule ovarienne arrivée à maturité, puisse s'accompagner d'un écoulement de sang capable de donner lieu à une hématocèle; il se fonde sur la comparaison de l'énucléation ovulaire avec les énucléations des tumeurs. Dans l'un et l'autre cas, il ne saurait se faire d'hémorrhagie.

Sans vouloir nier que la trompe ne soit quelquefois le point de départ des hématocèles, il m'a paru indispensable de m'assurer si réellement l'ovaire ne saurait jamais fournir le sang de ces tumeurs. Les recherches que j'ai consignées (1) suffiront, je le pense, pour dissiper toute espèce de doute à cet égard.

Quant aux dilatations des trompes observées dans quelques cas, que M. Trousseau regarde comme favorables à son opinion, et qu'il explique ainsi : « hémorrhagie dans le canal de Fallope, rétention du sang et dilatation de ces conduits, » elles n'apprennent rien de positif, si l'on interroge les observations suivantes qui en font mention.

1° Obs. (2). — La malade était affectée d'une imperforation de l'hymen; à l'autopsie on trouva 200 grammes de sang dans le petit bassin et la trompe élargie.

2° Chez la malade de l'observation de M. Pol-

(1) Ch. v, § 1, 2 et 3.

(2) Decès, *Bulletin de la Société anatomique*, 1854.

lard (1) la trompe droite était dilatée par un caillot; au centre on trouva un petit sac ovulaire.

L'ovaire droit contenait un corps jaune; dans l'utérus était une caduque.

3° Chez la femme Bavoux, dans la première observation du Mémoire du docteur Bernutz sur les accidents produits par la rétention du flux menstruel (2), il existait des tumeurs ovariennes sanguines, communiquant avec les trompes dilatées.

Ainsi, chez la malade de M. Decès, le sang avait reflué de l'utérus; dans le cas cité par M. Pollard, c'est une grossesse tubaire. Quant au fait de M. Bernutz, le sang provenait des ovaires. C'est, du reste, la seule de ces trois observations qui soit un exemple d'hématocèle rétro-utérine.

4° Un exemple de dilatation peut-être favorable à la théorie de l'hémorrhagie tubaire; je veux parler de la malade Caldubchère dont j'ai fait l'autopsie (3).

Les trompes étaient amplifiées, isolées des ovaires dont l'un était atrophié, et l'autre ne put être découvert au milieu de couches celluleuses indurées.

5° Chez la femme Bierry (4) il existait la même disposition que chez la malade de M. Bernutz,

(1) Pollard, *Archives de médecine*, décembre 1848.

(2) Bernutz, *Archives de médecine*, 1848.

(3) Obs. XXXI, chap. XIV de cette monographie.

(4) Puech, *Thèse* p. 71.

mais il n'y avait pas d'hémorrhagie pelvienne.

En résumé, je pense que l'on aurait tort de vouloir faire jouer à l'hémorrhagie tubaire le rôle principal dans la production de l'hématocèle rétro-utérine ; la plus grande part doit être réservée à l'ovaire.

Art. 4. — Reflux du sang de l'utérus dans la trompe et le péritoine.

Telle est l'explication que Ruysch a donnée d'un fait anatomo-pathologique qu'il avait observé (1).

Telle aussi est l'opinion qu'a émise M. Bernutz dans son Mémoire sur les accidents produits par la rétention du sang menstruel (2). M. Bernutz a admis trois degrés dans ces sortes d'affections : déplétion des cavités sécrétantes, distension et réaction de ces cavités, leur solution de continuité ou flux du liquide par l'orifice tubaire péritonéal et épanchement dans le pelvis.

Si l'on en juge par la lecture de son Mémoire, l'auteur ne semble avoir voulu appliquer cette explication qu'à des faits d'imperforation de l'hymen et de rétention du sang menstruel ; et cependant M. Gallard l'a accusé d'avoir basé « une théorie

(1) Ruysch, *Observationes, loc. cit.*

(2) *Archives de médecine*, 1848. Bernutz, *Mémoire sur la rétention du flux menstruel.*

générale applicable à tous les faits d'épanchements sanguins intra-pelviens, et d'introduire de la confusion dans cet ordre d'études (1). »

Le Mémoire de M. Bernutz ne mérite nullement ce reproche, puisqu'il ne s'applique qu'à l'imperforation de l'hymen, ou à l'oblitération du col utérin, qu'elle soit spasmodique ou produite par la présence de tumeurs et d'adhérences.

Et d'ailleurs, ce savant médecin a si peu voulu appliquer cette théorie à tous les faits d'épanchements intra-pelviens, que l'hématocèle rétro-utérine était inconnue à l'époque où il publiait son Mémoire. Les observations qui s'y rapportent sont données comme exemples de rétention du flux menstruel; l'étude des symptômes qu'entraîne la déviation de la fonction cataméniale, est le seul but de l'auteur.

M. Hélie est le premier qui ait appliqué cette théorie à l'hématocèle rétro-utérine. Il s'agissait d'une jeune fille morte pendant ses règles, dont il a publié l'observation suivante (2) :

Une jeune fille de vingt ans mourut à l'Hôtel-Dieu de Nantes au septième jour de la scarlatine, en avril 1858. Elle avait eu ses règles pendant la durée de la maladie.

L'utérus était un peu plus volumineux qu'à l'état normal; sa cavité, augmentée dans toute son éten-

(1) *Bulletins de la Société anatomique*, 1855, p. 290.

(2) *Journal de médecine de la Loire-Inférieure*, 1858.

due, était entièrement remplie par un caillot sanguin, qui s'étendait jusqu'à l'orifice externe du col et se prolongeait dans les deux trompes. La muqueuse de la cavité du corps était rouge et légèrement tuméfiée. L'état de l'utérus indiquait qu'il n'y avait jamais eu de grossesse.

Les trompes contenaient l'une et l'autre un caillot sanguin continu au caillot de la cavité utérine. Ce long caillot se prolongeait jusqu'à 2 ou 3 centimètres du pavillon. La muqueuse des trompes ne présentait ni rougeur ni gonflement appréciables.

Les pavillons des trompes étaient librement ouverts, les deux trompes, d'ailleurs, à l'état sain et bien conformées dans toute leur étendue.

Dans son trajet à travers la paroi utérine, le canal de chaque trompe avait au moins 1 millimètre 1/2 de diamètre. Il conservait la même largeur jusqu'à 2 centimètres en dehors de l'utérus. Dans toute cette portion étroite, il était entièrement rempli par le caillot sanguin. Puis le canal de la trompe acquérait 2 millimètres et bientôt 3 millimètres de largeur; le caillot sanguin, quoique plus gros que dans la portion interne de la trompe, ne le remplissait pas aussi complétement, et se terminait par une extrémité filiforme dans la portion la plus large de la trompe.

Il n'y avait pas une goutte de sang épanché dans l'abdomen.

Les deux ovaires étaient volumineux et contenaient beaucoup de vésicules de de Graaf ; pas de corps jaune récent.

A l'extrémité externe de l'ovaire gauche, une vésicule de de Graaf était du volume d'une petite noix. Elle avait à peu près 2 centimètres 1/2 de long sur 2 de largeur ; elle faisait saillie hors de l'ovaire des trois quarts de son volume.

Elle était remplie d'un caillot sanguin ; ses parois étaient épaisses et closes ; ses deux membranes, bien distinctes.

La membrane externe, hypertrophiée, présentait sur une coupe transversale de la vésicule ses plis festonnés caractéristiques.

Cette observation est accompagnée des réflexions suivantes :

« Le sang trouvé dans les trompes provenait de la cavité utérine et non des trompes. La quantité de sang contenue dans les oviductes allait en diminuant vers la partie la plus large, là où la muqueuse est plus molle et plus vasculaire ; du reste, cette membrane ne présentait aucun des caractères d'une surface hémorrhagipare, tandis que cela était de la dernière évidence sur la muqueuse utérine. Le sang avait reflué dans les trompes. Le passage avait été facilité par la dilatation de l'orifice tubaire interne qui se produit pendant la menstruation et porte le diamètre de l'ostium uterinum de 1 millimètre à 1 millimètre 1/2. »

Ce fait est, pour l'auteur, comme le premier degré de l'hématocèle rétro-utérine, montrant la voie que suit le sang, dans quelques cas d'épanchement sanguin du petit bassin, et c'est ainsi qu'il explique les faits observés par M. Trousseau (1) et par M. Laboulbène (2).

M. Hélie considère l'accouchement comme n'étant pas propice au reflux du sang de l'utérus dans les trompes. « Sur la face interne de l'utérus, et de chaque côté de l'ostium uterinum, se développe pendant la grossesse un faisceau musculaire et triangulaire formant une double saillie très-apparente qui s'applique sur les bords de l'orifice et l'oblitère entièrement. »

Ceci est une réponse à M. le docteur Aubinais (de Nantes), qui, étant opposé à la théorie du reflux du sang de l'utérus vers les trompes, pensait que si ce reflux devait se produire, ce serait surtout lorsque, chez une femme en travail, on emploie le tampon vaginal pour arrêter une hémorrhagie utérine.

M. Hélie est jusqu'à présent le seul partisan de sa théorie.

(1) *Gazette des hôpitaux*, juin 1858.

(2) *Gazette médicale de Paris*, 1853, p. 75.

Les opposants sont au contraire nombreux; je citerai M. Richet, M. Gallard, M. Guyon (1).

On se refuse à admettre que l'orifice si étroit de la trompe, susceptible d'être rétréci par les contractions fibrillaires de l'oviducte, fermé si exactement par les plis de la muqueuse tubaire, et comparable (Guyon) à une fente sinueuse, puisse laisser passer des liquides de l'utérus.

Un fait que j'emprunte à un Mémoire du docteur Raciborsky (2), démontre la résistance de l'ostium uterinum au passage des liquides utérins.

« Une injection d'eau tiède fut poussée violemment dans la cavité utérine; l'utérus fut senti au-dessus du pubis, et la femme n'éprouva aucun accident. »

De leur côté, M. de Martiartu et le docteur Guillier ont relaté (3) plusieurs observations de femmes qui, pendant des injections vaginales, ont éprouvé des accidents subits se rapportant franchement à la péritonite; ils les ont attribués au reflux non du liquide, mais d'une colonne d'air dans la cavité utérine et la trompe, et à sa pénétration dans le péritoine.

(1) *Thèse* Paris, 1858.
(2) Raciborsky, *Moniteur des hôpitaux*, 30 juillet 1857.
(3) *Gazette médicale*, 1857.

M. Richet a observé un cas identique, et ne croit pas davantage à la pénétration du liquide dans le péritoine.

Sans admettre, avec Wharton, une valvule destinée à empêcher le passage d'un liquide de la cavité de l'utérus dans celle de la trompe, le docteur Guyon pense que l'ostium uterinum est obturé, comme l'orifice interne du col utérin, par ces plis longitudinaux décrits par G. Richard le premier (1), lesquels sont engrenés, le plus souvent au contact et renflés à l'orifice utérin des trompes.

M. Hélie s'est encore appuyé sur un cas observé par M. Henry et que ce dernier a bien voulu me communiquer. Il s'agit d'une malade qui était entrée dans le service de Valleix pour se faire traiter d'une blennorrhagie.

« Elle était presque nulle et on gardait la malade parce qu'elle présentait une légère rétroversion de l'utérus donnant lieu à quelques symptômes, tels que tiraillements d'estomac, pesanteur au périnée, douleurs vers les lombes, les cuisses ; il restait aussi un peu d'écoulement catarrhal, opalin, venant de l'intérieur de l'utérus dont le col tuméfié et largement entr'ouvert permettait l'introduction de la dernière phalange du doigt indicateur. Il existait en même temps un peu de congestion utérine pour

(1) G. Richard, *Thèse* Paris, 1851.

laquelle on employait le repos, les bains et les injections émollientes.

La malade mangeait bien et n'avait point de fièvre, quand tout à coup, en faisant ses injections accoutumées, elle fut prise d'une douleur très-vive vers la région ovarique droite ; coliques violentes, crampes dans les membres, anxiété, agitation, face vultueuse, respiration haletante, pouls à 88, malgré 15 sangsues, des bains, des cataplasmes émollients, des boissons émollientes, des onctions mercurielles, etc. ; le pouls monta bientôt à 120, 160, et la malade, malgré tous nos efforts, ne tarda pas à succomber, en quarante-huit heures, avec une rénitence très-considérable du flanc droit et un météorisme douloureux de tout l'abdomen.

A l'autopsie, les divers replis épiploïques étaient injectés, le péritoine offrait des dépôts purulents verdâtres, crémeux.

Le petit bassin contenait environ 100 grammes d'un liquide séro-purulent. L'utérus était d'une couleur jaunâtre, légèrement rosée, d'une consistance ferme ; les ligaments larges violacés, épais ; les trompes d'un rouge livide, comme infiltrées, surtout à droite. L'ovaire droit, long de 4 centimètres, était replié en arrière et tout enveloppé de pus. L'ovaire gauche était long de 3 centimètres 1/2, fluctuant, bosselé, de même que l'ovaire droit.

En examinant les cavités des organes génitaux

on trouvait la muqueuse utérine un peu rouge et villeuse dans le col et le corps ; les trompes injectées, épaissies, surtout la droite; les ovaires renfermant plusieurs caillots sanguins des deux côtés, annonçant une époque menstruelle; le pavillon de la trompe droite d'un rouge violacé très-intense.

Dimensions de l'utérus.	Hauteur.........	8	centimètres.
—	— Largeur du fond..	5	—

Tels sont les principaux détails de cette observation. L'invasion subite des accidents au moment d'une injection, cette douleur violente vers l'ovaire droit, que l'autopsie nous montre enveloppé de pus, et les divers symptômes d'une péritonite suraiguë, ne laissèrent point de doute à M. Valleix sur la pénétration du liquide de l'injection dans l'utérus entr'ouvert et dans la trompe. Je dois ajouter toutefois, qu'une injection poussée fortement dans l'utérus après la mort ne put pénétrer dans les trompes; mais l'inflammation et le boursouflement de la muqueuse pouvaient bien avoir obstrué les orifices utéro-tubaires.

Les accidents coïncident en effet avec l'injection; mais pour qu'elle en fût la cause certaine, il faudrait que les orifices supérieurs ne fussent pas exactement fermés, ainsi que M. Guyon l'a démontré ; et de plus, M. Henry signale comme lésions anatomiques, la rougeur de la muqueuse utérine.

Pourquoi n'admettrait-on pas dans ce cas une simple coïncidence, ainsi qu'on en voit de si étranges parfois ?

Alors que j'étais interne du service de M. Nélaton, en 1856, je vis succomber aux suites d'une suppuration du petit bassin une jeune femme chez qui il avait dû introduire la curette de Récamier ; la malade était atteinte de fongosités utérines.

Cet habile chirurgien devait l'opérer ; mais à la visite, il lui annonça qu'il remettrait l'opération au lendemain. Dans cette même journée, on m'appela en toute hâte ; elle était en proie à des accidents de péritonite, et malgré un traitement antiphlogistique énergique, elle succombait le lendemain matin.

Que si M. Nélaton avait introduit la curette, comme il se l'était proposé tout d'abord, l'opération aurait été certes accusée de la mort de la malade.

Aussi j'émettrai un doute sur la signification du fait de M. Henry, telle que l'entend M. Hélie, et je crois que l'inflammation de la muqueuse utérine indique qu'il y a eu ici péritonite par continuité de tissu.

D'un autre côté, le mémoire de Hourmann sur les injections intra-utérines et l'observation qui en est le point de départ ne sauraient être passés sous silence (1) :

Une jeune fille de 19 ans, bien constituée, était traitée depuis neuf mois, à l'hôpital, pour un écoulement leucorrhéique intarissable; l'utérus en était le siége exclusif.

Tous les moyens habituels étaient épuisés.

Hourmann injecta dans le col utérin au moyen d'un clysopompe, de la décoction de feuilles de noyer. Au premier coup de piston, la malade poussa un cri en portant vivement la main sur la région iliaque gauche. Pendant plusieurs heures, elle éprouva des frissons. Il s'ensuivit une réaction fébrile intense. — La douleur était expulsive, et se prolongeait dans la cavité du petit bassin.

Hourmann s'expliqua ces accidents par le passage du liquide de la trompe utérine dans le péritoine.

Il fit alors des expériences sur des cadavres. Sur huit, le liquide ne franchit pas l'ostium uterinum. Mais sur un neuvième, il passa immédiatement à travers l'orifice, qui, dans ce cas, était béant. Le cadavre était celui d'une femme de 45 ans, qui n'avait jamais eu d'enfant.

Ce fait particulier confirme l'opinion de G. Richard, que chez les nullipares, l'ostium uteri-

(1) Hourmann, *Journal des connaissances médico-chirurgicales*, juillet 1840.

num est plus facile à découvrir que chez les multipares.

J'ajouterai, à l'encontre de l'opinion de M. Hélie sur la dilatation de l'ostium uterinum, pendant la menstruation, la communication verbale suivante que m'a faite M. Ch. Robin.

« Pendant la menstruation, les orifices internes des trompes ne se dilatent pas ; ce qui se dilate, c'est la partie de l'angle de l'utérus qui précède les orifices, et ce phénomène se produit sous l'influence de la vascularisation. »

D'après le résumé que je viens de donner des diverses opinions sur la perméabilité des orifices utérins des trompes, on voit que la question est loin d'être résolue et que de nouveaux éléments sont encore à apporter à la théorie qui cherche à expliquer l'hématocèle rétro-utérine par le reflux du sang de l'utérus dans les trompes.

Je place à la fin de ce chapitre une observation que l'on a citée comme exemple de reflux du sang de l'utérus dans les trompes, et d'hématocèle rétro-utérine.

Rien ne me semble si peu démontré, ainsi qu'on peut en juger.

Imperforation du vagin. — Tumeur abdominale. — Incision de la membrane obturatrice. — Accidents de péritonite. — Mort.

Dans la cavité péritonéale et surtout dans le

petit bassin, pus et sérosité puriforme. — Utérus plus volumineux que dans l'état normal ; cavité du col dilatée.

Orifice interne du col non effacé. — Muqueuse utérine teinte de sang.

Le segment interne des trompes est à l'état normal ; mais le segment ovarique est distendu par du sang noirâtre et très-fluide. Il suffit d'une pression légère pour le faire sortir par gouttelettes ; l'état des ovaires n'est pas noté dans l'observation (1).

Les auteurs de l'observation regardent ce fait comme un exemple de reflux du sang de l'utérus vers les trompes. Rien cependant ne me semble moins prouvé. La portion des trompes qui avoisine l'utérus ne contient pas de sang ; on n'en a trouvé que dans la portion externe. — Ce cas devrait plutôt être rattaché à une hémorrhagie tubaire, si l'état des ovaires était noté. Mais en l'absence de ce renseignement, il me semble qu'on ne peut rien affirmer, et, d'ailleurs, il n'y a pas là hématocèle rétro-utérine.

Art. 5. — Ponte extra-utérine ; chute d'un ovule fécondé ou non dans le péritoine pelvien.

« Le mode de formation des hématocèles rétro-utérines doit être assimilé à celui des grossesses

(1) Marchant et Massé, *Journal de médecine de la Loire-Inférieure*, t. XXVI. Cité par Puech. Thèse *cit.*

extra-utérines. L'hématocèle est une grossesse extra-utérine, moins le produit de la conception ; toutes les hématocèles qui sont sous la dépendance d'une lésion ovarique, ne sont autre chose que des grossesses extra-utérines, et le sang qui les constitue contient dans tous les cas un ovule fécondé ou non (1). »

Telle est la théorie qu'a imaginée M. Viguès et que M. Gallard a seul soutenue publiquement.

Il a cherché des preuves cliniques de cette explication dans la coïncidence ordinaire du début de l'affection et de la menstruation ; dans des faits de grossesses extra-utérines confondues avec des hématocèles à cause de symptômes identiques, et dans certains phénomènes du début qui ressembleraient, à s'y méprendre, à ceux d'une grossesse et ont souvent donné le change soit aux malades, soit aux médecins eux-mêmes.

Ce médecin s'est empressé de répondre d'avance à plusieurs objections, et entre autres, à la plus importante, à l'absence de fœtus dans plusieurs autopsies : « Si on n'en a pas trouvé, c'est qu'on a mal cherché (2). »

Examinons ces différents points :

1° *Chute d'un ovule non fécondé dans le petit bassin.* — Il est difficile de s'expliquer l'importance

(1) *Bulletins de la Société anatomique*, avril 1858.
(2) *Loc. cit.*

que notre collègue attache à la présence de l'ovule non fécondé dans le sang épanché.

Je suppose l'ovule sortant de la vésicule ovarienne et entraîné avec le sang dans la cavité péritonéale. Quel phénomène morbide peut surgir de la présence de ce corps si ténu, de cette petite masse granuleuse inerte et sans propriétés vitales, avant l'imprégnation spermatozoïdaire.

Je ne vois d'important que le sang épanché; l'ovule n'est ici qu'un accessoire.

Jusqu'ici j'ai supposé, comme M. Gallard, que l'ovule est entraîné dans la cavité pelvienne.

Le fait ne me semble pas cependant démontré: en effet, j'ai observé des malades chez lesquelles l'affection a débuté deux ou trois jours après la fin de la menstruation ; or, à ce moment, la vésicule de Graaf est rompue et l'œuf n'y est plus contenu.

L'hématocèle suppose en outre pour se produire cet état morbide antérieur de l'ovaire si bien décrit par M. Laugier.

La destruction de l'œuf en est une des conséquences les plus immédiates, et quand l'ovaire se rompt sous l'effort hémorrhagique, il ne s'écoule que du sang par la plaie vésiculaire.

M. Longet a décrit aussi cet état des vésicules : «Un grand nombre de jeunes ovules avorte de très-bonne heure, périt et est résorbé (1). »

Ainsi donc, l'hématocèle produite par une hémorrhagie ovarienne supposant toujours un état morbide antérieur qui se traduit par la destruction des ovules, je regarde comme impossible la chute d'un œuf non fécondé dans le cul-de-sac utéro-rectal.

2° *Les hématocèles et les grossesses extra-utérines ne forment qu'une seule maladie.* — Cette seconde partie de la théorie de M. Gallard comprend les cas d'hématocèles concomitantes de grossesses extra-utérines ; ces deux affections ne formeraient, suivant lui, qu'une seule et même maladie.

La théorie de notre collègue suppose par conséquent la présence d'un fœtus au milieu du sang épanché.

Entre autres preuves, il s'appuie sur certains phénomènes du début qui, suivant lui, ressembleraient à ceux d'une grossesse commençante. Mais l'observation clinique ne semble pas autoriser de semblables conclusions.

Observe-t-on jamais, au début d'une grossesse, les douleurs expulsives, la fièvre, ces métrorrhagies si abondantes, la tumeur abdominale, la décoloration rapide de la peau et souvent l'imminence de la mort, tous phénomènes pathognomoniques de l'hématocèle rétro-utérine.

(1) Longet, *Traité de physiologie*, Paris, 1850, t. II. — *De la génération*, p. 80.

3° *Les autopsies n'ont pas été bien faites, et l'on a mal cherché les traces du fœtus.* — C'est en vain, au contraire, que dans plusieurs autopsies soigneusement pratiquées on a cherché les traces d'un fœtus ; moi-même (*Obs.* XXXI), je n'ai rien pu découvrir qui pût en faire soupçonner l'existence, et connaissant déjà les idées de M. Gallard, j'avais fait des recherches dans ce but.

Cet auteur répond à toutes les objections que c'est faute de bien chercher qu'on n'a pas trouvé de fœtus ; mais dans une grossesse extra-utérine, il acquiert toujours un développement assez considérable pour pouvoir être retrouvé au milieu des caillots qui l'englobent. Il grandit pendant deux ou trois mois, époque à laquelle se déclare ordinairement la rupture des kystes fœtaux, et il semble bien difficile que dans une autopsie, et ces sortes d'autopsies sont toujours faites avec grand soin, on ne découvre pas un fœtus de deux ou trois mois.

Je prévois encore que si on ne trouve pas de fœtus, M. Gallard répondra que l'on a affaire à l'espèce d'hématocèle qu'il appelle « ponte extra-utérine, moins le produit de la conception. » Mais enfin devrait-on, dans quelques cas, avoir trouvé un fœtus ou ses débris; or rien de semblable n'a pu être démontré; les seules autopsies où l'on a trouvé des fœtus appartiennent à des cas de mort rapide produite par la rupture d'un kyste fœtal, et ce n'est certes pas une hématocèle ; l'épanchement pelvien est ici la terminaison d'une grossesse anormale.

J'ajouterai un dernier argument : La chute d'un ovule fécondé dans le cul-de-sac utéro-rectal suppose un coït antérieur et un certain laps de temps entre le coït et le début de l'affection. (M. Gallard, je pense, ne croit pas à la fécondation instantanée. Je parle des cas où il n'y a pas eu de chute, ni de violences antérieures ; des cas enfin qui peuvent le mieux rentrer dans la théorie qu'il a soutenue.)

Je choisirai pour exemples les faits que j'ai observés moi-même. Chez la femme (*Obs.* II), il y avait eu un coït antérieur au début de l'affection ; de même (*Obs.* IV et XXXII) ; chez elles le coït a précédé la maladie de quelques minutes au plus. L'une est tombée en syncope pendant l'acte vénérien, et chez les deux autres, les douleurs ont pris aussitôt une acuïté des plus graves. Dans ces trois cas, il n'y a, par conséquent, pas eu d'ovule fécondé, les beaux travaux de Bischoff (1) et de M. Coste ayant démontré que l'ascension d'un spermatozoïde jusque dans le pavillon de la trompe, demande de quatre à huit jours. Je vois en outre M. Pouchet (2) nier que le sperme puisse parvenir

(1) *Traité du développement de l'homme et des mammifères.* Paris, 1843.

(2) *Théorie positive de l'ovulation spontanée et de la fécondation*, Paris, 1847, p. 76, 297 et suivantes.

jusqu'à l'ovaire : la longueur, la flexuosité, la capillarité des trompes, sont pour lui des obstacles insurmontables à la marche du fluide spermatique vers cette glande. Les organes sécréteurs ne portent pas, dit-il, les liquides en sens contraire, et les trompes n'ont pour but que de porter l'ovule de l'ovaire dans l'utérus ; elles se contractent de dehors en dedans. Cet habile observateur s'appuie encore sur la présence du mucus tubaire infranchissable.

L'arrivée du sperme jusqu'à l'ovaire n'est cependant pas impossible : les quelques observations de grossesse abdominale ne permettent pas d'admettre sans restriction l'opinion de M. Pouchet, mais il est impossible d'admettre celle de M. Gallard quand on voit des malades prises des symptômes de l'hématocèle rétro-utérine, quelques heures au plus après le rapprochement sexuel.

En résumé, la théorie de MM. Viguès et Gallard ne me paraît pas probable. La présence d'un ovule non fécondé au milieu du sang épanché n'a pas d'importance, et la réunion des grossesses extra-utérines et de certaines hématocèles en une seule maladie me paraît une mauvaise chose. L'esprit ne peut être satisfait par cette simplification du diagnostic ; j'essaierai du reste, plus loin, de démontrer que l'observation clinique permet de distinguer ces deux affections.

Je ferai remarquer, en terminant, que M. Gallard

est de ceux qui admettent une hématocèle extra-péritonéale. Comment dès lors notre collègue s'explique-t-il la route que suivraient l'ovule et le sang pour se porter de la surface libre de l'ovaire au tissu cellulaire sous-péritonéal.

Il y a, on le voit, contradiction flagrante entre ces deux opinions.

Art. 6. — Varicocèle ovarien.

« Le sang des hématocèles rétro-utérines est fourni par des veines sous-ovariennes; » telle est la théorie qu'a proposée M. Richet (1) et qu'a principalement développée un de ses internes, M. le docteur Devalz (2).

M. Richet a publié à l'appui de son opinion deux observations qui ne paraissent pas concluantes. Dans la thèse même de son élève où les descriptions de varicocèles ovariens sont du plus grand intérêt, l'anatomie et les hypothèses m'ont paru entièrement dominer la clinique.

Et cependant, les annales scientifiques renferment un certain nombre de faits qui ne sont pas sans importance au point de vue de la théorie de M. Richet.

Sans insister longuement sur deux observations

(1) *Traité d'anatomie chirurgicale*, p. 736.
(2) *Thèse de Paris*, 1858.

de métrorrhagies, pendant la menstruation, que madame Boivin (1) attribuait à l'usage de bas-varices, je rappellerai celle de Pelletan (2), appelant varicocèle ovarien une lésion qui avait déterminé une hémorrhagie intra-pelvienne, et la suivante due à Ollivier d'Angers (3) :

Grossesse tubaire. — Plexus de veines variqueuses dans l'épaisseur du ligament large. — Rupture d'une de ces veines. — Mort au bout de sept heures.

Vincent (Pierrette), âgée de vingt-huit à vingt-neuf ans, depuis longtemps dans un état valétudinaire, éprouva une perte vers le commencement d'avril 1834, pour laquelle elle alla consulter un charlatan, le 24 du même mois; celui-ci lui donna des pilules composées de terre bolaire et d'extrait de ratanhia. Malgré l'usage de ces médicaments, la perte n'en continua pas moins, quand elle ressentit tout à coup, le 9 mai 1834, à deux heures de l'après-midi, des douleurs de ventre avec hoquet, syncopes, vomissements, froid des extrémités, décoloration de la peau, en un mot, tous les symptômes d'une hémorrhagie interne. Ces accidents persistèrent nonobstant tous les moyens qu'on employa pour les

(1) Boivin, *Hémorrhagies internes de l'utérus*, Paris, 1819, p. 143.

(2) Page 9.

(3) *Archives générales de médecine*, juillet 1834, p. 403.

combattre, et la fille Pierrette Vincent succomba le soir même à neuf heures.

La rapidité de la mort, qui coïncidait avec l'administration des pilules vendues par un charlatan, ayant fait penser qu'une terminaison aussi promptement funeste pouvait avoir été déterminée par le médicament prescrit, je fus chargé par M. le procureur du roi, conjointement avec le docteur Boys de Loury, de procéder à l'ouverture du cadavre; opération qui fut faite le lendemain, 10.

Autopsie. — Décoloration générale de la peau, peu d'amaigrissement, ventre énormément tuméfié, mais particulièrement dans la région hypogastrique qui fait une saillie conoïde très-prononcée. En incisant les parois abdominales, il s'écoule une quantité considérable de sang noir liquide encore tiède. Tous les intestins, distendus par du gaz, sont soulevés par une masse énorme de sang coagulé qui remplit toute l'excavation du bassin, formant un caillot dense et noirâtre encore chaud, du poids de 4 livres environ.

Au-dessus de l'ovaire droit, nous trouvons une tumeur ovoïde, longue de 2 pouces 1/2 à 3 pouces, de 1 pouce 1/2 de diamètre, dirigée transversalement, de couleur noirâtre, contenue dans la trompe de ce côté, qui était ainsi fort élargie. Du côté de son extrémité libre, c'est-à-dire du pavillon, cet orifice, complétement fermé, était remplacé par un petit prolongement conique qui semblait être formé par la réunion de toutes les dentelures du pavillon qui adhéraient entre elles, sorte de cicatrice rayonnée dont la disposition était assez analogue au froncement de l'enveloppe de l'extrémité d'un saucisson. Du côté de l'utérus, le reste de la trompe, dont la longueur était d'un pouce environ, après s'être rétrécie progressivement, conservait le volume d'une plume ordinaire. Le conduit de cette trompe était libre et plus dilaté que celui de la trompe gauche.

Vers le milieu de la longueur de la tumeur qui vient d'être décrite, et à travers l'épaisseur de son enveloppe séro-fibreuse, on remarquait, dans l'étendue circulaire d'une pièce de cinquante centimes environ, une teinte bleuâtre, plus foncée, évidemment formée par un liquide coloré, immédiatement sous-jacent, dont on sentait très-bien la fluctuation.

Je pratiquai une incision dans toute la longueur de la tumeur, et je mis ainsi à découvert une masse spongieuse d'un brun rougeâtre, analogue au placenta par son aspect charnu et vasculaire et sa consistance. A peu près à la partie moyenne de cette masse spongieuse, on remarquait une ampoule membraneuse, affaissée sur elle-même, formée par une lame excessivement mince, transparente, que soulevait un liquide rougeâtre et limpide.

Au milieu de ce liquide nageait un petit corps blanchâtre. J'incisai avec beaucoup de précaution la lamelle membraneuse qui formait l'ampoule, et je reconnus très-manifestement dans le corps blanchâtre que contenait cette cavité, un embryon aplati latéralement, dont le développement était celui qu'on observe à quatre ou cinq semaines de conception. Je ne trouvai aucun vestige de vésicule ombilicale; le cordon était filiforme, sans renflements dans son trajet. Ainsi, la membrane que j'avais incisée était l'amnios probablement doublé du chorion, enveloppé incomplétement par le placenta dont la configuration résultait de celle de la cavité qui le contenait.

Dans l'épaisseur du ligament large droit, existait un plexus veineux rempli de sang noir et coagulé ; chaque rameau veineux, de la grosseur d'une plume à écrire, offrait dans son trajet plusieurs étranglements analogues à ceux qui correspondent à l'insertion des valvules. Il y avait une véritable dilatation variqueuse des parois de ces canaux veineux : l'un d'eux était le siége d'une *rupture très-circonscrite qui avait donné lieu à l'hémorrhagie mortelle que l'autopsie nous avait fait constater*. Il n'existait rien de semblable dans le ligament large gauche.

Le nombre et le volume des branches veineuses de ce plexus me portent à penser qu'il existait antérieurement à la grossesse tubaire; mais le mouvement fluxionnaire du sang, devenu plus considérable dans les annexes de l'utérus, dès le début de la grossesse extra-utérine, a, sans doute, contribué à produire une dilatation rapide et inégale de ces vaisseaux et à déterminer la rupture.

Ollivier cite, à ce propos, deux observations :

Dans l'une, de Leclerc, c'est une femme, mère depuis quatre ans, qui succomba en trois heures à une hémorrhagie intra-péritonéale due à l'*ulcération d'un vaisseau variqueux* situé dans l'épaisseur du ligament large gauche (1).

Dans l'autre, c'est une dame veuve, d'une constitution robuste, d'un tempérament sanguin, âgée de vingt-neuf ans, mère de deux enfants, jouissant habituellement d'une parfaite santé. A l'occasion d'un bal qu'elle donnait chez elle, elle se fatigua beaucoup, en s'occupant des préparatifs de la fête. Néanmoins, elle avait déjà commencé à danser, quand elle éprouva une défaillance subite. On l'emporta hors de la salle, on la plaça sur son lit, et une demi-heure ne s'était pas écoulée qu'elle avait cessé de vivre.

A l'ouverture de l'abdomen, on trouva une couche large et épaisse de sang coagulé, recouvrant tous les viscères de cette cavité. Au-dessous, tous les organes du ventre étaient à l'état sain. Comme le sang remplissait en même temps l'excavation du petit bassin, on l'enleva avec précaution et on découvrit que le plexus veineux pampiniforme

(1) *Archives générales de médecine*, 1828, t. XVIII, p. 281.

du côté droit, était variqueux et présentait une déchirure (1).

Cherchant à se rendre compte de la cause première de ces varices, Ollivier pensa que l'état de gestation favorise le développement variqueux des veines.

Il m'a paru intéressant de citer textuellement ces faits à cause de leur rapport immédiat avec la théorie de M. Richet; mais je crois qu'il est impossible de l'appliquer à l'hématocèle rétro-utérine ; elle n'est admissible, ainsi que j'essaierai de le démontrer, que pour certains cas d'épanchements sanguins non enkystés, tels que l'observation de M. Ollivier (d'Angers).

CHAPITRE V

CAUSES.

Art. 1er. — Causes prédisposantes.

Age. — Sur un total de trente-quatre observations où l'âge est mentionné, une seule femme est âgée de moins de 21 ans, et une autre de plus de 40 ans. — Vingt ont de 25 à 35 ans; — quatre de 21 à 25;

(1) Gottfried, *Fleischmann Leichenofnungen.* Erlangen, 1815, p. 192; et *Mémoires de la Société d'émulation.*

— quatre de 35 à 40 ans. — C'est donc à l'âge de 30 ans, pris comme moyenne, que les femmes paraissent le plus sujettes à l'hématocèle rétro-utérine; c'est aussi l'âge où la passion vénérienne est le plus forte; on conçoit l'importance de cette notion dans une affection qui est si souvent le résultat d'excès vénériens.

Tempérament. — Dix malades avaient le tempérament nerveux; quatre, le tempérament sanguin; une était hystérique.

État du sang. — L'état du sang me paraît devoir être pris en considération; quelques observations démontrent son influence :

1° Scanzoni cite le cas d'une jeune fille de 22 ans, affectée de rougeole, qui mourut immédiatement après l'arrivée des règles, avec tous les symptômes d'une péronite intense, et chez laquelle on reconnut à l'autopsie un épanchement sanguin intra-pelvien, dont la cause était une hémorrhagie de la trompe gauche (1).

2° Une malade (Hôpital de la Charité, service de M. Bouillaud, salle Sainte-Madeleine, n° 8) atteinte d'une varioloïde anomale, fut prise de ses règles au troisième jour de l'éruption. Elles donnèrent lieu à une ménorrhagie des plus graves.

L'altération du sang qui survient pendant les

(1) Scanzoni, *Traité des maladies des organes sexuels de la femme*, trad. par Dor et Socin. Paris, 1857, p. 312.

fièvres éruptives me paraît prédisposer aux hémorrhagies pelviennes.

A l'inverse de la diminution de fibrine, son augmentation dans la pléthore peut aussi favoriser ces hémorrhagies.

Chez la plupart des malades atteintes d'hématocèle, j'ai noté l'abondance et la longueur habituelles du flux menstruel, la coloration foncée du sang, la fréquence des caillots.

« L'écoulement immodéré et prolongée du flux menstruel vient de la pléthore (1), » a dit Astruc.

J'ai revu, plusieurs mois après leur guérison complète, les malades des observations IV, V, XVI, XXXII. Elles portaient toutes le caractère de la pléthore. On peut, vraisemblablement, en conclure que telles elles étaient avant leur maladie.

Menstruation. — Sur vingt-cinq observations, où la date de la première menstruation a été signalée, on verra que la moyenne est entre 14 et 16 ans.

Chez	7	femmes, c'est à	14 ans.
—	5	—	16 —
—	3	—	25 —
—	2	—	17 —
—	2	—	15 —
—	2	—	13 —
—	2	—	10 —
—	1	—	12 —
—	1	—	21 —

(1) Astruc, *Maladies des femmes*, livre II, p. 83.

C'est, comme on le voit, entre 14 et 16 ans que, chez le plus grand nombre, le flux menstruel est apparu pour la première fois.

Sur treize observations où la succession des époques cataméniales a été observée, cette fonction était régulière chez neuf, et irrégulière chez quatre malades.

Sur dix-sept observations, où la qualité et l'abondance du sang, la durée de l'écoulement, la présence ou l'absence de douleurs ont été notées, neuf fois, la quantité du sang était considérable, quatre fois, elle était normale ; quatre femmes perdaient des caillots. Dix fois le flux menstruel était accompagné de douleurs.

Chez 1, l'écoulement a duré jusqu'à 30 jours.
— 3, sa durée habituelle était de 8 —
— 1 — 7 —
— 1 — 6 —
— 1 — 5 —
— 2 — 4 —
— 1 — 3 —
— 2 — 2 —

Ainsi, sur douze femmes, huit perdaient pendant cinq jours au minimum, et sur ce nombre, trois voyaient le flux durer huit jours.

Constipation. — M. Richet accorde une certaine influence à la constipation, comme provoquant la formation de varices du ligament large, et explique ces dernières par la compression exercée sur les veines ovariennes gauches par l'S iliaque remplie de matières fécales.

Parmi les malades que j'ai observées, celles qui font le sujet des observations III, IV et V étaient affectées depuis longtemps de constipation ; celle de l'obs. V était atteinte d'hémorrhoïdes, et tandis que chez cette dernière la tumeur rétro-utérine était portée davantage à droite, chez les deux autres, elle était plus saillante à gauche.

Art. 2. — Causes occasionnelles.

1° *Hématocèle rétro-utérine.* — J'ai pu, dans dix cas que j'ai observés, avoir des données précises sur l'étiologie de l'affection.

Chez ces dix malades (obs. II, IV, XI, XXXII, XXXIII, XXXIV, XIV, V, XVI et VIII) les premiers symptômes ont coïncidé avec la période cataméniale. Chez les sept premières, un rapprochement sexuel avait eu lieu pendant les règles ou un jour au plus après leur terminaison, et une douleur initiale s'était produite pendant l'acte vénérien. Parmi les autres, une était restée au bal pendant toute une nuit (obs. VIII) ; une autre avait frotté un parquet (obs. V) ; une neuvième était allée laver du linge par un temps froid (obs. XVI).

Dans deux autres observations, on a noté les émotions morales et des chagrins très-vifs ; et dans trois autres, un effort et une grande fatigue.

2° *Épanchements sanguins non enkystés.* — Chez deux femmes dont M. Tardieu a fait l'autopsie, l'étiologie consistait manifestement en des excès de coït, et une autre a succombé, après avoir reçu de son mari sur la hanche un coup de pied.

En résumé, il faut noter comme causes prédisposantes de l'hématocèle rétro-utérine et des épanchements non enkystés, l'âge de 30 ans, pris comme moyenne, une époque menstruelle, l'excès ou la diminution de fibrine du sang, l'abondance ordinaire des règles ; comme causes efficientes, un rapprochement sexuel exagéré, et des violences extérieures exercées sur le bassin, pendant ou peu après la période menstruelle.

CHAPITRE VI

PATHOGÉNIE.

Art. 1er. — De l'hématocèle rétro-utérine.

Je considère l'hématocèle rétro-utérine comme pouvant être produite par trois ordres de causes : par une congestion et une hémorrhagie des vésicules ovariennes survenant pendant les règles ; par le reflux du sang de l'utérus dans les trompes et le péritoine; par une hémorrhagie tubaire.

Les *épanchements sanguins non enkystés* ont quelquefois pour cause des hémorrhagies ovariques, le reflux du sang de l'utérus et une hémorrhagie tubaire; mais à l'exclusion des hématocèles, ils peuvent survenir à la suite de la rupture des varices sous-ovariennes.

L'hématocèle rétro-utérine ne saurait être le résultat que d'hémorrhagies issues des muqueuses tubaire et utérine, et de la membrane propre de la vésicule de Graaf; elle suppose toujours la coïncidence de la menstruation et l'exagération du flux sanguin qui l'accompagne.

Les épanchements sanguins non enkystés sont parfois produits par une hémorrhagie issue de l'une de ces parties, mais il faut qu'elle soit foudroyante et que la mort survienne avant tout phénomène d'enkystement. Il en est toujours ainsi dans les cas où le sang est issu d'une varice.

Comme on le voit, je ne parle que des épanchements sanguins qui se rattachent, ainsi que l'hématocèle, à la menstruation.

§ 1er. — Considérations anatomo-physiologiques.

La première question qui se présente à l'esprit est de savoir si l'ovaire présente les conditions anatomiques favorables à la formation d'une hémorrhagie, si l'énucléation de l'ovule s'accompagne d'un épanchement sanguin ou si, au contraire, ainsi que le pense M. Trousseau, la surface interne de la vésicule ne fournit aucune trace de sang au moment de la sortie de l'ovule; « et si cette énucléation spontanée physiologique se comporte comme celle que nous produisons artificiellement en quelque point que ce soit du corps, alors que nous arrachons une tumeur cancéreuse. Dans ces opérations, jamais nous ne voyons survenir l'hémorrhagie; il n'en survient pas davantage dans les plaies faites par les balles; la destruction, la déchirure de l'ovaire par l'ovule ne peut pas faire exception à la règle (1). »

Plusieurs considérations me semblent démontrer que dans un ovaire sain, la sortie de l'ovule est accompagnée le plus souvent d'un épanchement de sang, peu considérable, il est vrai, mais constant.

Les auteurs qui ont examiné des ovaires pendant la menstruation, y ont tous noté les traces d'une exhalation sanguine.

1° « Lorsque la vésicule ovarique a acquis de 10 à 15^{mm} de diamètre, sa superficie s'enflamme vivement, et bientôt il s'y produit une abondance de vaisseaux capillaires.... C'est alors que commence d'une manière manifeste l'épaississement de la capsule ovulifère, ainsi qu'un épanchement de sang qui se forme dans son intérieur et augmente peu à peu....

« Le sang s'amasse d'abord dans la région la plus

(1) Leçon de M. Trousseau. *Gazette des hôpitaux*, 22 juin 1858.

profonde de la vésicule, puis successivement dans la moitié et les trois quarts de la capsule, tandis que la partie qui reste n'est remplie que par un liquide incolore diaphane. Enfin arrive le moment, où, celui-ci ayant entièrement disparu, la capsule est totalement distendue par l'épanchement sanguin, qui est produit par une exhalation de nombreux capillaires artériels de la membrane propre. Il est d'un beau rouge, riche en globules sanguins. Quand la vésicule est déjà distendue par une assez grande abondance de sang, il se coagule et forme un caillot assez consistant et d'un rouge noir.

« Il s'en épanche en outre entre la membrane propre de l'œuf et la granuleuse, qui écarte celle-ci de la première, et détache l'œuf de la capsule comme le placenta l'est de l'utérus.

« Quand la déchirure vasculaire est opérée, il se fait une hémorrhagie par les vaisseaux capillaires rompus (1). Ch. Robin pense que l'hémorrhagie est forte quand une veine assez volumineuse s'est trouvée au lieu de la déchirure.

« Le coït excessif peut congestionner l'ovaire ; si ce phénomène peut avoir lieu en dehors de la menstruation, combien plus grande est cette influence pendant la période cataméniale (2). »

(1) Pouchet, *Théorie positive de l'ovulation spontanée et de la fecondation*. Paris, 1847, p. 131 et suiv.

(2) *Idem, ibidem.*

2° La vascularisation de la vésicule ovarienne a paru si considérable à Rolando, que voici l'idée qu'elle lui avait suggérée :

« Les vaisseaux capillaires de l'ovaire sont si nombreux qu'ils sont les rudiments du système vasculaire du fœtus (1). »

3° Une pièce et un dessin déposés par M. Raciborski au musée de la Faculté, montre le volume que peut atteindre une vésicule au moment où elle est arrivée à sa maturité :

a. Il s'agit d'une jeune fille morte en quelques jours, peu de temps avant l'époque présumée des règles. La trompe, les ligaments larges et l'ovaire gauches ont, sur le dessin fait au moment de l'autopsie, une couleur ardoisée ; sous l'ovaire existe une coloration très-intense. Sur son bord supérieur est une tumeur du volume d'un œuf de pigeon, débordant de 0m,01, couverte d'arborisations d'un rouge foncé. A côté du dessin qui représente les parties ainsi décrites, est la pièce anatomique conservée dans l'alcool. L'ovaire contient une tumeur qui est ouverte : elle fait une très-notable saillie au-dessus du niveau supérieur de l'organe, près de 0m,02 ; sa cavité renferme un morceau de ouate du volume d'une grosse noix, qui a conservé le volume primitif de la vésicule ;

(1) Rolando, *London medical Repository*, 1825.

la paroi qui déborde le bord supérieur de l'ovaire est très-mince.

b. Chez une fille de 26 ans, morte de dyssenterie, un mois après les dernières règles, M. Raciborski trouva dans une vésicule un caillot noirâtre et mou, du volume d'une cerise.

c. Chez une fille de 19 ans, morte 27 jours après ses dernières règles, l'ovaire gauche présentait une protubérance avec une tache d'un rouge foncé, à sa partie la plus saillante. C'était une cavité du volume d'une grosse cerise, qui renfermait un liquide fortement coloré en rouge.

d. Chez une femme qui avait succombé à une péritonite pelvienne, un flocon fibrineux pendait entre les lèvres d'une solution de continuité d'une vésicule de Graaf.

e. Dans quarante cas, les cavités des vésicules rompues contenaient un caillot de la grosseur d'une moyenne cerise.

f. Chez les malades mortes de maladies chroniques, les vésicules ne contiennent jamais de caillots de sang (1).

4° Bischoff a fait des autopsies de femmes qui s'étaient suicidées pendant la menstruation.

Dans une vésicule de Graaf déjà ouverte de l'ovaire droit était un caillot considérable (2).

(1) Raciborski, journal *l'Expérience*, 1843.

(2) Bischoff, *Archives de médecine*, 1854, obs. VII.

Chez une femme morte deux jours après le début des règles, un follicule de l'ovaire droit présentait un diamètre de 0,10, et était rempli par un caillot sanguin (1).

« 5° A chaque époque menstruelle, un follicule s'hypertrophie et vient former une saillie à la surface de l'ovaire où il constitue une tumeur de la grosseur d'une petite noix surajoutée à la masse ovarienne (2). »

M. Cazeaux a joint à sa description un dessin qui me paraît être le même que celui publié par Raciborski.

6° Le plus souvent, la rupture des vésicules de Graaf pendant la période menstruelle s'accompagne d'un épanchement de sang qui est la cause des corps jaunes (3).

7° « Le tronc artériel utéro-ovarien fournit, le long du bord inférieur de l'ovaire, une série de dix à douze branches qui viennent toutes, les unes à la suite des autres, du bord supérieur de l'artère et, presque aussitôt leur origine, s'enroulent, s'enchevêtrent exactement comme les pelotons artériels de la racine des corps caverneux, et pénètrent enfin dans le parenchyme de l'organe, où elles forment encore des spirales.

(1) Bischoff, *loc. cit.*, obs. IX.

(2) Cazeaux, *Traité d'accouchements*, p. 25.

(3) Ch. Robin, *Hémorrhagies des vésicules ovariennes. — Gazette médicale*. Paris, 1857.

« Sur le plexus veineux sous-ovarique repose un réseau veineux dont les éléments ont de $0^{mm},5$ à 1 millimètre de diamètre. Immédiatement appliqué au bord inférieur de l'ovaire, il forme là un véritable corps spongieux, présentant la disposition vasculaire érectile, dont la longueur dépasse celle de l'ovaire, et l'épaisseur est moindre qu'un centimètre.

« Ce corps spongieux s'érige pendant l'adaptation de la trompe à l'ovaire ; sa distension est produite par une compression partielle qu'amène cette contraction de la trompe; l'accumulation de sang qui en résulte dans l'ovaire n'est sans doute pas sans influence sur l'évolution de la vésicule et sur la maturation de l'ovule (1). »

Eh bien! que la compression de l'ovaire pendant l'adaptation de la trompe dépasse les limites de la résistance de la paroi vésiculaire interne, et il se produira une hémorrhagie; les vaisseaux d'une vésicule ou d'un corps jaune récent se rompront sous l'influence de la tension érectile et offriront au sang comprimé dans le corps spongieux une voie par laquelle il s'échappera en quantité plus ou moins considérable.

Les considérations physiologiques et anatomiques qui précèdent me semblent prouver suffisamment

(1) Ch. Rouget, *Journal de physiologie* de M. Brown-Sequard, 1858, p. 335 et 336.

que les vésicules ovariennes sont susceptibles, *à l'état sain,* de laisser épancher une certaine quantité de sang au moment de la sortie de l'ovule.

§ 2. — Considérations anatomo-pathologiques.

Que si, au contraire, l'ovaire est altéré dans une de ses parties constituantes, et c'est là une condition indispensable dans l'hématocèle, que si cette lésion consiste dans un excès de volume d'une ou plusieurs vésicules, les vaisseaux qui les supporteront s'hypertrophieront dans la même proportion et établiront une circulation plus active et une prédisposition à une hémorrhagie.

Il est facile de le prouver en citant comme exemples :

1° Des vésicules de Graaf arrivées à maturité, et ayant à peine dépassé le volume normal ;

2° Des kystes ovariques vésiculaires d'un volume supérieur.

A. *Vésicules de Graaf légèrement augmentées de volume.* — C'est ici que se placent les hémorrhagies des vésicules ovariennes observées par Boivin et Dugès, par MM. Duplay et Tessier, par Rokitansky, étudiées d'une façon toute particulière par M. Ch. Robin, et les faits publiés par MM. Bernutz, Denonvilliers et Prost.

Une jeune fille de 17 ans fut prise, durant l'évacuation menstruelle, d'une fièvre typhoïde à laquelle elle succomba le cinquième jour. L'hymen était intact. A la surface de l'ovaire droit existait une tumeur brune de 8 lignes de diamètre. Les vaisseaux ovariques environnants étaient fort dilatés. Sous cette poche se trouvait intérieurement un kyste contenant une matière noire, solide, paraissant être un ancien caillot de sang veineux. Deux autres petites masses, de même nature, se trouvaient encore dans le parenchyme de cet organe (1).

Chez une jeune fille de 18 ans qui avait succombé à une gastro-entérite aiguë et avait éprouvé, quelques jours avant, des contrariétés relatives à son mariage, Boivin et Dugès trouvèrent les ovaires doublés de volume, bosselés à leur surface, et ressemblant pour la disposition de leurs granulations et leur couleur, à deux grappes de cassis ; la surface de chaque tranche était noire et représentait des cercles grisâtres formés par les vésicules qui se trouvaient coupées en différents sens (2).

Chez une femme apportée mourante à la maison de Santé, l'ovaire droit contenait des vésicules noirâtres et un tissu muqueux de même couleur ; il renfermait en outre un corps noir, ovoïde, d'un tissu

(1) Boivin et Dugès, *Maladies de l'utérus*. Paris, 1833, t. II, p. 563.

(2) *Id.*, *ibid.*, atlas, pl. XXXVIII, fig. 8.

compacte et du volume d'une petite noisette (1).

M. Duplay (2) a signalé chez une phthisique de 43 ans, qui n'avait jamais été réglée, des hémorrhagies vésiculaires multiples, caractérisées par des caillots sanguins nageant au milieu d'une petite quantité de sang fluide : il crut que ces petits épanchements étaient supplémentaires des règles et qu'ils s'étaient produits sous l'influence de l'afflux sanguin qui se fait chaque mois vers les organes génitaux de la femme.

M. Tessier (3) a noté un cas d'hémorrhagie dans la substance d'un ovaire qui contenait un kyste peu volumineux, et a pensé à cette occasion que des hémorrhagies pouvaient être le point de départ de tumeurs enkystées de cet organe.

Rokitansky a vu, chez une femme de vingt-six ans, les deux ovaires transformés en kystes du volume de cerises, renfermant un coagulum fibrineux, des globules sanguins et des amas de pigment (4).

« Les vésicules altérées sont distendues par un caillot, leur volume peut dépasser celui d'une noisette; leur membrane interne est rougeâtre. Jamais

(1) *Id.*, *ibid.*, atlas, pl. XXXIII, fig. 1.

(2) *Archives générales de médecine*, 1834, 2e série, t. IV, p. 42.

(3) *Bulletins de la Société anatomique*, août 1834.

(4) Rokitansky, *Wochenbl.*, t. I. Wien, 1855.

BIBLIOTHÈQUE IMPÉRIALE

dans ces vésicules il ne se forme de corps jaune (1).

Quant aux malades atteintes d'hématocèles rétro-utérines, qui font le sujet des observations de MM. Denonvilliers (2), Bernutz (3) et Prost (4), on a trouvé, à l'autopsie, béantes dans la tumeur, des vésicules ovariennes hypertrophiées et remplies de sang coagulé. Leur volume n'était pas bien différent de celui d'une vésicule arrivée à maturité.

B. *Kystes vésiculaires.* — Le second ordre de faits comprend des exemples d'hémorrhagie dans l'intérieur de certains kystes ovariques, qui ne sont, ainsi que l'a si bien décrit Rokitansky, que des follicules de Graaf ayant subi la transformation kystique (5).

Les observations qui me semblent les plus probantes sont celles de MM. Dupuy et Patruban, et une troisième que j'ai recueillie à l'hôpital des cliniques dans le service de M. Nélaton.

1° *Kyste sanguin ovarique uniloculaire. — Ponction. — Complication d'hémorrhagie cérébrale. — Mort.*

Une femme âgée de 60 ans entre le 21 février dernier dans le service de M. Rayer, salle Saint-

(1) *Gazette médicale*. Paris, 1857. — Ch. Robin, *Hémorrhagies des vésicules ovariennes*.

(2) Obs. XIX de cette monographie.

(3) Obs. XXVII.

(4) Obs. XXIV et XXV.

(5) Schmidt's, *Jahrbuch*, avril 1855.

Basile. Cette femme, qui n'avait jamais été malade jusque-là, portait une tumeur abdominale dont l'origine paraissait remonter à trois ans, mais qui, en se développant, n'a d'ailleurs produit aucune espèce de troubles fonctionnels, sauf une sensation de gêne et de pesanteur que le temps ne faisait qu'accroître. De l'engourdissement, des fourmillements et un peu de faiblesse survenus depuis quelques semaines dans le membre inférieur droit : tels sont les seuls troubles qu'ait éprouvés jusque-là sa santé.

Cette tumeur a présenté une notable augmentation de volume dans les huit à dix derniers mois. Très-saillante en avant, la fluctuation, la sensation de choc que produit par la percussion le liquide déplacé, y sont partout aussi facilement appréciables que dans une ascite ordinaire. A la palpation, la tumeur n'offre pas plus de résistance et de dureté dans un point que dans l'autre.

Il s'agissait évidemment d'un kyste de l'ovaire, et l'ensemble des divers signes physiques indiqués devait porter à admettre, ou un kyste uniloculaire simple, ou une cavité principale se prêtant seule aux moyens d'exploration, et par cela même fournissant seule des éléments de diagnostic.

Dans les deux cas, et en tenant compte des conditions de santé générale, si favorables en apparence, la ligne de conduite à suivre était toute tracée. La ponction était la seule ressource curative, et, après, l'injection de teinture d'iode, s'il y avait lieu.

M. Giraldès, chargé de faire la ponction, la pratiqua le 26 février. Elle donna issue à environ 6 litres d'un liquide ayant une teinte brunâtre et contenant du pus, des globules sanguins, des cristaux de cholestérine et beaucoup d'albumine. La nature du liquide parut à M. Giraldès une contre-indication à l'injection projetée.

Il ne survint pas, après la ponction, d'amélioration immédiate.

Le 28, des douleurs assez vives se manifestèrent autour du point ponctionné.

Le 26 mars, la mort est arrivée après trois jours d'un coma presque complet.

A l'autopsie, on a trouvé un kyste uniloculaire ayant son point de départ dans l'ovaire gauche, renfermant un liquide chocolat, et de plus une masse de caillots fibrineux égalant presque le volume d'une tête d'enfant à terme.

Le liquide contenait encore de l'albumine, des globules sanguins et purulents, mais beaucoup moins de cholestérine.

La paroi du kyste, d'une épaisseur inégale et sillonnée en arrière de quelques veines volumineuses, est formée d'une série de couches : la plus externe, de nature séreuse, a contracté des adhérences avec plusieurs des organes voisins ; la plus interne, intimement unie à des caillots de fibrine, paraît faire corps avec eux et être le résultat de leur transformation. La transition d'un état à l'autre est dans certains points nettement appréciable à l'œil nu. Cette membrane interne du kyste n'a l'aspect ni d'une séreuse ni d'une muqueuse.

Entre la membrane interne constituée par les caillots en voie de transformation et la couche externe séreuse, se trouve un tissu blanchâtre, albuginé, facilement décomposable en deux couches : la plus extérieure manifestement fibreuse et très-peu vasculaire ; la deuxième, de même nature et d'une densité beaucoup moindre, présente à la coupe de nombreux orifices dus, selon toute apparence, à la section de sinus veineux. Telle est au moins l'opinion émise par M. Giraldès, qui a examiné avec soin la pièce anatomique.

Les caillots volumineux de fibrine coagulée, dont l'autopsie a révélé la présence dans l'intérieur du kyste, formaient, selon toute apparence cette tumeur qui avait été constatée du côté gauche pendant la vie.

A l'ouverture du crâne, on a trouvé les artères de la base altérées par des concrétions calcaires.

Dans les corps striés et les couches optiques, il y avait des deux côtés plusieurs petits foyers hémorrhagiques, de date plus ou moins récente. Le plus volumineux, qui a la grosseur d'une petite noisette, siégeait dans le corps strié à droite (1).

2° *Hémorrhagie mortelle à l'intérieur d'un kyste ovarique.*

Femme L..., 32 ans, a eu trois enfants. — Depuis huit ans, accès hystériques liés à la menstruation. Depuis trois ans, tumeur hypogastrique. Le 13 juin, faux pas, suivi aussitôt d'une douleur perforante dans le bassin. Le 14 juin, attaque d'hystérie subite; douleurs expulsives; besoins d'uriner fréquents.

Perte de connaissance, convulsions, extrémités froides; peau pâle, pouls petit, intermittent. Douleurs abdominales très-vives à la pression; ventre distendu par une tumeur fluctuante occupant la région méso et hypogastriques. Le ventre a le volume qu'il présente chez une femme enceinte de quatre mois; trismus, lipothymies, convulsions. — Mort six heures après le début des douleurs.

Autopsie. — Cadavre profondément anémié.

Dans l'abdomen, tumeur analogue, pour la forme et le volume, à un utérus au septième mois de la gestation, ovale, d'un rouge brun et remplie de liquide.

Pédicule de la tumeur formé par le ligament ovarique gauche; de là partent des vaisseaux du plexus pampiniforme, énormément dilatés, s'a-

(1) Communiqué à la Société de biologie, par M. Dupuy. — Extrait de la *Gazette des hôpitaux*, 27 juin 1857.

bouchant dans la veine spermatique gauche, dont les dimensions sont plus que quadruplées.

Le pédicule paraît avoir été coudé par une torsion que cette masse aurait subie sur son axe.

La tumeur est formée par un kyste uniloculaire dont toutes les locules sont remplies de sang brunâtre et fluide; la quantité peut en être évaluée à 5 livres.

L'auteur attribue l'hémorrhagie à la torsion du pédicule qui a déterminé la constriction des veines et l'apoplexie (1).

3° *Kyste multiloculaire de l'ovaire droit. — Hémorrhagies multiples à des degrés divers dans différentes poches.*

Au n° 4 de la salle des femmes, à l'hôpital des Cliniques, est couchée la nommée Cordet, âgée de 33 ans, couturière, entrée le 28 janvier 1859 (2).

Pas d'antécédents héréditaires.

Il y a trois mois que la malade s'est aperçue que son ventre grossit.

État actuel. — L'abdomen est gros comme celui d'une femme arrivée au terme de la grossesse. La consistance de la tumeur est uniforme; elle est fluctuante en tous points et présente tous les carac-

(1) Patruban, *Testerreiche Zeitschrift f. practische Heilk.* Wien, 1855.

(2) Je remercie bien sincèrement M. Péan, interne du service, de m'avoir mis à même d'observer cette malade.

tères d'un kyste de l'ovaire. Le signe indiqué par M. Rostan est ici très-évident.

La tumeur a déjà été ponctionnée le 15 décembre 1858.

21 janvier 1859. — M. Nélaton pratique une seconde ponction. La quantité de liquide recueilli égale 8 litres. Il est albumineux et légèrement visqueux. Avant de pratiquer une injection iodée, le kyste est lavé soigneusement, jusqu'à ce que le liquide qu'on fait sortir ait perdu sa viscosité. Puis M. Nélaton injecte la valeur de trois petites seringues du mélange iodé.

Dans la journée, pas de fièvre; pas de phénomènes d'iodisme. — État général satisfaisant.

24 janvier. — La malade se plaint d'un peu de rhume. Le liquide du kyste paraît s'être reproduit en quantité notable qu'on peut évaluer, vu la grosseur de la poche, à 6 litres.

27 janvier. — Pouls fréquent, très-petit et très-fréquent; à la partie inférieure de l'abdomen, douleur assez vive, un peu moins cependant que celle de la péritonite. Il paraît s'être épanché du liquide dans la cavité péritonéale.

Cataplasmes, 40 sangsues sur le ventre.

28 janvier. — Facies altéré. Respiration très-accélérée, 70 fois par minute. Pouls très-petit, irrégulier. Refroidissement des extrémités. — Mort dans la nuit.

Autopsie. — Péritonite générale. La plaie faite par le trocart est fermée. L'abdomen est occupé, presque dans sa totalité, par une poche qui remonte jusqu'au-dessus de l'ombilic et se prolonge jusque dans le petit bassin. Les parois de cette poche sont d'apparence fibreuse. La plaie faite par le trocart à la poche est bien cicatrisée. Le liquide qu'elle contient est louche, opalin, visqueux, rougeâtre. Une fausse membrane épaisse de 4 à 5mm tapisse partout l'intérieur du kyste qui est plein et distendu.

En arrière de l'utérus et à la base de cette poche est une autre tumeur grosse comme la tête d'un fœtus de six mois.

A gauche est une tumeur appendue au ligament large, du volume de deux poings ; son diamètre est de 9 centimètres 1/2.

Le corps utérin est incliné vers la gauche.

La hauteur de l'utérus est de 7 centimètres.

Sa largeur au fond, entre les deux orifices tubaires, est de 5 centimètres.

Le col utérin a un volume normal ; son orifice vaginal a un diamètre de 2 centimètres, et est humecté d'un liquide sanguinolent.

A droite de l'utérus est la plus grosse tumeur ; nous l'examinons par la partie postérieure où fait saillie la tumeur du volume d'une tête de fœtus à terme.

Entre l'utérus et la tumeur est une partie de ligament large, longue de 6 centimètres. Le ligament large est distendu bien évidemment par cette tumeur et le grand kyste déjà décrit, et les enveloppe de toutes parts.

La poche, du volume d'une tête de fœtus à terme, repose sur la fosse iliaque droite.

A sa face postérieure est appliquée la trompe droite, qui lui adhère par un repli du ligament large et a une longueur de 20 centimètres. Son pavillon seul est libre, et correspond à la partie moyenne de la tumeur qui est bien évidemment contenue dans le ligament large et recouverte par le péritoine dont on voit les plis se prolonger sur elle à sa limite interne.

Elle est entourée par le grand kyste en avant à droite et un peu en bas. Sa face postérieure seule est libre.

Son diamètre est de 12 centimètres. Sa forme paraît régulièrement arrondie. A sa partie supérieure et externe elle est en rapport direct avec le grand kyste, et leurs parois se confondent.

En la palpant on y sent des masses dures et en assez grand nombre.

Coupe de la tumeur. — On constate qu'elle est composée de plusieurs poches de différente grosseur.

Une surtout frappe l'attention ; elle est située à

la partie la plus postérieure, la plus inférieure et la plus externe de la tumeur. Son volume est comparable à celui d'une pomme.

Sa paroi est épaisse de 1/4 de millimètre, résistante, et offre les mêmes caractères que celle du grand kyste. Sa cavité est remplie par une masse rougeâtre, d'un aspect fibrineux dû à des espèces de stratifications qui sont nombreuses en arrière et en bas.

Ces couches sont filamenteuses, et leur couleur varie suivant certains points; d'un rouge noir à la partie la plus interne, elle se modifie tellement que, dans l'extrémité la plus externe de la poche, elle est d'un blanc grisâtre. La masse perd même en ce dernier point le caractère stratifié pour prendre l'aspect granuleux.

La poche paraît cloisonnée en tous sens par une membrane incolore et fine qui, sous le microscope, présente à M. Ch. Robin, tous les caractères de la fibrine décolorée. Il constate que le contenu de cette poche est composé de fibrine organisée, de fibrine rouge et de sang presque pur, et que les parois sont formées d'un tissu cellulaire dense.

Il est facile de racler la surface interne de la tumeur avec le dos d'un scalpel, et d'enlever ainsi toute cette masse fibrineuse.

Ainsi mise à nu, la paroi interne offre un aspect irrégulier résultant de la présence des lamelles de fibrine décolorée; on aperçoit de nombreux vaisseaux sous-membraneux.

Une autre poche incisée contient un liquide filant, incolore.

Une troisième contient un liquide sanguinolent et quelque peu grisâtre.

Une quatrième contient un liquide rougeâtre, de consistance muqueuse, filante; sa paroi est mince, laisse voir ce liquide par transparence et contient de nombreuses arborisations (1). Ce liquide, que j'ai recueilli et qu'a examiné M. Robin, était composé de mucus, de globules sanguins et de cellules d'épithélium pavimenteux extrêmement grosses.

Sur la coupe que j'ai pratiquée et au-dessus de la dernière poche que je viens de décrire, est une veine saillante et assez volumineuse, qui se réunit vers la face interne de la masse abdominale à d'autres veines pour former des espèces de sinus d'un diamètre de 6 à 8 millimètres.

Dans le reste de cette tumeur solide existe un grand nombre d'autres petites poches dont le volume ne dépasse pas celui de noisettes, et le contenu est sanguinolent, filant et quelquefois purulent.

La hauteur de la cavité utérine...........	= 0,08
La distance entre les deux orifices tubaires...	= 0,025

(1) Voir planche I, fig. 2.

Le canal de la trompe droite est libre dans toute son étendue et contient un peu de liquide mucoso-purulent, de couleur grisâtre.

A la place que devrait occuper l'ovaire dans le ligament large droit, c'est-à-dire en arrière de la tumeur et en avant de la trompe, on sent une masse qui a sa forme et sa consistance; je l'incise et la trouve constituée par deux kystes remplis de sérosité claire, dont l'un a une membrane d'apparence fibroïde.

Du côté gauche, au-dessous de la trompe libre, est une tumeur du volume d'une orange, présentant une disposition mamelonnée, due aux brides formées par le ligament large distendu. La tumeur est élastique, de couleur blanchâtre, et remplie d'un liquide muqueux incolore. Sa surface interne est arborisée. Accolée à sa paroi postérieure est une masse plus dense, dont la surface présente des cicatrices analogues à celles de l'ovaire. Les loges dont elle est creusée ne dépassent pas le volume d'une noisette, et contiennent un liquide incolore, un peu filant. Il n'existe plus de tissu qui rappelle l'ovaire.

En résumé, la tumeur de droite est un kyste multiloculaire formé de deux parties ;

1° Une énorme masse liquide ;

2° Une masse moitié solide, moitié liquide, formée de nombreux kystes contenant :

Les uns, des caillots organisés ;

Les autres, un liquide sanguinolent et d'apparence muqueuse ;

D'autres, un liquide séreux ;

Quelques-uns, du pus.

Le tout est enveloppé dans le ligament large droit, contenant de gros vaisseaux et entouré de tissus et d'organes hypertrophiés (1).

§ 3. — Exemples d'hémorrhagies ovariennes.

Si les preuves abondent pour démontrer dans l'ovaire l'existence de conditions favorables à une hémorrhagie, les faits anatomo-pathologiques suivants ne peuvent plus laisser le moindre doute sur la réalité de cette cause d'hématocèle. Ces observations sont au nombre de six.

1° Obs. du docteur Fleuriot ; l'ovaire gauche était comme déchiré (2).

2° Obs. du docteur Bouvier ; l'ovaire était rouge, friable (3).

3° Obs. du docteur Puech ; le sang provenait d'une vésicule ovarienne gauche (4).

4° Obs. du professeur Denonvilliers ; une vésicule anormalement développée s'était rompue dans l'espace rétro-utérin (5).

(1) Voir planche 1, fig. 2.

(2) *Bull. de la Société anatomique*, 1855.

(3) *Ibid.*

(4) *Thèse*. Montpellier, 1858, p. 13.

(5) *Société de chirurgie*, 1851.

5° Obs. du docteur Bernutz; la source du sang était une vésicule ovarique d'un volume exagéré (1).

6° Obs. du docteur Prost; deux vésicules ovariennes volumineuses s'étaient rompues et étaient béantes dans la cavité rétro-utérine (2).

A ces exemples il faudrait ajouter les six observations d'épanchements sanguins péritonéaux rapidement mortels, dont les causes étaient des hémorrhagies ovariennes (3).

Dans tous ces faits la source du sang est réellement l'ovaire, et c'est bien dans cet organe seul qu'on a trouvé des altérations capables d'expliquer l'hémorrhagie. Mais, ainsi qu'on a pu le remarquer, un ovaire sain ne saurait être le siége de semblables hémorrhagies, et l'écoulement de sang physiologique, qui accompagne la sortie de l'ovule, ne pouvant constituer ces masses de sang qui varient de 200 à 1,000 grammes, l'*hématocèle rétro-utérine suppose toujours une altération antérieure de l'un des ovaires.*

§ 4. — Conditions nécessaires à la production d'une hémorrhagie ovarienne.

Trois états pathologiques peuvent produire l'hémorrhagie ovarienne :

(1) *Archives de médecine,* obs. I, 1848.

(2) Voir obs. XXVI.

(3) Page 123.

Une congestion veineuse de l'ovaire et de ses capillaires; un état du sang caractérisé par une augmentation ou une diminution de la fibrine et l'hémophilie.

Congestion veineuse de l'ovaire et de ses capillaires. — Plusieurs causes peuvent la déterminer : les unes actives, et les autres passives.

1° *Causes actives.* — Elles dépendent immédiatement de la fréquence des rapprochements et de l'excitation sexuels, dont l'influence sur l'érectilité des corps spongieux de l'ovaire doit produire finalement la congestion des nombreux capillaires de l'ovaire ;

2° *Causes passives.* — Ce sont, d'une part, la constipation, à laquelle M. Richet a attaché une certaine importance, et d'autre part l'usage du corset, dont l'influence n'a pas été envisagée dans la pathogénie de l'hématocèle. Quoique cette opinion puisse paraître quelque peu étrange, il m'a paru nécessaire de tenir compte de certaines considérations qui s'y rattachent, et de constater par l'expérimentation les résultats de l'emploi de ce vêtement.

L'influence des corsets sur la congestion de l'appareil génital interne a été déjà signalée par M. Jacquemier (1), comme cause des hémorrhagies utéro-placentaires; il les attribuait à l'usage de vê-

(1) M. Jacquemier, *Archives générales de médecine*, 3e série, t. V, p. 221.

tements trop serrés autour de la poitrine et sur l'abdomen, pendant la grossesse.

J'ai cherché à constater ce fait sur plusieurs malades déjà affectées d'hématocèle rétro-utérine, dont j'ai donné les observations dans ma thèse, et que j'ai continué à suivre.

1° F^e Leclercq (obs. v). — Elle a porté tous les jours, depuis l'âge de 13 ans jusqu'à l'âge de 22 ans, un corset qu'elle serrait fortement ; mais, à partir de cette époque, elle ne s'en est servie que rarement. Depuis sa sortie de l'hôpital Lariboisière, en septembre 1857, sa santé est assez bonne.

Le 20 juillet 1858, quinze jours après ses règles, elle met, sur ma demande, son corset qu'elle quittera la nuit; je la revois le 24, elle l'a conservé.

La malade porte la souffrance empreinte sur ses traits ; elle se tient courbée en deux, la main droite appuyée sur son flanc droit (côté où l'hématocèle était le plus volumineuse).

Le moindre palper sur la région iliaque gauche est très-sensible ; en ce point, les douleurs spontanées sont parfois si vives, qu'elles arrachent des cris à la malade.

Pas de matité en cette région, pas de tumeur. Les douleurs s'irradient dans la cuisse gauche, à sa face externe et dans la région lombaire.

Tuméfaction de tumeurs hémorrhoïdales depuis deux jours; la tension est très-manifeste. La malade éprouve à l'anus une sensation pénible. Pas de coloration anormale.

Un peu de mucus vaginal ; col à sa place ; corps utérin porté en arrière. La pression sur sa partie latérale gauche est très-douloureuse ; pas de tuméfaction sensible.

Le palper abdominal et le toucher combinés n'apprennent rien qui puisse faire admettre une tumeur ; mais les parties, ainsi comprises entre les deux mains, sont excessivement douloureuses.

Pas de fièvre ; la marche est très-difficile.

Je fais ôter le corset. Je recommande la position sur le dos, les jambes élevées. Tout phénomène cesse dès le lendemain.

2° La F[e] Lavande (obs. VII), dont la menstruation a toujours été accompagnée d'une sorte de ménorrhagie, porte un corset depuis l'âge de 15 ans, et ne l'a jamais quitté pendant la durée de l'écoulement menstruel. Elle a été atteinte d'une hématocèle rétro-utérine en 1856. Depuis, sa santé est assez satisfaisante, mais le flux cataménial est toujours considérable.

Le 15 juillet 1858, je la prie de ne pas porter de corset jusqu'à la prochaine époque menstruelle. Les règles viennent moins abondantes : deux jours au lieu de quatre.

De ces deux faits, il me paraît ressortir que la pression de ce vêtement a une action réelle sur les veines du bassin, et en particulier sur les plexus ovariens, qu'il congestionne, principalement pendant la période menstruelle, en provoquant une stase veineuse.

Le foie, refoulé en arrière par le corset, ne comprime-t-il pas la veine cave inférieure et ne s'oppose-t-il pas au retour du sang veineux ?

Je noterai, comme ayant un certain rapport avec cette explication, la plus grande fréquence des hématocèles à droite qu'à gauche, que j'avais déjà signalée dans ma thèse. (Voy. p. 46.)

Le résultat final de cette congestion ovarienne me paraît présenter quelque analogie avec ce qui se passe dans le testicule, chez les Orientaux qui ne soutiennent pas les bourses ; il se produit une dilatation et une hypertrophie des veinules de l'ovaire, qui constituent ainsi une prédisposition aux hémorrhagies intra-pelviennes.

En résumé, si j'en juge par les expériences que j'ai citées et par l'autorité de M. Jacquemier, l'usage du corset, principalement pendant l'époque menstruelle, me paraît très-propre à congestionner l'ovaire et ainsi à favoriser plus tard la production d'un épanchement sanguin.

Augmentation ou diminution de la fibrine du sang; hémophylie. — Ce sont des causes adjuvantes, dont la première est beaucoup plus fréquente que les deux autres.

Presque toutes les femmes que j'ai observées étaient pléthoriques avant que d'être malades. D'un autre côté, la malade de Scanzoni, affectée d'une rougeole, succomba subitement à un épanchement de sang non enkysté dans la cavité péritonéale du petit bassin. (Voy. p. 83.)

En résumé, l'ovaire est bien réellement la source d'hémorrhagies intra-pelviennes ; mais une altération antérieure de cet organe, à laquelle peut s'adjoindre un état morbide du sang, me paraît être une condition indispensable à la production de cette affection.

2° HÉMORRHAGIE TUBAIRE.

§ 1er. — Considérations anatomo-physiologiques.

La muqueuse des trompes de Fallope présente-t-elle les conditions qui rendent possible une hémorrhagie tubaire? Oui, si on se rappelle la description qu'en a donnée M. Béraud, chirurgien des hôpitaux.

« Le réseau capillaire est extrêmement serré ; « des touffes vasculaires, surtout veineuses, existent « à la surface de cette muqueuse. On ne saurait « mieux la comparer, après l'injection, qu'à la muqueuse de l'intestin. » (Voy. p. 33.)

Telle est aussi, suivant M. Rouget, la disposition des vaisseaux de cette membrane (1).

L'analogie de structure de cette muqueuse et de la muqueuse intestinale fait déjà entrevoir la possibilité d'une hémorrhagie, et, de même que dans l'intestin, elle peut être lente ou foudroyante.

De même aussi que dans l'intestin, des flux sanguins pourront avoir lieu sans qu'il existe nécessairement une lésion appréciable au niveau du point de départ du sang.

La plus importante prédisposition aux hémorrhagies tubaires est l'écoulement sanguin physiologique dont la trompe est le siége pendant la menstruation. On sait en effet que Lee (2), Raciborski (3), Pouchet (4), ont démontré une transsudation tubaire cataméniale.

M. Huguier (5) a vu les trompes dilatées par du sang; la tumeur avait acquis le volume d'une pomme.

M. Becquerel a publié un dessin qui représente une semblable disposition de la trompe (6).

(1) Ch. Rouget, *Journal de physiologie* de M. Brown-Séquard, avril 1858.

(2) *Cyclopedia of medecine*, t. III, année 1834.

(3) *Du rôle de la menstruation*, 1856, p. 19.

(4) *Théorie positive de l'ovulation spontanée et de la fécondation*. Paris, 1847, p. 140 et suiv.

(5) *Bulletin de la Société de chirurgie*, mai 1856.

(6) *Maladies de l'utérus*. Atlas, pl. XVII. Paris, 1859.

§ 2. — Examen des faits anatomo-pathologiques.

La muqueuse tubaire est, ainsi qu'on vient de le voir, le point de départ d'une transsudation sanguine pendant la menstruation; mais le sang qui en émane peut-il parfois produire des hématocèles?

Deux faits paraissent être le résultat d'hémorrhagie tubaire : celui relaté par M. Follin (1) et celui de la femme Caldubchère (obs. XXXI) ; c'est, du reste, l'explication qu'a donnée de ce dernier M. Oulmont à la Société médicale des hôpitaux de Paris (2). Les autres exemples d'hémorrhagie tubaire sont des cas d'épanchements sanguins non enkystés. (Voir p. 24.)

Ainsi parmi les exemples d'hématocèle deux paraissent dus à une hémorrhagie tubaire ; il y a loin de là à l'opinion de M. Trousseau, qui la regarde comme l'unique cause des hématocèles ; et à celle de M. Puech, qui la considère comme fréquente et cite bien à tort, comme exemples d'hématocèles, les faits de Russel (3), de Royer (4).

Quant aux dilatations des trompes, que M. Trous-

(1) *Bulletin de la Société de chirurgie*, 23 mai 1855.

(2) *Bulletin de la Société des médecins des hôpitaux de Paris*, t. IV, n° 2.

(3) *Union médicale*, 1848, p. 589.

(4) *Bulletin de l'Académie de médecine*, 1855, t. XXI, p. 21.

seau regarde comme un signe caractéristique des hémorrhagies tubaires, et comme indiquant la distension des oviductes par du sang qui en émanerait, je les attribuerais plutôt à ceci : que l'hémorrhagie ovarienne ou tubaire s'est produite pendant l'adaptation des trompes à l'ovaire, et que le pavillon est resté comme surpris dans cette position. (Ceci, du reste, est en rapport avec la physiologie et la pathologie, puisque, à la fin des règles, période de début de l'hématocèle, le pavillon est adapté à l'ovaire, et que la dilatation occupe presque toujours le segment externe de la trompe.)

En résumé, l'hémorrhagie tubaire est une cause d'hématocèle rétro-utérine, mais moins fréquente que l'hémorrhagie ovarienne.

3° REFLUX DU SANG DE L'UTÉRUS DANS LES TROMPES ET LE PÉRITOINE.

§ 1er. — Considérations anatomo-physiologiques.

Dans certaines conditions données, le sang épanché dans la cavité utérine peut refluer dans les trompes ; mais il faut qu'il existe un obstacle à l'écoulement de ce sang par le vagin. La seule cause qui me paraisse possible est l'état de flexion du corps de l'utérus sur le col (il n'est question, bien entendu, que d'hémorrhagies présentant un rapport avec la menstruation).

Quelle est la part d'influence que les auteurs ont accordée à la flexion du corps sur le col?

« Lorsque l'orifice de l'utérus se replie sur lui-même, la femme n'a point de règles, ou bien en a peu et de mauvaise qualité. » (Hippocrate, cité par Valleix.)

Les déplacements utérins ne produisent de troubles dans la menstruation qu'autant qu'il y a en même temps métrite. L'antéflexion ne constitue pas un obstacle à l'écoulement menstruel. (Raciborski.)

Sur onze cas d'antéflexion observés par Valleix, la menstruation a été irrégulière deux fois.

D'un autre côté, M. Ch. Robin (communication verbale) pense que l'état de flexion du corps sur le col est un obstacle assez fort pour que le sang puisse refluer dans les trompes.

Une malade observée par M. Bernutz (1) présentait des symptômes de rétention menstruelle utérine coïncidant avec l'antéflexion de la matrice. L'organe se redressa de lui-même, et la femme guérit.

D'un autre côté, je rappellerai l'observation de M. Hélie (p. 59) et son opinion à ce sujet; mais il est difficile d'admettre l'explication qu'il en donne. Il ressort de sa description anatomique que le sang trouvé dans les trompes pouvait venir tout aussi bien de leur muqueuse que de l'utérus; et il est

(1) *Archives de médecine*, 1848, obs. v.

d'ailleurs loin d'être prouvé que l'ostium uterinum se dilate pendant la menstruation.

§ 2. — Observations ayant rapport à cet ordre de causes.

Jusqu'ici le nombre de ces faits est très-restreint, et en ne tenant pas compte, dans cet article, de ce qui a rapport aux épanchements sanguins non enkystés, on ne trouve qu'une observation d'hématocèle réellement produite par le reflux du sang de l'utérus dans le péritoine ; elle a pour sujet la malade du service de M. Trousseau (obs. XXXV). Le corps utérin était dans un état de flexion postérieure très-marquée, et sa cavité était distendue par le sang qui s'était porté vers les trompes et avait formé une hématocèle rétro-utérine.

Ce mode de production était, dans ce cas, bien évident; et d'ailleurs il est hors de doute que l'état de flexion du corps utérin sur le col est un obstacle assez fort pour que le sang puisse refluer dans les trompes (1).

Il se fait d'abord une rétention menstruelle, puis une dilatation de la cavité utérine, et enfin le sang se fraye une voie à travers l'une ou l'autre ou les deux ouvertures des oviductes.

Le plus souvent, ainsi qu'on le verra (p. 124), le reflux du sang de l'utérus produit un épanchement

(1) Ch. Robin, p. 120 *de cette Monographie*.

intra-péritonéal promptement mortel ; cette marche de l'affection paraît tenir, pour ainsi dire, à la malignité du sang qui était retenu dans la cavité de la matrice et qui s'y était altéré depuis sa sortie des vaisseaux et par son mélange avec le mucus utérin.

En résumé, le reflux du sang de l'utérus dans les trompes et le péritoine, est une cause très-rare d'hématocèle rétro-utérine et jusqu'ici ce reflux ne paraît pouvoir être produit que par l'état de flexion du corps sur le col utérin.

Art. 2. — Des épanchements sanguins non enkystés de la cavité péritonéale du petit bassin.

Ainsi que les hématocèles rétro-utérines, ils peuvent être produits par des hémorrhagies ovariennes et tubaires et par le reflux du sang de l'utérus ; mais, tandis que la rupture des varices sous-ovariennes ne saurait donner naissance aux hématocèles, les épanchements non enkystés peuvent en être le résultat.

A. *Hémorrhagie ovarienne.* — Elle a été, dans six cas, la cause déterminante de l'épanchement sanguin :

1° Observation d'Hufeland (1) ; l'ovaire gauche était à moitié détruit et gangrené.

2° Observation de Scanzoni (2); l'ovaire droit

(1) *Journal de médecine,* novembre 1819.

(2) *Traité des maladies des organes sexuels de la femme,* p. 343.

était augmenté de volume et converti en une poche de la grosseur d'un œuf de poule, rompu dans le péritoine.

3° Observation de Neumann (1); l'ovaire droit était converti en une masse de sang.

4° Observation de Drecq (2); l'ovaire gauche était noir, et du volume d'un œuf de poule.

5° Observation de Puech (3); le sang provenait d'une vésicule ovarienne droite; il n'y avait *pas traces de sang dans la trompe correspondante* ni dans celle du côté opposé.

6° Observation de Luton (4); l'ovaire droit présentait, du côté par lequel il regarde le cul-de-sac utéro-rectal, une petite déchirure au travers de laquelle on voyait faire hernie un gros caillot sanguin, noir et mou.

B. Hémorrhagie tubaire. — Elle a été, dans quatre observations, la cause occasionnelle de l'épanchement.

1° Observation de M. Fauvel de Constantinople (5); dans la cavité pelvienne, caillots; dans la trompe gauche, dilatation du volume d'un œuf, présentant une déchirure et contenant des caillots

(1) *Bibliothèque médicale.* Paris, 1822, t. LXXVIII, p. 113.
(2) *Annales de médecine physiologique,* t. IV.
(3) *Thèse*, Montpellier, p. 12.
(4) *Gazette médicale de Paris,* 1856, p. 76.
(5) Fauvel, *Bulletin de la Société anatomique,* 1855, p. 395.

sanguins ; orifice utérin de la trompe fermé par une tumeur fibreuse ; ovaires sains.

2° Observation de M. Pollard (1) ; les deux trompes étaient remplies de sang et rompues.

3° Fait rapporté par Scanzoni (2), d'une jeune fille qui succomba à une hémorrhagie tubaire pendant une période menstruelle ; le petit bassin était rempli de sang.

4° Fait rapporté par Pauli (3), d'une femme qui succomba rapidement à une hémorrhagie tubaire. La trompe droite était déchirée et le petit bassin rempli de sang.

C. Reflux du sang de l'utérus. — Trois faits, choisis parmi un assez grand nombre, en sont des exemples frappants : les observations de Schuh (4), de Latour (5), et de Brodie.

Dans ces cas, il existait un obstacle au cours des règles qui explique le passage du sang menstruel dans les oviductes.

L'épanchement dans le péritoine d'un sang altéré par son mélange avec du mucus utérin, rend suffisamment compte de la promptitude de la mort.

(1) Pollard, *The Lancet*, 1848, et *Archives de médecine*, 1848.

(2) Scanzoni, *Traité des maladies des organes sexuels de la femme*, p. 312.

(3) Pauli, *Gazette des hôpitaux*, mars 1847, p. 155.

(4) Schuh, *Wien. Wochenbl.*, t. I, 1857.

(5) Latour, cité par Duparcque, *Ruptures de la matrice.*

Les treize observations d'épanchements sanguins rapidement mortels que je viens de citer, m'ont paru éclairer singulièrement la pathogénie des hématocèles rétro-utérines, avec lesquelles ils ont un rapport intime, les uns et les autres étant susceptibles de déterminer ces deux affections différentes, dans certaines circonstances données.

Mais il n'en est pas de même des varices sous-ovariennes, dont la rupture n'a, dans aucune observation, donné lieu à une hématocèle rétro-utérine; elles sont, en effet, une cause exclusivement propre aux épanchements sanguins non enkystés.

D. Varices ovariennes. — § 1er. — Physiologie pathologique. — Les veines sous-ovariennes se dilatent sous l'influence de causes multiples : l'absence d'enveloppes protectrices, leur direction verticale (1), l'hérédité, les grossesses antérieures et l'usage du corset, lequel détermine une stase sanguine dans le système veineux inférieur, et en particulier dans le système de la veine cave inférieure. La compression de ce vaisseau est une conséquence immédiate de la déformation du foie, si bien décrite par M. Cruveilhier, comme résultat de l'usage prolongé du corset (2).

(1) Devalz, *Thèse*, 1858.
(2) *Traité d'anatomie pathologique*, in-folio, t. II.

Il en résulte une gêne dans la circulation veineuse pelvienne et surtout dans les veines utéro-ovariennes, que l'on sait privées de valvules.

La stase dans la veine utéro-ovarienne droite est bien plus marquée, pour deux raisons :

En premier lieu, par suite de son abouchement direct dans la veine cave, elle ressent immédiatement la compression exercée sur le foie.

En second lieu, par cela même que tout le système veineux cutané droit se trouve pressé entre le foie et le corset, le système veineux profond, comprimé de son côté, ne peut trouver de circulation superficielle supplémentaire.

Ajoutons à ces causes de stase veineuse la congestion cataméniale et l'usage du corset pendant cette époque, et l'on aura plusieurs conditions réunies pour provoquer une dilatation de l'une des veines utéro-ovariennes.

Je rappellerai aussi quelques faits qui prouvent l'influence que peut avoir la compression exercée soit à la partie supérieure de l'abdomen, soit aux membres inférieurs, sur la fonction menstruelle et sur l'abondance de l'écoulement :

1° Les deux faits de madame Boivin (voy. p. 8).

2° L'abstention du corset, pendant la menstruation, chez la femme Lavande (voy. p. 114), diminuait l'écoulement en abondance et en durée.

3° Chez la femme Leclercq (voy. p. 113), qui depuis dix ans ne portait plus de corset régulièrement, son usage, huit jours avant les règles, provoquait le retour de douleurs et une tuméfaction très-sensible dans des hémorrhoïdes.

§ 2. — Preuves anatomo-pathologiques. — Ces faits sont au nombre de quatre :

Celui de Leclerc (p. 81) ; d'Ollivier d'Angers (p. 77) ; de Gottfried Fleischmann (p. 81) ; de M. Depaul (1).

Dans les trois premiers c'était une veine sous-ovarienne droite qui s'était rompue. M. Depaul n'a pas dit quelle veine avait fourni le sang.

§ 3. — Considérations sur la cause de la mort subite dans le cas de rupture d'une varice sous-ovarienne dans le péritoine. — Pourquoi, dans les cas de rupture de varices ovariennes, la mort survient-elle avant tout travail d'enkystement ?

Il me paraît pouvoir être expliqué de la manière suivante :

Tandis que dans les hémorrhagies ovariennes et tubaires le sang s'échappe des capillaires et s'épanche lentement ; dans le cas de varices, il est fourni par un gros vaisseau, et sa quantité est d'autant plus considérable que la contractilité des

(1) *Bulletin de la Société anatomique*, 1847, p. 12.

veines variqueuses est diminuée et que l'orifice du vaisseau a, par cela même, plus de peine à se fermer.

Tandis que, dans le premier ordre de faits, l'économie s'habitue quelquefois, pour ainsi dire, à l'hémorrhagie, dans le second l'hémorrhagie est trop considérable en peu de temps pour être supportée.

Quant à la nature du sang veineux, je ne crois pas qu'elle ait une influence plus grave que le sang des capillaires.

Une fois bien établie la production d'épanchements pelviens par la rupture d'une varice sous-ovarienne, quelle est la cause de ce phénomène morbide? (On admettra, je le pense, qu'une veine non dilatée ne puisse se rompre, cet accident supposant un état pathologique antérieur.)

Jusqu'à ces derniers temps, on connaissait bien la turgescence congestive des veines péri-utérines pendant la menstruation; on savait bien que le pavillon embrasse l'ovaire de ses franges jusqu'à la sortie de l'ovule, et on expliquait ce phénomène par l'érection de la trompe.

M. Rouget a démontré récemment (1) qu'il ne se produisait pas d'érection dans le pavillon tubaire; mais qu'il s'en produisait une dans les

(1) Ch. Rouget, *Journal de physiologie*, par M. Brown-Séquard, avril 1858.

plexus sous-ovariens, au moment de l'adaptation du pavillon de la trompe à la base de l'ovaire.

En effet, la constriction de l'ovaire par l'appareil musculaire de la trompe interrompt la circulation dans ses plexus veineux d'une manière à peu près complète et en détermine l'érection.

Des varices pourraient-elles se rompre sous l'influence de cette stase veineuse et de cette érection? Je pense que, pour admettre cette explication, un adjuvant serait nécessaire : ainsi un phénomène actif, une sorte de spasme; et, en premier lieu, je placerais l'excitation et le rapprochement sexuels. Mais, malheureusement, dans trois cas de mort produite par la rupture d'une varice, l'étiologie n'est pas mentionnée, et dans un quatrième la cause a été une grande fatigue.

D'ailleurs, il en est de ces phénomènes morbides comme de bien d'autres : on en est réduit aux conjectures. Quatre observations démontrent bien la rupture des varices sous-ovariennes ; mais pourquoi et comment s'est-elle faite? La difficulté est là.

Je terminerai par l'énoncé d'une opinion de Debrou :

« La rétention de sang dans les plexus utéro-« ovariens pourrait produire la gangrène par com-« pression des parois veineuses. »

Et je mentionnerai à cette occasion, comme simple rapprochement, les trois faits de Leclerc (p. 81), de M. Luton (p. 123) et d'Hufeland (p. 123), dans lesquels la lésion des ovaires a été appelée gangréneuse.

En résumé, l'hématocèle rétro-utérine suppose une hémorrhagie issue des ovaires altérés ou de l'une des muqueuses tubaire et utérine ; et, d'un autre côté, les épanchements non enkystés peuvent, à l'exclusion des hématocèles, être produits par la rupture de varices sous-ovariennes, et, en outre, par les trois sortes d'hémorrhagies que nous venons de signaler pour les hématocèles.

Art. 3. — Pourquoi, dans les hémorrhagies ovariennes, le sang s'écoule-t-il dans l'excavation péritonéale rétro-utérine ?

Plusieurs considérations me paraissent devoir être admises à ce sujet.

1° « Et d'abord, ainsi que l'a démontré M. Coste, la trompe de Fallope n'est pas destinée à transporter du sang de l'ovaire. Normalement, cet organe n'en laisse pas échapper durant la menstruation ; le rôle de la trompe se réduit à être oviducte. »

En admettant même, avec MM. Raciborski et Pouchet que, pendant la menstruation, la vésicule ovarienne fournisse du sang, la quantité en est bien minime et se trouve en rapport avec l'étroitesse du canal tubaire qu'il doit parcourir. On conçoit l'importance de cette première donnée dans le cas d'hémorrhagie ovarienne survenant pendant la menstruation. Le sang épanché ne pouvant pénétrer par le canal des trompes jusqu'à l'utérus, il dilate le pavillon.

Si l'hémorrhagie est faible, les franges du pavillon restent appliquées sur l'ovaire, le sang ne s'épanche pas dans le péritoine, et une inflammation adhésive maintient unis l'ovaire et la trompe (1) tels qu'ils étaient adaptés l'un et l'autre pendant la ponte spontanée.

Si l'hémorrhagie est forte, une ou Plusieurs franges du pavillon se décollent ou se déchirent, et le sang s'épanche dans le petit bassin.

2° Dans quelques cas d'hémorrhagie ovarienne, les franges de la trompe peuvent ne pas s'appliquer sur l'ovaire, empêchées en cela par des adhérences et des tumeurs diverses, ainsi que G. Richard l'a démontré (2) ; le sang s'épanche alors directement dans le péritoine.

3° Si l'hémorrhagie survient en dehors d'une époque menstruelle, le pavillon n'étant pas alors appliqué sur l'ovaire, le sang s'épanche tout naturellement dans la cavité péritonéale du petit bassin.

(1) Bernutz, *Archives générales de médecine*, 1848. — *Mémoire sur les accidents produits par le flux menstruel*. obs. I.

(2) G. Richard, *Thèse*, 1851.

Art. 4. — Concordance du début de l'hématocèle rétro-utérine et de la période cataméniale.

C'est, on le sait, un point de la question qu'a beaucoup étudié M. Laugier (1). Dans sept de ses observations la coïncidence est parfaitement établie. Il en a tiré cette autre conclusion, que le début de l'épanchement pelvien se rapporte à la terminaison du flux menstruel et à la rupture de la vésicule de Graaf. Bischoff, et depuis M. Pouchet, admettent aussi que la vésicule ovarienne se déchire à la fin de la menstruation.

Cependant le fait n'est pas admis aujourd'hui d'une manière aussi absolue.

MM. Coste (2) et Longet (3) pensent qu'une vésicule de Graaf, arrivée à maturité peut se rompre, ou dès le début, ou vers la fin, ou à un moment quelconque de l'écoulement cataménial.

Je pense même que la rupture d'une vésicule ovarienne peut se faire en dehors d'une période menstruelle, sous l'influence d'une excitation sexuelle exagérée, laquelle s'accompagnera d'une congestion ovarienne analogue à celle qui a lieu dans les mêmes circonstances pour le testicule.

(1) Laugier, *Comptes rendus de l'Académie des sciences*, février 1855.

(2) *Du développement de l'œuf*, p. 213.

(3) *Traité de physiologie*, t. II. — *Génération*, p. 173.

Pendant l'acte vénérien, en effet, surtout s'il y a excitation violente (et cela se voit surtout dans le coït qui se fait pendant les règles ou à leur période terminale), pendant l'acte vénérien, dis-je, les organes génitaux internes se congestionnent aussi bien que les corps érectiles de la vulve; la large communication entre les plexus utéro-ovariens et les corps érectiles clitoridien et vulvaire l'explique facilement. Cette anastomose est surtout évidente sur des pièces que mon ami, le docteur Dolbeau, a déposées au musée de la Faculté.

Cet état anatomique des veines génitales, et comme je le dirai, l'existence d'un appareil musculaire, expliquent comment M. Rouget a pu décrire, sous le nom de corps érectile, le plexus veineux sous-ovarien.

L'ovaire est donc prédisposé par la disposition des vaisseaux qui l'entourent à de violentes congestions, sous l'influence desquelles une vésicule de Graaf arrivée à maturité peut se déchirer avant la période cataméniale.

Ceci, du reste, présente une certaine analogie avec un fait d'anatomie comparée observé par M. Coste:

« Une lapine qui, isolée, n'a de rut que tous les deux mois et se refuse au coït quand le mâle n'est approché que pendant quelques instants, cédera si on laisse le mâle pendant quelques jours avec elle; les sollicitations auxquelles elle sera incessamment soumise, provoqueront le retour d'un état qui, en l'absence de cette excitation, aurait été beaucoup plus lent à venir (1). »

Art. 5. — Fréquence relative des points d'origine du sang.

§ 1er. — Hématocèles rétro-utérines.

Le point d'origine a rarement pu être précisé dans les autopsies de femmes mortes d'hématocèle; l'inflammation a tout désorganisé, et la détermination du point de départ du sang est presque impossible. Voici cependant, par ordre de fréquence, les organes qui ont fourni le sang dans les autopsies d'hématocèles :

A. L'ovaire, six fois.

Observations de M. Fleuriot (2), de M. Bouvyer (3), de M. Puech (4), de M. Denonvilliers (5), de M. Prost (6), de M. Bernutz (7).

B. Les trompes de Fallope, deux fois.

Observations de M. Follin (8), de la femme Cadubchère (obs. XXX).

(1) Coste, *Du développement de l'œuf*, p. 226.
(2) *Bulletin de la Société anatomique*, 1855.
(3) *Bulletin de la Société anatomique*. 1855.
(4) *Thèse*. Montpellier, 1858, obs. VIII.
(5) *Bulletin de la Société de Chirurgie*, 1851.
(6) *Thèse*. Paris, 1854 (obs. IV).
(7) *Archives de médecine*, 1848 (obs. I).
(8) *Bulletin de la Société de Chirurgie*, mai, 1855.

Il n'existe pas d'autopsie où il me semble démontré que le sang fût issu de la muqueuse utérine.

§ 2. — Épanchements sanguins non enkystés de la cavité péritonéale du petit bassin.

A. La source du sang a été l'ovaire, six fois :

Observations de Hufeland (1), de Scanzoni (2), de Neumann (3), de Drecq (4), de Puech (5) et de Luton (6).

B. La cavité utérine, trois fois :

Observations de Schuh (7), de Latour (8) et de Brodie (9).

C. Les trompes utérines, quatre fois :

Observations de Fauvel (10), de Pollard (11), de Scanzoni (12) et de Pauli (13).

D. Les varices ovariennes, quatre fois :

Observations de Leclerc (p. 81), Ollivier d'An-

(1) *Journal d'Hufeland*, novembre 1819.
(2) *Traité des maladies des organes sexuels de la femme*, p. 343.
(3) *Bibliothèque médicale*, 1822, t. LXXVIII, p. 113.
(4) *Annales de médecine physiologique*, t. IX, p. 444.
(5) *Thèse*. Montpellier, 1858, p. 12.
(6) *Gazette médicale de Paris*, 1856, p. 76.
(7) *Wien. Wochenbl.*, t. I, 1857.
(8) Cité par Duparcque, *Ruptures de la matrice*.
(9) *Maladies des organes urinaires*. Paris, 1847.
(10) *Société anatomique*, 1855, p. 395.
(11) *Archives de médecine*, décembre 1848.
(12) *Maladies des organes sexuels de la femme*, p. 312.
(13) *Gazette des hôpitaux*, mars 1847.

gers (1), de Gottfried Fleischmann (p. 81), de M. Depaul (2).

Art. 6. — Conditions d'enkystement du sang.

Le sang qui s'est épanché dans la cavité pelvienne, s'enkyste ou bien reste à l'état liquide. Pourquoi le travail d'enkystement ne se fait-il pas toujours? Quelles sont les conditions favorables et celles qui lui sont contraires?

§ 1er. — Conditions favorables.

Ce sont la lenteur de l'hémorrhagie, l'épanchement goutte à goutte du sang, sa sortie des capillaires et son contact avec la séreuse, au moment même où il s'échappe des vaisseaux.

§ 2. — Conditions contraires.

1° L'abondance de l'hémorrhagie est telle parfois, que la malade succombe à la perte de sang et à la douleur.

2° Le sang qui reflue de l'utérus peut être altéré par son séjour hors des vaisseaux et son mélange avec du mucus. (*Obs.* de Brodie, de Schuh.)

3° Dans les cas où le sang émanait de veines variqueuses, il ne s'est pas enkysté une seule fois.

(1) *Archives générales de médecine*, 1834. — Ollivier d'Angers.
(2) *Société anatomique*, 1847, p. 12.

Le volume du vaisseau qui fournit le sang me paraît être la cause de la rapidité de la mort. (*Obs.* Ollivier d'Angers, Gottfried Fleischmann, Depaul, Leclerc.)

4° Les fièvres éruptives produisent toujours une fluidité du sang et favorisent, par conséquent, un abondant écoulement de sang. (*Obs.* Scanzoni) (1).

En résumé, le travail d'enkystement et la formation de l'hématocèle rétro-utérine sont favorisés par la lenteur de l'hémorrhagie, l'épanchement du sang tel qu'il est dans les vaisseaux, et d'autre part l'absence d'enkystement, et par conséquent la marche foudroyante des accidents tiennent à l'abondance immédiate de l'hémorrhagie, à l'altération préalable du sang, à sa rétention dans l'utérus et à sa sortie d'une veine variqueuse.

Art. 7. — Mode d'enkystement du sang dans l'espace rétro-utérin intra-péritonéal.

Que le sang vienne des ovaires, des trompes ou de l'utérus, il tombe naturellement en arrière du ligament large dans cet espace péritonéal rétro-utérin, limité en avant par les ligaments larges et l'utérus, en arrière par le rectum et les replis latéraux du péritoine, de tous côtés par la séreuse. A la partie

(1) *Traité des maladies des organes sexuels de la femme*, p. 213.

supérieure, ce cul-de-sac est ouvert et communique largement avec le reste de la cavité abdominale.

Dans quelques cas rares, le sang s'est porté en partie dans l'intervalle vésico-utérin, mais dans une proportion très-minime, par rapport à la masse épanchée en arrière de l'utérus.

A peine quelques gouttes de sang ont-elles pénétré dans la cavité séreuse, qu'elle s'enflamme. Son inflammation a pour résultat d'établir aussitôt des adhérences entre tous les organes pelviens ou mieux entre leurs revêtements péritonéaux.

Les anses intestinales sont repoussées vers le détroit supérieur par la poussée du liquide qui s'épanche, ou surnagent par leur propre poids.

Le foyer sanguin s'enkyste rapidement, grâce à l'énergie de l'inflammation de la séreuse et à la formation d'adhérences celluleuses. Les parois de la tumeur se trouvent alors limitées en avant par les ligaments larges, en arrière par le rectum et le péritoine, en bas par le cul-de-sac utéro-rectal, en haut par les anses intestinales qui, par leur adhérence avec le fond de l'utérus, les ligaments larges, les ovaires, les trompes, les ligaments ronds et le péritoine qui tapisse les parties latérales du bassin, constituent pour le kyste une sorte de plafond résistant.

Parfois la tumeur se porte dans les fosses iliaques et s'y enkyste aussi aux dépens des anses intestinales.

La cavité du kyste peut rester uniloculaire, mais le plus souvent il se fait, d'un point à un autre, des jetées, des cloisons cellulo-fibrineuses qui s'organisent, deviennent fibreuses, et sont parfois si ténues qu'elles ont pu faire penser, dans quelques autopsies, qu'elles étaient constituées par le tissu cellulaire sous-séreux et faire croire, par conséquent, à une hématocèle sous-péritonéale.

Il se fait, en résumé, dans la cavité pelvienne, ce qui a lieu dans la plèvre et l'arachnoïde enflammées.

Dans quelques cas le sang a dilaté les orifices péritonéaux des trompes et ces canaux eux-mêmes qui deviennent parties intégrantes du kyste. L'inflammation ne rend pas, du reste, imperméable l'oviducte, et la communication reste libre entre lui et la cavité utérine.

Le sang se comporte différemment suivant qu'il s'échappe des vaisseaux capillaires (j'exclus les veines qui ne produisent jamais l'hématocèle), ou qu'il provient d'une vésicule ovarienne déjà altérée et de la cavité utérine où il a dû séjourner un certain temps.

Dans le premier cas, il se coagule, la partie liquide se résorbe et le caillot reste, pour disparaître le plus souvent lui-même. Cependant, quelquefois, l'absorption n'a pas lieu complétement et le sang épanché forme des tumeurs fibrineuses que l'on retrouve encore à une époque assez éloignée du début de l'affection, alors que la santé des malades est rétablie. Que si dans quelques cas, la surface interne de la poche rétro-utérine fournit une grande quantité de sérosité inflammatoire, le sang ou les caillots s'altèrent, la fibrine et les globules se ramollissent, prennent une couleur noirâtre analogue à celle de la suie délayée, les globules sanguins examinés au microscope, apparaissent flasques, déformés ; il se forme de l'hématoïdine, résultat de l'altération de l'hématosine, et l'absorption du sang étant arrêtée, la masse liquide tend à s'accroître, en s'adjoignant de nouveaux produits inflammatoires, à suppurer et à se frayer, par voie d'ulcération, un passage à travers les parois qui l'entourent. En résumé, lorsque le sang s'échappe des vaisseaux, ou bien il se résorbe sur place, ou bien après avoir été décomposé, il tend à se porter à l'extérieur de la cavité.

Dans le second cas, où le sang s'échappe d'une vésicule primitivement affectée ou provient de l'utérus, il est déjà altéré par son séjour hors des vaisseaux. Il est par sa composition plus irritant que du sang pur et tend à provoquer une péritonite plus intense, une exhalation considérable de sérosité inflammatoire, et par conséquent à se transformer en pus et à se frayer plus tard une voie à l'extérieur.

Ces considérations acquerront une grande importance quand nous aborderons la question du traitement.

CHAPITRE VII

SYMPTOMES.

Art. 1er. — Des épanchements sanguins non enkystés de l'excavation péritonéale du petit bassin.

Début. — Le début est brusque : c'est au milieu de la santé la meilleure le plus souvent, ou après quelques douleurs hypogastriques que la malade est frappée; c'est même cette soudaineté des accidents qui a fait croire quelquefois à un empoisonnement. Dans deux cas, on a signalé la coïncidence du début de la maladie avec la menstruation.

Douleur. — Les phénomènes initiaux sont, dans tous les cas, des douleurs abdominales atroces, jetant les malades dans une agitation des plus vives. Leur caractère les a fait attribuer, dans deux cas (*obs.* Pelletan, Scanzoni), à une péritonite.

État du ventre. — L'état du ventre est signalé deux fois (*obs.* Royer, Russel). Il était dur et tendu.

Royer a constaté un son mat à la percussion. L'état de douleur extrême ne paraît pas avoir permis de constater plus souvent ce système.

Hoquet. — Ollivier (d'Angers) a signalé le hoquet, et Royer les vomissements chez leurs deux malades.

Température de la peau. — Dans trois cas, la peau était froide (*obs.* Ollivier, Royer, Russel).

Décoloration de la peau. — Trois fois (*obs.* d'Ollivier, Royer, Russel) la surface cutanée était pâle et blanche.

État général. — Dans trois observations (*obs.* Ollivier, Fleischmann, Russel), les femmes étaient soit en syncope, soit dans un collapsus complet.

Le pouls est petit, mais presque insensible.

La mort est survenue dans tous les cas en moins de 12 heures (*obs.* d'Ollivier, 7 heures ; de Leclerc, 3 heures ; de Fleischmann, 1/2 heure ; de Royer et de Russel, quelques heures).

Cette rapidité de la mort explique pourquoi, dans presque toutes les observations, il est dit que l'on crut à un empoisonnement et que l'autopsie fut ordonnée par la justice.

Art. 2. — De l'hématocèle rétro-utérine.

Début. — Le début est variable, tantôt lent, tantôt rapide. Des douleurs abdominales ont, chez la plupart des femmes, accompagné le flux menstruel, plusieurs mois avant que la maladie eût commencé. Dans seize observations, je trouve signalée l'irrégularité ou l'absence du flux cataménial, et une perte abondante de sang.

Neuf fois l'affection s'est déclarée subitement, sans symptôme précurseur appréciable ; trois fois les malades ont ressenti tout à coup dans un point du bas-ventre une douleur violente et comparée à une sensation de déchirement, de rupture. Les symptômes, au début, sont par conséquent la suppression ou l'abondance du flux cataménial, et une douleur subite en quelques cas.

Douleur. — La douleur n'a jamais fait défaut : presque toujours, elle est bornée à la cavité pelvienne, d'où cependant elle peut s'irradier dans le reste de l'abdomen.

Elle occupe une des fosses iliaques, ou bien la région sus-pubienne, ou bien l'une des aines, la région sacrée et même parfois les membres inférieurs, en suivant la direction des nerfs crural et sciatique.

La douleur acquiert parfois au début son summum d'intensité, tantôt sous forme de coliques, tantôt avec le caractère des vraies douleurs de l'accouchement. La malade est en proie à une agitation des plus vives, ne sait quelle position prendre, sort de son lit qu'elle reprend bientôt, vaincue par la douleur. Elle est rémittente, caractérisée par des accès revenant de cinq en dix minutes, augmentée par la pression et les divers mouvements que fait la malade. La douleur revêt quelquefois le caractère d'une pesanteur anale, et donne la sensation d'un corps étranger qui tend à s'échapper par la vulve ou le rectum ; dans d'autres cas, c'est un ténesme anal très-fatigant.

Quatorze fois le caractère de douleurs expulsives est noté.

Dix-neuf fois les douleurs sont appelées coliques.

Sept fois la pesanteur anale est signalée.

J'ai insisté sur l'acuïté très-intense de la douleur au début, caractère que la maladie emprunte, à mon avis, à la péritonite qui l'accompagne.

« M. Trousseau (1) considère la douleur comme étant le fait non point d'une inflammation péritonéale, mais de la fluxion violente du côté des annexes de l'utérus, laquelle a produit l'hématocèle ; » et un peu plus loin : « S'il y a irritation du péritoine, il est impossible d'admettre autre chose qu'une légère fluxion de cette membrane séreuse. »

M. Trousseau n'admet pas que le péritoine soit doué de sensibilité ; son opinion a pour base des expériences faites sur des chevaux et dans lesquelles il a été hors de doute que les séreuses, et en parti-

(1) *Gazette des hôpitaux*, juin 1858.

culier la plèvre, sont très-peu sensibles aux agents irritants et aux corps étrangers. Je crois pouvoir répondre à M. Trousseau (puisque c'est à propos d'un chapitre de ma thèse qu'il a exprimé cette opinion) que les inflammations péritonéales sont très-bénignes chez les animaux, et que c'est impunément qu'on pratique l'ovariotomie chez les juments, les brebis, etc. Je vois entre la susceptibilité du péritoine chez l'homme et celle des animaux, une très-grande différence et toute comparaison impossible. De plus, si les séreuses à l'état physiologique sont insensibles aux agents irritants, on sait combien la douleur est vive dans leurs inflammations, quel que soit le siége anatomique qu'on lui assigne. Je persiste donc à croire, ainsi que je l'ai dit dans ma thèse (p. 30), que la douleur dans l'hématocèle est un symptôme de péritonite ; la présomption devient certitude si l'on se reporte à l'histoire de malades mortes subitement d'épanchements sanguins intrà-péritonéaux ; toutes ont présenté, comme symptômes, aux derniers moments, des douleurs atroces ; et je ne sache pas que ce signe puisse être attribué à d'autres causes qu'à l'inflammation péritonéale.

La douleur persiste pendant toute la durée de l'affection, plus ou moins vive, avec des exacerbations qui sont sous l'influence de péritonites successives qui entravent la marche régulière de la résolution de la tumeur. Elle se réveille aussi aux périodes menstruelles ; que le flux cataménial s'écoule ou non, la malade est agitée par des douleurs piquantes, lancinantes, par des battements intra-pelviens (obs. XVI, XXXII), par une sensation de chaleur interne.

La recrudescence de la douleur aux époques menstruelles existe surtout pendant que la tumeur est encore volumineuse, mais elle persiste encore pendant quelques mois, alors qu'il n'existe plus traces de tumeur.

La malade souffre au moindre effort, à la moindre marche. On le voit, la douleur est un phénomène constant ; il commence et termine la scène morbide.

Augmentation du volume du ventre. — C'est, après la douleur, le phénomène le plus important ; il m'a paru produit par deux causes, la présence de gaz retenus dans les intestins, et l'épanchement de sang dans le petit bassin.

La malade de l'observation III insistait beaucoup sur la nature de ses douleurs qu'elle disait analogues à des coliques venteuses. Chez elle la percussion, pratiquée en avant et en haut de la tumeur, donnait un son tympanique.

Sur les malades des observations V et XVI, j'ai pu, par la percussion, délimiter la direction occupée par la fin de l'S iliaque et le commencement du rectum.

Les autopsies montrent combien les anses intestinales sont entrelacées, adhérentes entre elles ou avec les viscères, et combien le cours des matières fécales doit être embarrassé dans le gros intestin.

Cette disposition anatomique se joint à la constipation habituelle des femmes pour produire cet état de pneumatose.

Tumeur. — La palpation du ventre ne peut être faite d'une manière précise dès le début. Le moindre toucher, la pression de la couverture sont insupportables ; aussi on ne peut constater tout d'abord que de la tension. Quelques jours après le début, le palper abdominal peut être pratiqué, et alors seulement le médecin constate dans l'excavation pelvienne la présence d'une tumeur ; quelquefois elle a été reconnue de prime abord par la malade. Le plus souvent, elle arrive dès les premiers jours à son volume définitif ; dans quelques cas rares cependant, ce n'est qu'au bout de quinze jours à un mois qu'elle a acquis son summum de développement, mode de formation qui paraît tenir à une hémorrhagie lente, ou à plusieurs hémorrhagies successives, ou à la production de sérosité inflammatoire qui augmente et modifie le contenu de la tumeur.

La tumeur est comparable tantôt à une tête de fœtus de six mois ou d'enfant à terme, tantôt à une pomme ou à une orange.

Dans la plupart des cas, elle fait saillir en avant la paroi abdominale antérieure, dépasse le détroit supérieur, et se rapproche de l'ombilic.

Dans quinze observations, sa limite supérieure a été notée :

6 fois la masse remontait jusqu'à quatre travers de doigt au-dessous de l'ombilic ;

5 fois, jusqu'à trois ;

2 fois, jusqu'à un travers de doigt ;

1 fois, jusqu'à cinq ;

Et une seule à deux travers de doigt au-dessus de l'ombilic.

Dans l'observation V, le diamètre transversal de la tumeur était de 20 centimètres.

Parfois, elle s'étend latéralement dans les fosses iliaques, jusqu'à être distante de deux travers de doigt de l'une ou de l'autre épine iliaque antéro-supérieure (obs. IV).

Elle n'occupe presque jamais exactement la ligne médiane ; son développement se fait inégalement à droite et à gauche ; disposition que l'on constate aussi bien par le palper abdominal que par le toucher vaginal. Sur un total de vingt-quatre observations où l'on a noté le côté où la tumeur a été le plus volumineuse, seize fois, c'était à droite, et huit fois à gauche. Elle existe donc le plus souvent à droite.

Dans la totalité des cas, sauf l'obs. III, la percussion

a donné une matité complète au niveau de la tumeur.

Consistance de la tumeur. — La consistance varie suivant l'époque à laquelle on est appelé auprès de la malade.

Plus on est rapproché du début de l'affection, plus la tumeur est rénitente, molle. A mesure qu'on s'en éloigne, la masse se modifie : tantôt, il s'y forme des bosselures, des reliefs, des noyaux durs, arrondis, séparés les uns des autres par des sillons; tantôt, cependant, la tumeur reste molle, tantôt, au contraire, après avoir été dure, elle redevient liquide; cela s'observe dans les cas où le péritoine pelvien est très-enflammé, et fournit une grande quantité de sérosité dans laquelle se délaye le sang épanché.

16 fois, la tumeur était de densité inégale, molle, rénitente en certains points, dure et ferme en d'autres.

11 fois, la tumeur était fluctuante.

Parmi ces 11 malades, 5 ont été examinées trois semaines après le début;

4 après quinze jours;

1 après un mois;

1 aussitôt l'affection déclarée.

La tumeur est dans certains cas immobile, fixe dans le bassin, et dans d'autres, au contraire, on peut lui imprimer des mouvements de latéralité.

10 fois, l'immobilité a été signalée;

7 fois, la masse était mobile.

J'ai insisté sur la sensationde bosselures et d'irrégularités que l'on perçoit à travers les parois abdominales, parce qu'elle doit être distinguée de la sensation de dureté que produit parfois l'enveloppe du kyste rétro-utérin. Il est des cas en effet où les parois de cette poche sont épaissies, dures, comme cartilagineuses.

Récamier et M. Nélaton, ayant ouvert par une incision vaginale une hématocèle rétro-utérine, en trouvèrent les parois épaisses, et comme cartilagineuses. Mais, cette induration se traduit par une sensation de dureté uniforme et non par des bosselures arrondies comme celles que constituent des masses fibrineuses accolées aux parois de la tumeur. La présence de ces masses a, du reste, été démontrée dans plusieurs autopsies et par Récamier lui-même qui pendant une opération fut obligé, pour enlever les caillots, de les détacher avec les doigts de la surface interne du kyste.

Je rappellerai que M. Puech (1) a dit avoir constaté une fois la *crépitation sanguine.*

Toucher. — Par le toucher vaginal, on retrouve la tumeur en arrière de l'utérus, et séparée du doigt par les parois du vagin ; le palper abdominal et le toucher combinés permettent d'affirmer que la tu-

(1) *Thèse.* Montpellier, 1858.

meur sus-pubienne est la même que la tumeur vaginale.

Elle a du reste la même consistance; le flot, dans quelques cas, est perçu de la façon la plus évidente.

La masse pelvienne occupe la partie du bassin postérieure à l'utérus, et parfois le déborde latéralement; dans un cas, une petite portion de la tumeur a été sentie pendant quelques jours en avant de l'utérus (obs. XXXII).

Sa grosseur est variable : ou bien elle occupe toute la largeur du canal pelvien, ou bien elle n'en a envahi qu'une partie, soit à droite, soit à gauche.

La masse s'avance plus ou moins vers le détroit inférieur.

La distance entre la tumeur et l'orifice vulvaire a été très-variable dans le petit nombre de cas où on l'a recherchée.

1 fois sa distance était de 3 centimètres;

1 fois, de 3 centimètres et demi;

1 fois, de 6;

1 fois, de 7.

La tumeur occupe, nous l'avons dit, l'espace compris entre le rectum et l'utérus, et parfois d'une façon tellement complète que le canal rectal en est aplati ou effacé, et que l'utérus est déplacé soit en avant, soit latéralement.

Dans quelques cas, j'ai senti à la surface de la

tumeur vaginale un *battement artériel*, isochrone au pouls de la malade et paraissant se produire dans une artère du calibre de la radiale. Ce caractère est mentionné dans les observations III, XXX, XXXII.

Dans l'observation II, j'ai signalé par le toucher vaginal et rectal des saillies arrondies en forme de cordons veineux entrelacés.

Examen au spéculum. — L'examen au spéculum a fait reconnaître dans quelques cas rares la coloration violacée de la muqueuse du fond du vagin; une fois une coloration grise. M. Nonat pense que ce symptôme est propre aux hématocèles sous-péritonéales. Quoi qu'il en soit, ce signe est rare; fait qui concorde peu avec la fréquence des tumeurs sous-péritonéales ainsi que l'admet ce médecin.

Nous avons observé cette coloration deux fois (obs. VII, XXXII).

Par le *toucher rectal*, on constate que le rectum est comprimé; on pourrait peut-être expliquer ainsi la constipation et la pesanteur anale dont se plaignent les malades.

La tumeur est appliquée étroitement sur l'intestin; elle se présente là avec les caractères de volume, de siége, de consistance, que nous avons déjà signalés.

Il est rare que par le toucher rectal, on puisse déterminer la limite supérieure de la masse pelvienne.

Examen de l'utérus. — L'utérus participe toujours à l'affection pelvienne soit comme modifications de tissu, soit comme changement de position.

Le col n'est jamais dans sa position normale.

Dans 31 observations, la position du col utérin a été signalée.

24 fois, le col était porté en avant, vers la face postérieure du pubis ;

5 fois, dévié à droite ;

1 fois, dévié à gauche ;

1 fois, abaissé.

J'ai noté, dans mes observations, la distance qui sépare le col de l'orifice vulvaire ; dans tous les cas, la distance a été 6 centimètres au maximum, et 4 centimètres au minimum.

Elle a été 2 fois de 4 centimètres ;

1 fois, de 6 ;

3 fois, de 5.

Or la distance normale varie de 4 à 6 et demi.

Le col est quelquefois aplati contre la face postérieure du pubis.

Dans d'autres cas, le doigt arrive avec difficulté au fond d'un cul-de-sac, d'une sorte de canal courbe limité en avant par le pubis, et en arrière par les parois du vagin repoussées par la tumeur.

L'orifice vaginal du col est souvent entr'ouvert ; son tissu est mou dans certains cas.

Il paraît fixe, immobile dans sa nouvelle position.

La place qu'occupe le corps utérin est le plus souvent impossible à préciser.

Dans deux cas que j'ai observés (obs. v et xxxi), j'ai pu, par le palper hypogastrique, reconnaître que le fond de l'utérus était enchâssé entre deux tumeurs latérales, et dans l'observation v en particulier, le corps de l'organe avait conservé, un mois après la disparition de la tumeur, une position qui me permettait de le sentir par la palpation sus-pubienne.

Dans les autres observations, l'utérus a repris son siége normal, aussitôt après une diminution notable de la tumeur.

Le *mouvement ascensionnel* de l'utérus a été considéré par M. Prost, comme pathognomonique de l'hématocèle rétro-utérine sous-péritonéale. Mais M. Nonat, dont M. Prost prétendait émettre l'opinion, a nié d'une façon absolue que telle fût sa manière de voir (1).

Ce qui a fait admettre, je pense, ce mouvement ascensionnel, c'est la possibilité de sentir le fond de l'utérus par la palpation sus-pubienne; or, il me paraît qu'on ne doit chercher d'autre cause à ce fait que la projection en avant de la matrice. D'ailleurs, si cette ascension existait réellement,

(1) Nonat, *Société de médecine de Paris*. — *Gazette hebdomadaire*, juin 1858.

le col utérin serait presque inaccessible au doigt, et nous avons vu qu'il n'en est pas ainsi.

En résumé, un seul fait me semble démontré dans la position du corps utérin, c'est sa projection en avant.

Troubles des voies digestives. — Dès le début, la malade éprouve des nausées, souvent des vomissements bilieux ; ces deux phénomènes varient beaucoup, du reste, suivant que la maladie est aiguë ou sub-aiguë. Tout d'abord l'appétit manque, mais il renaît après quelques jours.

Dans tous les cas que j'ai observés, la soif très-intense me parut devoir être attribuée à cette anémie profonde où sont tombées les malades.

On observe toujours du tympanisme. La constipation est un des signes les plus constants ; ces deux symptômes persistent longtemps après la disparition de la tumeur. Les malades des observations v et xvi s'en plaignaient encore, la première, trois mois, la seconde, cinq mois après la guérison.

Je crois, comme le pensait Broussais, que tout d'abord la constipation tient à la diminution de contractilité des fibres musculaires, forme de paralysie accompagnant, on le sait, l'inflammation dans quelques cas, et en particulier l'inflammation de la séreuse péritonéale.

Plus tard, lorsque toute trace de tumeur a disparu, je crois à une sorte de paresse du rectum, qui a sa cause première dans l'usage continuel des lavements pendant la durée de l'affection, dans cette disposition spéciale des femmes à être constipées, et dans l'état inflammatoire antérieur.

Quant à la rétention de gaz dans le gros intestin, je pense qu'elle est due aux causes que je viens de signaler, et à la position, à la direction vicieuses du rectum et de l'S iliaque adhérents entre eux ou avec l'intestin grêle et les organes pelviens.

Sur 23 observations : 20 fois la constipation est signalée, 3 fois les selles étaient faciles.

Les malades souffrent beaucoup de ténesme anal que je trouve noté 6 fois.

Dyssenterie. — J'ai été à même d'observer un symptôme que je ne trouve signalé nulle part.

Les malades qui font le sujet des observations IV, XXXI et XXXIV ont été atteintes d'une dyssenterie qui s'est déclarée pendant leur séjour à l'hôpital.

Chez la première, les symptômes de dyssenterie sont apparus neuf jours après le début de l'affection, et ont duré cinq jours.

Chez la seconde, ils se sont montrés deux mois et demi après le début, et ont duré un mois.

Chez ces malades, la dyssenterie nous a paru jouer un grand rôle dans la rapidité de résorption du liquide épanché.

Chez la première, la tumeur avait notablement diminué cinq jours après le début de la dyssenterie; chez la seconde, dix-neuf jours après.

L'inflammation dysentérique m'a semblé concourir, dans ces cas, à la guérison.

Les fonctions des vaisseaux du bassin sortent, pour ainsi dire, de l'état de stupeur où les avait plongées l'épanchement sanguin. La circulation se ranime, et l'absorption fait rentrer dans la masse du sang le liquide épanché. Est-ce une métastase, est-ce une révulsion, qui se passe sous les yeux de l'observateur? Je croirais plutôt à une révulsion; mais, dans tous les cas, le fait existe, et il m'a semblé très-intéressant de le noter. — Depuis la publication de ma thèse, M. Oulmont a signalé aussi l'existence de ce symptôme chez deux malades atteintes d'hématocèle rétro-utérine (1).

Une objection vient naturellement à l'esprit : le mucus sanguinolent rendu par l'anus ne proviendrait-il pas de la tumeur qui se serait ouverte dans le rectum? La réponse est facile : si la tumeur s'était rompue dans le rectum, le sang qui sort de l'anus serait noir, couleur de suie, tandis qu'il n'en est rien, et d'ailleurs l'autopsie

(1) Oulmont, *Société médicale des hôpitaux de Paris*, avril 1858.

La peau est pâle, d'un blanc mat le plus souvent, quelquefois d'un jaune-paille qui se rapproche de la teinte cancéreuse.

La malade qui fait l'objet de l'observation v avait été regardée par un observateur inattentif comme atteinte de cachexie cancéreuse. C'est un fait du reste sur lequel M. Nélaton a déjà appelé l'attention.

Dans 25 cas, la couleur de la peau a été notée : 19 fois elle était pâle ou d'un blanc mat ; 6 fois, d'un jaune-paille.

La muqueuse palpébrale et labiale est souvent aussi anémique.

Cette décoloration de la peau survient très-rapidement après les premiers accidents. Parmi mes malades, quatre l'avaient observée elles-mêmes avant leur entrée à l'hôpital, le lendemain ou le surlendemain du début de l'affection.

L'altération des traits se produit aussi avec une très-grande rapidité ; la face est grippée et exprime l'anxiété.

Au milieu de leurs souffrances, les malades ne perdent que rarement l'usage de leur intelligence ; le coma a été noté une fois (obs. vi).

En résumé, les symptômes de l'hématocèle rétro-utérine sont, au début, analogues à ceux d'une péritonite par perforation à forme hémorrhagique. Tout d'abord une douleur atroce, augmentée par la moindre pression, par le plus léger mouvement, ayant son siége principal dans la cavité pelvienne, comparée aux douleurs de l'accouchement, augmentant à chaque période menstruelle, durant tout le temps de l'affection ; la douleur se complique parfois d'une sensation très-fatigante de pesanteur anale; puis la malade ou le médecin constate l'existence d'une tumeur qui s'est formée dans les premiers jours, tumeur faisant saillie au-dessus du pubis, remontant plus ou moins haut vers l'ombilic, plus volumineuse ordinairement du côté droit de l'hypogastre que du gauche, pouvant s'étendre jusqu'en avant des fosses iliaques.

La tumeur est mate à la percussion; pendant les premiers jours, elle est molle et fluctuante, et plus tard ordinairement irrégulière, de densité inégale; elle redevient quelquefois fluctuante.

Elle est sentie par le toucher vaginal, repoussant en avant le col utérin, aplatissant en arrière le rectum, tendant fortement les parois du vagin rarement violacées, remplissant le plus souvent exactement le détroit inférieur, et s'avançant, en moyenne à près de 5 centimètres de l'orifice vulvaire.

Le col est lui-même distant en moyenne de 5 centimètres de l'orifice vulvaire, et porté fortement en avant contre la face postérieure de la symphyse pubienne.

La miction urinaire, l'excrétion des matières fécales sont gênées; il y a ténesme vésical d'une part, et constipation de l'autre.

Les symptômes généraux sont ceux d'une péritonite : nausées, vomissements, frissons, fièvre intense, pouls abdominal, facies hippocratique. A ces phénomènes généraux, se joint une décoloration rapide de la peau, qui prend une teinte d'un blanc mat.

CHAPITRE VIII

MARCHE. — DURÉE. — TERMINAISON.

Art. 1er. — Des épanchements non enkystés.

La marche des accidents est foudroyante; la mort est survenue dans tous les cas en moins de douze heures (*obs.* d'Ollivier, sept heures ; de Leclerc, trois heures; de Fleischmann, demi-heure; de Royer et Russel, quelques heures; de M. Tardieu, trois faits, mort très-rapide).

Art. 2. — Hématocèle rétro-utérine.

La marche de l'affection est variable ; tantôt elle débute avec une grande violence, tantôt les symptômes sont ceux d'une maladie subaiguë.

La tumeur arrive, dans presque tous les cas, à

son plus grand volume dès le début; en quelques jours, il se forme dans la cavité abdominale une masse pouvant le plus souvent être comparée à une tête d'enfant à terme.

La rapidité de formation et le volume si considérable me semblent plaider beaucoup en faveur de l'idée que toutes les hématocèles sont intra-péritonéales.

Comment supposer que le péritoine puisse en si peu de temps être décollé ou distendu par l'épanchement sanguin?

Il y a en outre, dans la marche de l'affection, une bien forte présomption en faveur du siége intra-péritonéal.

En effet, la plupart des malades m'ont présenté, pendant leur séjour à l'hôpital, des exacerbations consistant en frissons, sueur, chaleur, fréquence et petitesse du pouls, douleurs abdominales très-vives; cette succession d'accidents aigus n'est-elle pas le propre des inflammations des séreuses et de la séreuse péritonéale en particulier?

Dans quelques cas rares, la tumeur a augmenté pendant le séjour à l'hôpital, et on a noté la coïncidence de cet accroissement avec une période menstruelle. M. le docteur Gallard en a cité un exemple, qui est, je le répète, une exception à la règle.

Quoi qu'il en soit, à partir du moment de sa formation, la tumeur tend ordinairement à diminuer.

Elle devient dure, de densité inégale; la fluctuation, la rénitence disparaissent peu à peu. En effet, le sang se transforme en caillots et en sérum; le sérum se résorbe, les caillots ne disparaissent que plus tard.

Mais, dans certains cas, la fibrine ne se résorbe pas; elle s'altère; au sang épanché, se mêle de la sérosité sécrétée par le péritoine enflammé : il en résulte une bouillie noirâtre, visqueuse, comparée à de la suie délayée, à de la mélasse, à de la gelée de groseille.

Dans le premier cas, la tumeur a une grande tendance à se résorber d'elle-même; le temps que la nature emploie à la guérison est du reste ordinairement très-long. Nous retrouvions un noyau d'induration huit mois après le début (obs. v), et six mois après (obs. xvi).

Dans le second cas, la nature morbide du liquide entretient l'inflammation dans la poche rétro-utérine, et peut provoquer l'ulcération d'une de ses parois et l'évacuation spontanée.

La *durée* de l'affection est très-variable.

Dans 10 cas de guérison, la date indiquée est :

1 fois	après	6 semaines.
3	—	3 mois.
2	—	4 —
2	—	6 —
1	—	8 —

Dans 10 cas de mort, la date est :

3 fois	au bout de	3	mois.
1	—	4	—
1	—	8	—
1	—	15	jours.
1	—	10	—
1	—	7	—
1	—	4	—

La terminaison par la mort est rare par rapport aux cas de guérison. Quand le médecin abandonne l'affection à elle-même, la guérison est presque la règle, tandis que les opérations pratiquées dans le but d'évacuer le liquide ont amené fréquemment la mort, et, dans quelques cas de guérison, ont provoqué des accidents très-graves d'infection putride.

Que si on abandonne le soin de la guérison à la nature seule, on observe plusieurs terminaisons :

1° La résorption de la tumeur ;

2° L'évacuation du liquide par le rectum ;

3° L'ouverture du foyer dans le vagin ;

4° L'épanchement du liquide dans la partie de la cavité péritonéale restée saine ;

5° La suppuration de la collection sanguine.

§ 1er. — Résorption de la tumeur.

Dans les vingt-cinq cas où l'art n'est pas intervenu, la résorption de la tumeur s'est faite quinze fois.

L'époque à laquelle a eu lieu la résorption complète est signalée sept fois.

2 fois,	après	1	mois 1/2.
3	—	4	—
1	—	6	—
1	—	8	—

La résolution du liquide épanché se fait d'une façon spéciale.

La masse, qui tout d'abord était rénitente et fluctuante, se durcit. Loin d'augmenter aux époques menstruelles, comme on aurait pu le supposer théoriquement, elle diminue ; dans les intervalles, au contraire, elle reste stationnaire. Son mode de décroissance ne se fait donc pas d'une façon continue, mais bien par retraits successifs, correspondant aux périodes cataméniales.

Ainsi, dans l'observation v, j'ai noté une notable diminution après une première menstruation. Après la troisième, nouvelle diminution ; après la quatrième, le volume de la tumeur est comparable non plus à une pomme, mais à un œuf de poule ; après la sixième époque, le volume se réduit à celui d'une noix, et enfin disparaît quelques jours plus tard.

J'ai observé la même marche chez la femme S... (obs. xvi) : diminution très-notable de la tumeur après la deuxième époque menstruelle, observée à l'hôpital; après la quatrième menstruation, la masse est réduite à des proportions minimes; après la sixième, la tuméfaction a entièrement disparu.

Chez la malade C... (obs. XXXII), la tumeur disparaît rapidement après la deuxième époque menstruelle. De même chez la nommée W... (obs. XXXIV). Voici donc un fait, que l'épanchement se résorbe principalement au moment du flux cataménial et suivant un mode d'alternance; je reviendrai du reste sur ce dernier point.

On peut, je crois, donner à cette coïncidence une explication identique à celle que j'ai donnée à propos de la dyssenterie. La menstruation est accompagnée d'un mouvement fluxionnaire qui ranime l'absorption dans le système utérin et favorise ainsi la résolution de la tumeur.

En même temps que la tumeur diminue, la fièvre tombe, les douleurs perdent de leur acuïté; la miction urinaire et la défécation deviennent plus faciles. L'appétit revient, la peau se colore de nouveau, le décubitus se fait indifféremment d'un côté ou de l'autre; et la femme se sent renaître si promptement à la santé qu'elle se lèverait du lit, sans les avertissements du médecin. La malade D... (obs. III), voulut, à peine guérie des premiers accidents, sortir de l'hôpital et vaquer à ses affaires de commerce; elle éprouva une rechute très-grave.

Dans le plus grand nombre de cas, au contraire, la résolution ne s'accompagne pas d'accidents; mais le repos au lit est indispensable.

Pourquoi la tumeur se résorbe-t-elle spontanément chez certaines malades, et pourquoi, dans d'autres observations que nous allons examiner, la tumeur se vide-t-elle par le rectum, le vagin ou dans le péritoine?

Est-ce, que dans les cas de résorption, comme nous l'avons déjà dit à propos de la marche de l'affection, l'inflammation péritonéale est modérée, et que le sang ne se transforme pas en une bouillie de nature irritante qui détermine, dans un point de la poche, une inflammation ulcéreuse?

Cette question est bien difficile à résoudre. Je dirai seulement que, dans les cas de résorption spontanée que j'ai observés, la tumeur n'a pas cessé jusqu'au dernier moment de conserver une dureté remarquable.

Dans une leçon clinique professée depuis ma dissertation inaugurale, M. Becquerel a émis un doute absolu sur la vérité de ce fait que j'avais avancé, à savoir que le contenu de la poche rétro-utérine qui doit se résoudre, prend une consistance qui ne se dément pas jusqu'à la guérison complète; et cependant, chez les malades chez lesquelles j'ai constaté la résorption spontanée, la tumeur a conservé pendant un mois comme minimum et huit comme maximum, une consistance dure qui ne s'est pas modifiée un seul instant.

La lecture des observations III, IV, V, XV, XXXII, démontrera, j'espère, que mon opinion n'est pas une simple hypothèse.

De plus, chez la femme qui fait le sujet de l'observation XXXI et qui a succombé à un abcès gangréneux, la tumeur qui six semaines après le début était dure, devint au deuxième mois molle, fluctuante et l'autopsie révéla l'existence d'une poche remplie d'une bouillie noirâtre et d'une ulcération sur la paroi rectale de la cavité rétro-utérine.

Que conclure de ce fait, sinon qu'une tumeur qui devient molle tend, non pas à se résorber sur place, mais à évacuer son contenu au dehors et que la première condition à la résorption spontanée est une dureté de la tumeur qui ne se dément pas.

§ 2. — Évacuation du liquide par le rectum.

Sur vingt-sept cas où le mode de terminaison spontanée a été signalé, six fois, le liquide s'est évacué par le rectum.

Quelques jours avant (quinze jours, obs. XXX), la

fièvre se rallume, la peau est brûlante; le pouls est plein, fréquent; de la céphalalgie se déclare; des coliques vives, du ténesme fatiguent la malade et l'agitent. Puis il s'écoule par l'anus un liquide qu'une malade compara à de la gelée de groseille. Le flux anal se fait d'une façon continue. Quelques heures après son début (dix heures, obs. XXX), la tumeur diminue d'une façon très-sensible, la fièvre disparaît comme dans le cas de guérison, et, peu de jours après le début de l'écoulement, la malade est entièrement guérie (obs. XXX).

Les choses ne se passent pas toujours aussi rapidement ni aussi heureusement.

Ainsi la malade (obs. I) a perdu pendant seize jours, du sang noir par l'anus, et la quantité a pu être évaluée à plus de 4 litres.

Dans un autre cas (obs. XXI), la fièvre a augmenté, le pouls est devenu petit, a battu de 120 à 140 pulsations par minute. La malade éprouva des frissons, la fièvre prit le caractère hectique, les traits se décomposèrent, la peau devint terreuse, les douleurs abdominales augmentèrent, et elle mourut d'une infection putride, que l'on regarda comme produite par l'introduction de gaz ou de matières fécales dans la poche rétro-utérine. Cette terminaison est du reste très-rare; sur cinq cas d'évacuation rectale que j'ai signalés, la mort n'est survenue qu'une fois. J'ai encore sous les yeux un cas de terminaison fatale recueilli dans le service de M. Guérard (1). Ce petit nombre de morts me permet de dire que l'ouverture du foyer dans le rectum n'est pas très-redoutable.

Le liquide qui s'échappe par l'anus (obs. I, XXX), est d'une odeur très-fétide, qui pourrait faire croire à l'existence d'un état putride de la poche, mais il arrive ici ce qui se passe pour les abcès de la marge de l'anus : le voisinage du rectum communique au sang des hématocèles comme au pus des abcès une odeur *sui generis* repoussante.

§ 3. — Ouverture du foyer dans le vagin.

Sur le total de vingt-sept cas, l'évacuation s'est faite trois fois par le vagin (obs. XVII, XVIII et XXXVI). Le résultat a été heureux dans les trois cas.

L'ouverture dans le vagin a été précédée, chez la malade de l'observation XVII, de nausées, de vomissements, de fièvre et de douleurs.

Aucun phénomène morbide n'a été signalé dans les observations XVIII et XXXVI.

Il s'écoule par le vagin du sang noir, visqueux, en quantité variable ; la tumeur a diminué dans un cas très-rapidement ; dans l'autre, la poche

(1) *Gazette des hôpitaux*, 8 mars 1856.

rétro-utérine s'est vidée à deux reprises différentes.

§ 4. — Épanchement du liquide dans la partie de la cavité péritonéale restée saine.

Sur les vingt-sept cas, ce genre de terminaison est signalé quatre fois, et la mort a suivi de près l'épanchement péritonéal; cet accident est survenu :

1 fois 4 mois après le début de l'affection.
1 fois 3 mois — —
1 fois 15 jours — —
1 fois 10 jours — —

L'épanchement du liquide détermine une péritonite suraiguë, comme avait fait, au début, l'épanchement sanguin ; mais, dans le premier cas, la mort est la règle, tandis que dans le second elle est l'exception. Le sang, en effet, qui a séjourné hors des vaisseaux pendant un certain temps devient noir, visqueux, ses globules se déforment; le liquide contient de l'hématoïdine, produit d'une altération du sang, quelquefois du pus; il devient, en un mot, un vrai corps étranger dans la cavité péritonéale.

Au contraire, le sang qui était épanché dès le début, au moment où il sortait des vaisseaux, n'amène pas une péritonite ordinairement mortelle ; l'inflammation reste le plus souvent confinée dans des limites raisonnables. Le sang qui sort des vaisseaux a certainement une influence moins irritante sur la séreuse.

D'autre part, dans le cas où il se fait une rupture de la poche dans la partie de péritoine que l'épanchement sanguin et l'inflammation avaient respectée au début, il semble que l'équilibre n'ait pas eu le temps de se rétablir dans l'économie. Les traces profondes de maladie persistent dans l'organisme, et la femme n'a plus une force de réaction suffisante pour lutter contre un accident si redoutable.

§ 5. — Terminaison par suppuration.

Elle survient rarement, mais elle est d'un pronostic grave et nécessite une intervention chirurgicale immédiate.

La suppuration est annoncée par un frisson se répétant tous les jours à la même heure, ou même par plusieurs frissons survenant dans la même journée. Le frisson est suivi d'un peu de chaleur. La malade reste agitée dans les intervalles et en proie à une fièvre continue.

La tumeur est le siége de douleurs vives, qui s'irradient dans les cuisses et les lombes. Elle a pris un caractère de mollesse, et donne lieu à une fluctuation obscure.

Si dans ce cas on abandonne l'affection à elle-même, l'inflammation de la poche peut provoquer une ulcération d'une de ses parois et l'évacuation du liquide, soit par le vagin, soit par le rectum, soit dans la partie de péritoine restée saine.

En résumé, la marche de l'hématocèle rétro-utérine est le plus souvent rapide ; sa résolution se fait surtout par retraits successifs coïncidant avec les époques menstruelles ; sa durée est, en moyenne, de quatre mois ; la guérison est presque la règle, quand on s'abstient d'intervention chirurgicale ; et la tumeur se résorbe ou se vide, soit par le rectum, soit par le vagin. Il est rare qu'elle s'ouvre dans le reste de la cavité péritonéale, ou que son contenu devienne purulent.

CHAPITRE IX

DIAGNOSTIC.

Art. 1er. — Des épanchements sanguins non enkystés de la cavité péritonéale du petit bassin.

Le début foudroyant des accidents, la coïncidence avec la menstruation, les douleurs atroces abdominales, la tuméfaction du ventre, le hoquet, les vomissements, l'abaissement de température et la décoloration rapide de la peau, l'état de syncope, la petitesse extrême et la mollesse du pouls, seront le plus souvent des signes suffisants pour distinguer une hémorrhagie interne intra-pelvienne; mais il faut avouer que ce diagnostic a été entouré parfois de telles difficultés que les observateurs les plus attentifs n'ont pu les surmonter.

Une des causes des difficultés du diagnostic est la dissémination dans tout l'abdomen de l'épanchement de sang; aussi, en présence même des symptômes évidents d'une hémorrhagie interne, il est presque impossible de dire quel organe a été la source du sang.

D'un autre côté, la marche foudroyante des accidents, les douleurs abdominales et les vomissements ont pu faire croire quelquefois à un empoisonnement, et en effet l'étude symptomatique est ici en défaut, et les commémoratifs, qui pourraient seuls mettre sur la voie, restent le plus souvent inconnus.

Art. 2. — De l'hématocèle rétro-utérine.

§ 1. Diagnostic absolu.

Le diagnostic de l'hématocèle rétro-utérine repose sur l'abondance ordinaire du flux menstruel, le rapport entre le début de l'affection et la menstruation qui est le plus souvent anormale, la marche rapide des accidents, leur ressemblance avec ceux d'une péritonite, le développement énorme et rapide de la tumeur, l'état anémique presque instantané, la projection du col utérin en avant, la présence d'une tumeur rétro-utérine et le caractère des douleurs, que les malades comparent aux douleurs de l'accouchement.

La rapidité des accidents est en rapport avec ce qui se passe dans une péritonite par perforation.

Le développement rapide de la tumeur, les nausées, les vomissements, indiquent qu'il s'est épanché un liquide dans le péritoine.

L'anémie subite me semble prouver que le liquide épanché est du sang.

Je crois qu'en s'appuyant sur ces symptômes pathognomoniques, et se basant sur ces idées, l'on pourra arriver sûrement au diagnostic de l'hématocèle rétro-utérine.

L'étude des antécédents et de la marche de l'affection, est au moins aussi importante ici que celle des phénomènes locaux.

Je crois devoir proscrire énergiquement la ponction exploratrice qui, chez la malade F... (obs. II), a déterminé des accidents d'infection putride. Combien d'autres tumeurs se sont enflammées après l'emploi d'une semblable méthode! Ne diagnostiquer les tumeurs qu'après en avoir extrait une portion, c'est abaisser l'art, et rendre inutile l'observation des malades.

Aujourd'hui les médecins emploient l'hystéromètre comme moyen de diagnostic. On s'assure ainsi, après avoir introduit l'instrument dans la cavité utérine, que la tumeur pelvienne n'est pas formée par la dilatation de l'utérus, et en est indépendante. Ce moyen est surtout bon à distinguer l'hématocèle rétro-utérine d'une rétroflexion de la matrice, et à diagnostiquer une hématocèle produite par une flexion de l'utérus.

Avant d'examiner les malades, il faut avoir soin de vider la vessie et le rectum.

§ 2. — Diagnostic de la cause.

C'est là une des grandes difficultés de l'étude de l'hématocèle rétro-utérine. Je crois cependant qu'on peut arriver à distinguer, dans quelques cas, la cause première de l'affection et la source du sang épanché.

Varices des plexus utéro-ovariens, considérées comme prédisposant aux hémorrhagies ovariennes. — Je ne les envisage pas, bien entendu, comme causes déterminantes, puisque la rupture d'une varice à l'intérieur du péritoine produit la mort subitement. L'existence de varices des membres inférieurs, de la vulve et du vagin, et d'hémorrhoïdes peut seule mettre sur la voie de ce diagnostic.

J'ai trouvé, chez une malade (*Obs.* XVI), des varices aux membres inférieurs, qui présentaient ceci de remarquable, qu'elles augmentaient de volume au moment des règles ; chez une autre

(*Obs.* II), j'ai senti, comme des cordons veineux dilatés, dans les parois du rectum. Une troisième (*Obs.* V) portait des hémorrhoïdes.

L'abondance ordinaire du flux menstruel, qui s'alliait chez ces trois malades à l'existence de dilatations veineuses, me fit penser que l'épanchement de sang avait sa cause première dans l'état variqueux des veines ovariennes. Un ovaire qui repose sur un lacis veineux variqueux doit fournir, à chaque menstrue, une plus grande quantité de sang par la déchirure vésiculaire, et présenter une condition très-favorable à ce raptus hémorrhagique qui est nécessaire à la production de l'hématocèle rétro-utérine.

Ainsi donc, la coexistence de varices des membres inférieurs ou du vagin, d'hémorrhoïdes, de flux cataménial abondant, me paraît constituer une forte présomption en faveur de cette sorte de cause prédisposante.

Hémorrhagie ovarienne, — La préexistence aux époques menstruelles de douleurs hypogastriques latérales, ainsi que de ménorrhagies présentant le phénomène d'alternance, la localisation de ces douleurs dans une moitié du bas-ventre, leur plus grande acuité tous les deux mois et au même côté, l'irrégularité menstruelle (1), des grossesses anté-

(1) Voir *Archives générales de médecine*, 1848, t. XVII, p. 438. Bernutz, *Mémoire sur la rétention du flux menstruel.* (Obs. V.)

rieures et l'existence de varices rectales et du membre inférieur correspondant au côté de l'hypogastre ordinairement douloureux, me semblent devoir faire admettre que l'ovaire est l'organe qui a fourni le sang épanché.

Reflux du sang, de l'utérus dans les trompes et le péritoine. — L'état de flexion du corps de la matrice sur le col et la coïncidence d'une tumeur utérine, des adhérences inflammatoires du col de l'utérus, l'obstruction de l'orifice utérin inférieur par une tumeur fibreuse, pourront indiquer que le sang est venu de la cavité de la matrice.

Hémorrhagies tubaires. — Je crois qu'il est impossible aujourd'hui, malgré l'assertion contraire de M. Puech, d'en préciser le diagnostic.

§ 3. — Diagnostic différentiel. — Phlegmon péri-utérin. Abcès rétro-utérin.

Le phlegmon péri-utérin, que MM. Bernutz et Goupil (1) ont démontré être, dans la plupart des cas, une péritonite partielle, et l'abcès rétro-utérin peuvent être aisément confondus avec l'hématocèle rétro-utérine.

Et d'abord ils ont pour siége, ainsi que l'hé-

(1) *Archives générales de médecine*, 1857. Bernutz et Goupil. *Mémoire sur les phlegmons péri-utérins.*

matocèle, la cavité péritonéale et se décèlent par une tumeur post-utérine et par des douleurs pelviennes très-violentes; dans les deux cas, il s'établit des adhérences entre les anses intestinales et les organes pelviens; mais, dans l'abcès post-utérin, les accidents ne sont pas aussi souvent en rapport avec la menstruation, ne coïncident pas avec une métrorrhagie, n'arrivent pas tout d'abord à leur summum d'intensité; la tumeur ne s'est pas formée dès le début, la peau ne prend pas subitement la teinte anémique ; la masse, dure d'abord, devient plus tard molle et fluctuante, tandis que le contraire se fait le plus souvent dans l'hématocèle; les symptômes généraux suivent une marche ascendante inverse de celle de l'hématocèle. Le phlegmon et l'abcès rétro-utérin sont très-souvent consécutifs à un accouchement ou à un avortement. L'existence antérieure d'une inflammation dans un point quelconque de l'appareil génital est une forte présomption en faveur de leur existence.

Ce diagnostic cependant est très-difficile à établir; j'en donne une preuve en publiant l'observation d'une malade qui était atteinte d'abcès rétro-utérin, et que M. le professeur Nélaton confondit avec une hématocèle rétro-utérine. Combien nombreuses peuvent être nos erreurs, quand la précision et la sûreté du diagnostic de notre cher maître sont elles-mêmes quelquefois en défaut (1) ! C'est, du reste, afin que l'on comprenne bien ces difficultés que M. Nélaton m'a engagé à publier cette observation :

Abcès post-utérin pris pour une hématocèle rétro-utérine. — La nommée M..., femme B..., âgée de 39 ans, journalière, entre le 5 mars 1857, dans le service de M. le professeur Nélaton. Cette femme jouit de toutes les apparences d'une forte constitution et d'une bonne santé ; elle travaille avec son mari qui est menuisier, et comme lui, elle façonne des planches destinées à former des parquets. Depuis deux mois, elle a remarqué que ses règles coulaient moins abondamment que de coutume, et depuis huit jours, elle éprouve des douleurs assez vives dans l'abdomen, douleurs qu'elle désigne sous le nom de *coliques*. Elle voulut néanmoins continuer à travailler, mais elle dut y renoncer le second jour, et se reposer ; elle prit un bain, qui ne la soulagea que fort peu ; un médecin, appelé alors, pensa qu'il s'agissait de douleurs nerveuses, et il se contenta de prescrire une potion calmante.

Les douleurs, loin de se calmer, allèrent en augmentant, et la malade se décida à entrer dans

(1) Je dois cette observation et la leçon clinique de M. Nélaton à l'obligeance de M. Jules Rouyer.

le service, huit jours après l'apparition de ces douleurs.

Il existe une tumeur abdominale, et si elle ne date que de huit jours, notre diagnostic va se trouver tout d'abord assez restreint; nous n'aurons à hésiter qu'entre une hématocèle rétro-utérine ou un phlegmon péri-utérin.

Étudions maintenant les éléments qui nous sont fournis par l'exploration directe : par le toucher, on constate que le col de l'utérus est déplacé, symptôme que l'on observe toutes les fois qu'il existe une tumeur située derrière cet organe ; il est porté en avant, et rapproché plus ou moins de la symphyse pubienne, quelquefois même aplati sur le plan résistant formé par cette partie de la ceinture pelvienne.

A droite et à gauche du col, on ne trouve rien; mais en arrière, il existe une tumeur qui descend très-bas derrière la paroi postérieure du vagin, entre le canal et le rectum ; le toucher permet de constater que cette tumeur descend à 4 ou 5 centimètres au-dessous de l'insertion du vagin au col de l'utérus.

La consistance de cette tumeur est celle des tumeurs sanguines ; elle offre une mollesse particulière ; elle est souple, modérément tendue.

En étudiant par le palper la disposition de la région hypogastrique, on trouve une tumeur située, non pas sur la ligne médiane, mais inclinée à gauche ; au milieu, on trouve en avant de la tumeur un corps dur, arrondi, nettement limité ; c'est le fond de l'utérus qui est poussé en haut et en avant : on peut constater que c'est bien l'utérus lorsqu'on pratique le toucher vaginal concurremment avec le palper hypogastrique.

La tumeur elle-même peut être, dans une certaine étendue, mobilisée à droite et à gauche, sans que les mouvements qu'on lui imprime retentissent au col utérin ; c'est la même tumeur qu'on sent derrière l'utérus à la région hypogastrique, et par le toucher vaginal, derrière la paroi postérieure du vagin.

Cherchons maintenant à déterminer exactement quelle est la nature de cette tumeur. Est-ce un phlegmon péri-utérin ? Dans un travail récent (1), M. Bernutz attribue le développement des phlegmons péri-utérins à des péritonites partielles, à des inflammations très-limitées, circonscrites du péritoine ; suivant cet auteur, le phlegmon *péri-utérin* lui-même n'existerait pas ; il dit avoir disséqué et examiné anatomiquement deux cas diagnostiqués pendant la vie phlegmons péri-utérins et qui n'étaient autre chose que des péritonites partielles, circonscrites.

M. Nélaton ne pense pas que ce soit un fait de

(1) *Archives générales de médecine,* février 1857.

ce genre qui se présente à nous. Les accidents suivent une marche autre que celle qui nous est signalée par cette malade : on voit survenir des douleurs sourdes, de la difficulté dans la locomotion ; il se manifeste de l'engorgement, puis la tumeur se développe ; mais tout cela se produit assez lentement, et non pas en huit jours, comme notre malade nous l'indique.

Ici, au contraire, le début a été brusque ; les douleurs se sont produites tout d'abord très-aiguës, intolérables : c'est ce que l'on rencontre plutôt dans les cas d'hématocèle rétro-utérine.

Ces tumeurs sanguines se forment dans le cul-de-sac péritonéal rétro-utérin ; elles consistent en une accumulation de sang qui est fourni par l'ovaire. Depuis quelque temps, j'ai acquis des données nouvelles sur cette maladie ; j'ai vu de vastes épanchements sanguins se former et acquérir des dimensions considérables, remontant quelquefois jusqu'au-dessus de l'ombilic ; dans certains cas, cela peut se produire avec une grande rapidité, et les malades peuvent succomber, à cause de l'abondance de l'écoulement sanguin. Depuis quelques années, M. Tardieu a constaté, dans cinq cas de mort subite, des hémorrhagies abondantes, sans qu'il y eût des déchirures à la surface des ovaires. Quelques-unes de ces malades présentent un teint jaune assez prononcé, qui peut simuler celui qu'on observe chez les personnes cachectiques, de telle sorte que l'on pourrait être induit en erreur par la constatation de ce signe, qui se rencontre chez les individus qui ont perdu du sang en assez grande quantité.

Quel traitement doit-on prescrire à cette malade ? Pour le moment, il n'y a rien à faire ; depuis son entrée dans le service, elle a gardé le repos au lit ; les douleurs sont déjà très-notablement moindres ; elles peuvent même disparaître complétement.

Les femmes sont toujours portées à prendre des bains pour soulager leurs douleurs, mais cela augmente le mal plutôt que cela ne le diminue.

On peut espérer que cette femme guérira, à moins qu'une nouvelle quantité de sang ne soit épanchée au moment de la prochaine époque menstruelle.

Il est une autre terminaison possible, mais peu probable, chez notre malade : un caillot se forme dans le cul-de-sac péritonéal ; la membrane séreuse s'enflamme autour de ce caillot, et il se produit un épanchement de sérosité qui s'accroît graduellement et qu'il est souvent nécessaire d'évacuer par une ponction, à cause des douleurs qu'il détermine.

13 mars. — Pendant les premiers jours que cette malade séjourna dans le service, les douleurs

diminuèrent graduellement ; mais, depuis quatre jours, elles ont repris avec une certaine intensité. La tumeur paraît augmenter de volume et surtout vers la partie inférieure, autant qu'on peut en juger.

Aujourd'hui les symptômes sont bien tranchés : l'utérus est porté fortement en avant et en haut contre la symphyse pubienne ; le col utérin est aplati ; il y a de la difficulté dans l'émission de l'urine, à cause de la compression exercée par la tumeur sur le col de la vessie. Quelquefois il se manifeste des besoins d'expulsion, comme ceux qu'on observe au moment de l'accouchement. Lorsque la malade fait ces efforts d'expulsion, on voit la partie supérieure du vagin descendre dans ce canal, et venir apparaître à la vulve. Ce symptôme ne s'observe que très-rarement.

Cependant il est un signe qui a une grande importance, et qu'on ne constate pas ici ; c'est la coloration bleuâtre de la muqueuse vaginale, à la partie supérieure de la paroi postérieure, dans le point qui correspond à la tumeur. Ce signe peut manquer dans un certain nombre de cas, ce qui tient à une épaisseur plus grande des parois vaginales.

M. Nélaton préfère temporiser le plus possible et ne ponctionner ces tumeurs qu'à la dernière extrémité, c'est-à-dire lorsque les douleurs sont excessives, ou quand on craint que la distension considérable de la tumeur n'amène sa rupture dans le péritoine ou dans le rectum ; car, dans ce dernier cas, les gaz et les matières fécales peuvent s'intro duire ou s'infiltrer dans la tumeur. La malade patiente encore quelques jours.

Le lundi 16 mars, les douleurs étant devenues extrêmement vives, M. Nélaton pratique une ponction à la partie supérieure de la paroi postérieure du vagin ; il sort une grande quantité de pus, et la malade se trouve soulagée immédiatement.

Le mardi 17, l'amélioration continue. La malade sort guérie de l'hôpital des Cliniques.

Le *phlegmon péri-utérin*, proprement dit, diffère de l'hématocèle , en ce qu'il survient le plus souvent après un accouchement ou une fausse couche, en ce que sa marche est assez lente, en ce que la tumeur est d'abord ferme, puis devient œdémateuse, et ne se transforme qu'après quelques jours en un abcès. En outre, la tuméfaction occupe le plus souvent les parties latérales et antérieures ; le col est abaissé, et la tumeur est beaucoup plus douloureuse, au moindre palper, que ne l'est l'hématocèle.

Ovarite. — Soit que l'ovarite soit folliculaire, parenchymateuse ou péritonéale (et le plus souvent ces trois formes sont réunies), le diagnostic avec l'hématocèle rétro-utérine au début, est extrêmement difficile, principalement quand la cause de celle-ci est une congestion ovarienne.

Dans l'ovarite, en effet, la menstruation est presque toujours troublée et consiste en une aménorrhée ou une métrorrhagie ; la douleur ovarienne reste rarement limitée à son point d'origine ; elle s'étend dans tout l'hypogastre ; les malades éprouvent une pesanteur anale.

Cependant, malgré l'identité de ces quelques signes, il est possible de diagnostiquer ces deux affections.

Dans l'ovarite on n'observe pas la marche rapide des accidents de la plupart des hématocèles : la décoloration de la peau, la coïncidence presque constante d'une métrorrhagie, et si après quelques jours, on observe dans l'ovarite une tumeur hypogastrique, elle n'atteint pas le volume considérable de la plupart des hématocèles. Les symptômes généraux de l'ovarite vont toujours en s'aggravant, et cela à cause de la formation de pus qui l'accompagne, tandis que dans l'hématocèle l'amélioration progressive de ces mêmes symptômes est à peu près la règle.

Le diagnostic de ces deux affections est néanmoins très-difficile ; il est en effet quelques variétés d'ovarite qui s'accompagnent d'hémorrhagie vésiculaire et intra-péritonéale. Un cas de ce genre a été publié par le professeur Scanzoni (1).

(1) *Traité des maladies des organes sexuels de la femme*. Trad. Dor. et Socin. Paris, 1858, p. 335.

Tumeurs encéphaloïdes. — Je n'indiquerai que comme historique les tumeurs encéphaloïdes. On sait qu'avant de connaître exactement l'hématocèle rétro-utérine, M. Nélaton, alors chirurgien à l'hôpital Saint-Antoine, avait cru que ces masses dures rétro-utérines étaient des tumeurs malignes, des encéphaloïdes.

La marche de l'affection, l'âge, le retour facile à la santé, l'étude de la tumeur, ne permettent plus aujourd'hui de commettre cette erreur.

Kystes de l'ovaire. — Les collections liquides enkystées du bassin sont intéressantes à étudier au point de vue du diagnostic.

Je laisse de côté l'hydropisie enkystée du péritoine, trop peu connue pour qu'on puisse donner des signes qui lui soient véritablement propres.

Les *kystes séreux de l'ovaire* ne se manifestent le plus souvent par quelques symptômes qu'à un âge avancé, au delà de quarante ans ; on en trouve bien chez les jeunes femmes mortes d'autres maladies, mais ils sont ordinairement de trop petit volume pour pouvoir être reconnus pendant la vie.

Les kystes de l'ovaire se développent lentement, sans douleurs bien notables ; l'écoulement cataménial a presque toujours diminué ; avant de remplir la cavité abdominale tout entière, ces tumeurs en ont distendu une moitié plus que l'autre ; on peut constater le signe indiqué par

M. Rostan, ainsi que la fluctuation des tumeurs franchement liquides.

Leur accroissement n'a, pour ainsi dire, pas de limites. Le toucher vaginal n'apprend le plus souvent rien de particulier.

Certains kystes de l'ovaire, étudiés par M. Paul Dubois le premier, présentent une certaine analogie de volume et de siége avec l'hématocèle rétro-utérine; ils tombent dans l'espace rétro-utérin, qu'ils remplissent plus ou moins complétement, y contractent des adhérences avec les ligaments larges, l'utérus et des anses intestinales.

La tumeur refoule en avant l'utérus, en bas les parois du vagin, est sentie par la palpation sus-pubienne, et est le siége d'une fluctuation des plus nettes. Mais les malades sont âgées de plus de quarante ans; ordinairement l'affection s'est développée sans manifestation morbide grave, sans accidents de péritonite suraiguë, et elle tend chaque jour à augmenter de volume, sans provoquer d'autres symptômes que des symptômes de compression et d'altération des fonctions du tube digestif.

Telle serait aussi la marche à suivre dans le diagnostic, si l'on avait affaire à une tumeur analogue à celle qu'ont représentée Boivin et Dugès (1). Un kyste

(1) *Maladies de l'utérus*. Paris, 1833, atlas, pl. XXXIX.

de l'ovaire droit s'était engagé dans le petit bassin.

Les *kystes hydatiques de l'ovaire* peuvent aussi tomber dans le cul-de-sac recto-vaginal, proéminer dans le vagin, et constituer une tumeur du petit bassin.

Ces sortes de kystes, décrits par M. le docteur Charcot (1) se présentent dans le vagin sous forme de tumeurs rénitentes, fluctuantes, qui donnent rarement la sensation de frémissement hydatique, et que l'on retrouve quelquefois par le palper sus-pubien.

Ces kystes offrent une grande tendance à s'ouvrir dans les conduits muqueux voisins, et sont le siége, à une certaine époque de leur développement, d'un travail inflammatoire intense, qui tend à l'expulsion des hydatides.

Je distinguerai une pareille tumeur de l'hématocèle rétro-utérine, par plusieurs caractères : le développement lent du kyste hydatique, et l'absence de symptômes graves à son début ; l'âge avancé des femmes, le plus ordinairement ; la coïncidence avec des kystes hydatiques d'autres organes ; la persistance de la fluctuation et de la rénitence de la tumeur, et sa tendance ou bien à rester stationnaire, ou le plus souvent à s'accroître.

Kystes tubo-ovariens. — M. Ad. Richard a dési-

(1) *Société de biologie*, 1857.

gné ainsi des tumeurs formées par des dilatations des trompes communiquant avec des kystes ovariques vésiculaires, dont le contenu se porte dans quelques cas dans la trompe et de là dans l'utérus.

Il existe entre ces kystes et le fait relaté par M. Bernutz (*Obs.* I de son *Mémoire*) une relation immédiate. Deux tumeurs ovariennes sanguines correspondant à chaque ovaire étaient en communication avec les pavillons des trompes, de sorte que tumeurs ovariennes et pavillons étaient les parois de ces deux poches sanguines. La seule différence entre cet état anatomique et les kystes décrits par M. Ad. Richard consiste dans le contenu des tumeurs. La marche lente de l'affection, les antécédents et l'absence de tumeur rétro-utérine me paraissent suffisants pour les diagnostiquer d'avec l'hématocèle rétro-utérine.

Les *kystes sanguins de l'ovaire* présentent les mêmes symptômes que les kystes séreux ; en 1857, M. le docteur Dupuy a lu à la Société de biologie une observation de kyste sanguin pris pour un kyste séreux (1).

Grossesse extra-utérine. — Les tumeurs qui résultent de grossesses extra-utérines se développent graduellement ; la santé reste bonne pendant plu-

(1) *Comptes-rendus de la Société de biologie.* Paris, 1858, 2me série, t. IV, p. 54.

sieurs mois ; les mamelles se tuméfient ; on peut sentir les membres d'un fœtus ; le kyste fœtal se porte d'un côté du bassin principalement. Il est des cas où on peut constater les mouvements du fœtus, et entendre les bruits du cœur.

Cette erreur de diagnostic a été commise par MM. Robert et Huguier (1). Le fœtus était mort ; depuis le début de la grossesse, la femme avait éprouvé des symptômes de péritonite. L'examen des seins n'avait pas été fait ; il aurait pu cependant être utile, puisque la femme était restée jusque-là inféconde. La tumeur proéminait dans la région hypogastrique, faisait saillie dans le vagin, et repoussait le col utérin en avant. Il existait un ensemble de symptômes tel que malgré leur expérience en ces sortes de maladies, MM. Robert et Huguier ont cru avoir affaire à une hématocèle rétro-utérine.

Tumeurs fibreuses de l'utérus. — Le docteur Engelhardt (2) signale dans sa thèse une erreur de diagnostic commise sur une femme atteinte d'hématocèle rétro-utérine qui fut regardée par M. le professeur Stoltz comme étant une tumeur fibreuse développée dans la paroi postérieure de la matrice ; il pensa, dans un examen ultérieur, que le corps fibreux contenait un kyste.

(1) Gallard, *Bulletins de la Société anatomique*, 1854.
(2) *Thèse*. Strasbourg, 1858.

Le développement de la tumeur qui, d'après l'observation, dépassait le pubis, trois semaines après le début, la violence des douleurs, la coïncidence de l'aménorrhée, la densité inégale de la tumeur, et l'irrégularité de sa surface n'étaient cependant pas des symptômes bien positifs d'une masse fibreuse.

Tumeur fibreuse ramollie. — Je trouve dans les comptes rendus de la Société de biologie de 1856 une observation de M. Lecorché, relative à une tumeur fibreuse ramollie. L'abdomen était très-développé ; les parois en étaient tendues ; la saillie était prononcée, surtout à droite de l'ombilic. La tumeur hypogastrique était mate dans toute son étendue ; on y percevait de la fluctuation. Le col de l'utérus était dévié. Plusieurs caractères permettraient de distinguer une semblable tumeur d'une hématocèle :

La femme âgée de 66 ans était malade depuis l'âge de 30 ans. A cette époque, un chirurgien fit l'ablation d'un polype utérin. Depuis elle cessa d'être réglée ; son ventre grossit peu à peu, sans grandes douleurs. Par le toucher vaginal, on n'avait pas senti de tumeur post-utérine.

L'âge de la malade, l'époque du début des accidents, l'absence de douleurs vives, le résultat du toucher vaginal seraient des caractères précis de diagnostic.

Rétroversion et rétroflexion de l'utérus. — Voici un cas d'erreur de diagnostic, où une hématocèle fut prise pour une rétroversion d'un utérus gravide.

Femme de 32 ans, ayant eu pour la première fois ses règles à 21 ans, après avoir souffert pendant six ans de douleurs et coliques revenant périodiquement chaque mois. Même aujourd'hui, la malade n'a que difficilement ses règles.

Elle vient à l'hôpital pour une suppression de règles depuis deux mois.

Il y a trois semaines, le ventre se tendit, et la malade fut sujette à des coliques atroces.

Aujourd'hui, l'excrétion des fèces et la miction urinaire sont très-pénibles. La malade est obligée de garder le lit; on emploie la sonde et des lavements. La vessie ayant été vidée, on sent derrière elle une tumeur lisse, ronde, sensible, immobile et difficile à limiter. Elle s'élève jusqu'à trois travers de doigt au-dessous de l'ombilic, et semble s'étendre vers la vulve et le rectum. On sent par le toucher vaginal une demi-sphère fluctuante; le col est à 2 pouces au-dessus du pubis; on peut difficilement l'atteindre; une sonde, introduite dans la cavité utérine, en sort couverte de mucus.

On ne sent ni les membres d'un fœtus, ni le bruit placentaire, ni le pouls fœtal.

Dans les douleurs très-fortes, on crut pouvoir sentir des contractions peu intenses dans la tumeur vaginale.

Le diagnostic fut : *Rétroversion d'un utérus gravide au cinquième mois.*

Constipation de plus en plus opiniâtre, douleurs atroces, vomissements. On porta le trois-quarts dans le vagin; on ponctionna la tumeur; il s'écoula à plein jet 2 litres et demi de sang noir et fluide. Tous les symptômes d'étranglement cessèrent; mais, après deux jours, il se développa une péritonite intense qui emporta la malade en trois jours.

L'autopsie fit voir l'utérus dilaté ; un énorme sac entouré de fausses membranes entre l'utérus et le rectum, contenant une livre de sang. Péritonite très-intense (1).

Varices du ligament large. — Les varices du ligament large, observées chez quelques femmes, se traduisent par des symptômes, un peu avant la période menstruelle. Situées exactement à gauche ou à droite de l'utérus, mais plus souvent à gauche (2), elles se présentent sous la forme de tumeurs molles, fluctuantes, peu volumineuses, bosselées, augmentant par la position verticale et à l'approche de l'écoulement menstruel, persistant quelquefois après sa terminaison, et donnant lieu à des symptômes de tension et de pesanteur douloureuse, qui cèdent facilement en quelques jours à un repos horizontal et à des applications réfrigérantes. M. Richet a donné des soins à une dame qui avait consulté M. Amussat et M. Velpeau et chez laquelle ce dernier moyen a le mieux réussi (3).

Le peu de gravité des accidents déterminés par ces sortes de tumeurs, leur petit volume, l'absence de vomissements, de décoloration de la peau, d'ac-

(1) Mikschik, *Études sur la pathologie des ovaires.* Leipsick, 1854. — Je dois cette traduction à l'obligeance de M. Picard, interne des hôpitaux.

(2) Devalz. *Thèse.* Paris, 1858, p. 18.

(3) *Traité d'anatomie chirurgicale.* Paris, 1855, p. 736.

cidents fébriles graves et de tumeur volumineuse pelvienne et sus-pubienne, la légère atteinte portée à la santé, ainsi que la préexistence de varices, d'hémorrhoïdes ou de varices du vagin, me paraissent des caractères suffisants pour écarter l'idée d'une hématocèle rétro-utérine de la forme la plus légère.

Thrombus du ligament large. — Je veux parler de certains thrombus survenant en dehors de la grossesse et de l'accouchement et que, d'après quelques observations cliniques, on me paraît avoir confondus avec l'hématocèle rétro-utérine, sous le nom d'hématocèles péri-utérines.

Certaines femmes, à la suite de coït, d'efforts exagérés, sont atteintes d'une tumeur située exactement d'un côté ou des deux côtés de l'utérus, le plus souvent à gauche ; tumeur molle, pâteuse, d'un volume variant de celui d'une noix à celui d'une tête d'enfant à terme, accompagnée de douleurs rarement très-vives, qui ne nécessitent pas toujours le repos au lit, et sont calmées par des applications réfrigérantes. L'existence antérieure d'un thrombus de la vulve ou du vagin, la constitution particulière que les Allemands appellent veinosité, la coïncidence de varices soit des membres inférieurs, soit de l'anus, soit du vagin, la position franchement latérale de la tumeur par rapport à l'utérus, la présence à sa surface de sinuosités tortueuses décrites par des veines dilatées, mais surtout la bénignité des accidents généraux, le retour apparent à la santé, après quelques jours, me paraissent devoir faire écarter l'idée d'une hématocèle rétro-utérine dont les symptômes suivent toujours une marche si menaçante pour les jours de la malade.

Rétention des matières fécales. — M. Marrotte (1) a observé un fait dans lequel une accumulation de matières fécales a simulé les symptômes locaux de l'hématocèle rétro-utérine et où un purgatif a tout fait disparaître.

Indurations plastiques. — Ce qui est réellement difficile à distinguer, c'est une induration plastique consécutive à une hématocèle, d'une semblable induration consécutive à une phlegmasie. Il existe assez souvent en arrière de l'utérus, et lui paraissant adhérentes, de petites masses dures, régulières, indolentes, du volume d'une noix au plus, ne se décelant par aucun symptôme bien marqué, et dont le point de départ est obscur. Est-ce un reste d'épanchement sanguin ou de phlegmon ?

Sur deux malades (*Obs.* v et xvi), j'ai retrouvé pareille induration, chez la première, huit mois après sa sortie de l'hôpital ; chez la seconde, six mois après ; mais plus haut, en arrière de l'utérus,

(1) *Bulletins de la Société médicale des hôpitaux de Paris*, 24 février 1858.

au delà des limites que peut atteindre le doigt, n'en restait-il pas ?

Voici un fait où le diagnostic de la cause de ces indurations est bien difficile à préciser :

La femme D..., 32 ans, entra le 30 mai 1856 à l'hôpital des Cliniques, dans le service de M. Nélaton, auprès duquel je remplissais les fonctions d'interne.

A l'âge de 22 ans, accouchement suivi, pendant une période de deux mois, de pertes continuelles de sang liquide et de douleurs siégeant dans la moitié droite de l'hypogastre.

A l'âge de 28 ans, à la suite de fatigues, douleurs hypogastriques, comparées à des coliques ; phénomènes qui n'ont pas cessé jusqu'au moment où je l'ai examinée.

Le 11 avril 1856, deux jours après la cessation des menstrues, perte de sang liquide durant une semaine.

Le 20 avril, sortie de deux caillots du volume d'une noisette et persistance d'un écoulement rougeâtre pendant trois semaines.

Examinée le 30 mai, elle accusait des douleurs continues dans la région sacrée et des coliques survenant par accès, une sensation de pesanteur anale et d'un corps étranger s'opposant à la défécation.

Par le toucher vaginal je trouvai le col légèrement porté en avant, et, en arrière de lui, au-dessus du cul-de-sac vaginal postérieur, une petite masse non adhérente à l'utérus, du volume d'une noisette, très-dure, très-douloureuse. La douleur était comparée à une piqûre.

La malade ne resta que deux jours à l'hôpital; M. Nélaton considéra cette tumeur comme un petit phlegmon accompagné d'infiltration plastique, et se proposait de cautériser avec un fer rouge la muqueuse du cul-de-sac vaginal postérieur, dans le but d'obtenir une révulsion résolutive, ainsi que l'expérience le lui a enseigné.

L'observation qui suit, bien que présentant des symptômes analogues à ceux de l'hématocèle, me paraît devoir être publiée ici à cause du doute que peut provoquer l'étude des antécédents.

La femme Clotilde H..., âgée de 30 ans, lingère, née à Paris, est couchée au nº 34 de la salle Sainte-Claire, service de M. le docteur Oulmont, à l'hôpital Lariboisière, où elle est entrée le 6 septembre 1857 (1).

Cette malade, très-intelligente, donne des renseignements très-précis. Elle a été réglée à 16 ans d'une manière très-irrégulière jusqu'à l'âge de 26 ans (intervalles d'un ou deux mois, quelquefois trois mois, entre les époques menstruelles); les règles duraient trois ou quatre jours, étaient peu abondantes; le sang était pâle. Pendant ces dix années, palpitations fréquentes, essoufflement, faiblesse, langueur, œdème des membres inférieurs un

(1) Cette observation et la suivante m'ont été communiquées par M. Heurtaux, interne des hôpitaux.

grand nombre de fois. Depuis l'âge de 26 ans, toujours très-régulièrement réglée ; écoulement sanguin abondant pendant six jours. Mariée à l'âge de 17 ans, elle a eu deux enfants, l'un à 18, l'autre à 20 ans. La première grossesse et le premier accouchement se sont très-bien passés.

Entre ces deux grossesses, mais quinze jours environ après une fatigue, la malade a été prise de douleurs vives dans l'abdomen ; il n'y a pas eu de pertes de sang à cette époque. Le ventre est devenu volumineux ; il est survenu des vomissements, de la fièvre. La malade ne se rappelle pas si, au début de sa maladie, elle a éprouvé un frisson. Elle a dû garder le lit pendant assez longtemps ; la convalescence a été longue et pénible. Depuis ce moment, le ventre est resté plus gros ; elle a été sujette à des tiraillements dans les reins, les aines.

La seconde grossesse a été pénible ; au cinquième mois, après un effort, douleur vive dans le côté droit. A la suite de cet accident, la malade fut contrainte de garder le repos ; elle n'a pas senti son enfant remuer pendant trois semaines. Pourtant, la grossesse est arrivée à terme, et la malade est accouchée d'un enfant bien portant. Cet enfant est mort à onze mois ; le premier enfant est mort il y a trois ans.

Depuis la deuxième grossesse, la malade a éprouvé sept ou huit fois l'accident suivant : à une époque menstruelle, elle avait une perte abondante qui durait cinq, six ou sept jours, puis l'écoulement sanguin s'arrêtait, et à ce moment survenaient des douleurs vives à l'hypogastre, avec retentissement de la douleur dans les aines et dans les reins, de la fièvre, des vomissements, de la constipation. Le ventre était ballonné, très-douloureux au toucher. La malade était contrainte alors de prendre le lit, et de le garder pendant quinze jours, trois semaines ou un mois. — On lui faisait des applications de sangsues ; on lui prescrivait des bains, des cataplasmes, quelques purgatifs, et les accidents se dissipaient, laissant après eux une faiblesse extrême, de la pâleur, un ventre volumineux, sensible. La malade ne sait pas s'il existait une tumeur dans l'abdomen.

La première de ces atteintes est survenue un mois environ après l'accouchement; la dernière s'est produite il y a deux ans. Il existait entre chaque maladie un intervalle de six mois, un an ou davantage.

Jamais d'irrégularité notable dans la menstruation depuis l'âge de 26 ans. Dans les cinq ou six derniers mois seulement, les règles survenaient à intervalles de quinze jours à trois semaines, coulaient abondamment pendant quatre jours, puis beaucoup moins pendant quatre autres jours.

La malade est sujette aux douleurs névralgiques, surtout dans la tête, aux oppressions, battements de cœur. Souvent elle a de l'œdème des jambes ; faiblesse ; teint habituellement coloré aux pommettes ; sang devenant plus pâle dans les derniers temps ; flueurs blanches à peu près continuelles.

Les règles sont venues pour la dernière fois le 16 août ; elles ont coulé abondamment jusqu'au 21 ; mais ce jour-là, sans cause connue, l'écoulement s'est brusquement arrêté ; il est survenu des douleurs de l'hypogastre, bientôt suivies de vomissements, d'agitation, de fièvre. La malade a pris le lit depuis cette époque, et depuis ne l'a pas quitté.

Le 6 septembre. *État actuel.* Pas de fièvre ; peau à la température normale ; expression naturelle du visage ; teint légèrement pâle. Décubitus dorsal. Quand la malade veut se coucher sur l'un ou l'autre côté, elle éprouve un sentiment de pesanteur, et même une douleur assez vive vers les deux fosses iliaques.

Abdomen volumineux, rénitent; dans sa portion sus-ombilicale et dans les deux flancs, il se laisse assez bien déprimer, et, dans ces points, la pression n'est pas douloureuse. Dans la région hypogastrique, on sent une tumeur arrondie, ou plutôt légèrement ovoïde, à grand diamètre vertical. La partie supérieure de cette tumeur s'avance à quatre travers de doigt de l'ombilic; par son extrémité inférieure, elle plonge dans le bassin. Sa consistance est uniforme, assez ferme. On ne peut pas déplacer la tumeur par des pressions exercées latéralement. Cette tumeur occupe la ligne médiane, et de là s'étend vers les parties latérales de la région hypogastrique, mais davantage du côté gauche. Sensibilité assez vive à la pression.

Au toucher vaginal, on trouve le col utérin fortement rejeté en haut et en avant, appuyé contre le corps du pubis, immobile dans cette position ; il est, du reste, parfaitement sain. En arrière, on sent une tumeur arrondie, faisant dans le vagin une saillie considérable ; elle dépasse l'extrémité inférieure du col utérin de 3 centimètres environ. Cette tumeur est dure, de consistance égale ; elle se continue parfaitement avec la tumeur hypogastrique.

Gêne très-considérable de la miction. Constipation opiniâtre. La malade éprouve presque continuellement la sensation d'un corps étranger volumineux qui serait sur le point de s'échapper par la vulve ou l'anus.

Depuis huit jours, quelques douleurs sur le trajet des nerfs cruraux. Pas d'œdème des jambes. Douleurs dans les reins, les aines, le haut des cuisses, surtout quand la malade est debout. Interrogée au point de vue de sa tumeur, la malade répond qu'elle ignorait complétement son existence.

Le 7. 15 sangsues à la partie moyenne de l'hypogastre ; cataplasmes.

Le soir. Les sangsues ont bien saigné ; diminution de la douleur.

Le 8. Bain.

Le 9. De nouveau 12 sangsues ; cataplasmes.

Le 10. Pas de selles depuis cinq ou six jours. — Huile de ricin, 30 grammes.

Le 11. Encore de la douleur à la pression de l'hypogastre. — 10 sangsues ; bain.

Le soir. La malade se trouve mieux ; elle souffre beaucoup moins.

Le 13. Les règles paraissent (deux jours d'avance), mais fort peu abondantes.

Le 14. Les règles se sont arrêtées brusquement et sans raison, hier soir ; depuis ce moment, la malade souffre beaucoup plus du bas-ventre. Ni frissons, ni vomissements ; chaleur et agitation toute la nuit. Ce matin, peau chaude, pouls accéléré (96 à 100 pulsations). Abdomen bien plus tendu, très-douloureux à la moindre pression, surtout dans la partie gauche de la tumeur ; celle-ci est plus volumineuse que jamais, remonte jusqu'à l'ombilic. Au toucher vaginal, même résultat que précédemment. — 10 sangsues ; cataplasmes.

Le 15. Cataplasmes ; huile de ricin, 30 grammes. — Bain.

Le 17. Amélioration ; moins de douleur. — Bain.

Le soir. Il est survenu par le vagin, peu après la visite, un écoulement sanguin léger, qui a duré quelques heures ; la malade n'a pas osé prendre son bain. Il existe un œdème assez notable à la jambe gauche ; sensation de froid, de fourmillement depuis l'augmentation de la tumeur abdominale.

Du 18 au 29. Amélioration continue ; le ventre est de moins en moins douloureux ; le volume de la tumeur diminue assez rapidement ; moins de gêne pour aller à la selle et pour uriner ; moins de pesanteur vers le bassin ; la malade n'éprouve plus au même degré la sensation de corps étranger.

Le 29. Toucher vaginal : col de l'utérus presque revenu

à sa place normale ; en arrière de lui, on sent encore un engorgement assez prononcé, cependant infiniment moins saillant que celui qui existait jusqu'à cette époque.

La malade se plaint cependant de souffrir encore dans les reins et les aines ; de plus, elle éprouve des douleurs dans la jambe gauche. Ce membre est encore le siége d'un œdème assez prononcé, de fourmillements, de refroidissement et de crampes douloureuses dans le mollet.

Pertes blanches assez abondantes, bien plus qu'avant la maladie actuelle.

Le 10 octobre. La malade éprouve encore une pesanteur excessive, et même des douleurs dans les lombes, pendant la marche. Encore quelques douleurs dans l'hypogastre et les aines, mais beaucoup moindres. La jambe gauche n'a, depuis quelques jours, ni œdème ni fourmillements ; elle reste seulement un peu plus faible que la droite.

Il y a une selle tous les trois ou quatre jours, comme cela avait lieu dans l'état habituel de la malade. Depuis quelques jours également, la miction est redevenue tout à fait normale.

Ventre un peu volumineux, mais souple, encore légèrement douloureux dans la partie gauche de l'hypogastre. On ne sent plus de traces de la tumeur.

Toucher vaginal : col inégal, dur, un peu volumineux, indolent à la pression. Il a repris à peu près sa position normale. En arrière, on rencontre encore un engorgement occupant toute la largeur du col, et même se prolongeant un peu au delà sur les côtés, très-ferme, d'une épaisseur de 3 centimètres dans le sens antéro-postérieur. Cet engorgement paraît faire corps avec l'utérus, qui est complétement immobile dans sa position. Cette partie indurée présente peu de douleur à la pression.

Le 14. Les règles étaient arrivées le 13 septembre au lieu du 15; la malade ne voit pas encore paraître son écoulement menstruel ; mais, depuis hier, elle éprouve quelques vertiges, de la pesanteur de tête, quelques douleurs hypogastriques, phénomènes qui annoncent ordinairement chez elle l'apparition des règles.

Le 16. La malade demande sa sortie. Les règles ne sont pas encore venues.

Voici une autre observation qui présente ceci de particulier, que la malade a eu antérieurement une hématocèle évacuée par le rectum. La maladie actuelle est une *phlegmasie pelvienne compliquée de troubles menstruels*.

La nommée D... (Joséphine), âgée de 34 ans, couturière, est entrée, le 8 septembre 1857, dans la salle Sainte-Claire, service de M. le docteur Oulmont, hôpital Lariboisière, lit n° 15.

Cette femme présente les attributs d'un tempérament sanguin ; elle est d'une taille assez élevée, et d'une forte constitution.

Née à Saint-Blimon (Somme); arrivée à Paris il y a huit ans.

Réglée pour la première fois à 16 ans. Écoulement menstruel assez abondant, ayant trois ou quatre jours de durée, ne s'accompagnant de douleurs ni dans l'hypogastre ni dans les reins.

La malade a eu ses règles pour la dernière fois il y a quinze jours ; cette époque menstruelle était en retard de huit jours.

Une seule grossesse à terme, sans accidents, il y a treize ans ; pas de fausses couches.

Malade très-intelligente ; renseignements précis.

Il y a six ans, a été admise à l'Hôtel-Dieu, dans le service de M. Louis, pour l'affection suivante :

Les règles étaient en retard de dix jours, lorsque survinrent des douleurs d'abord assez modérées, occupant tout l'hypogastre ; en même temps que ces douleurs débutaient, parut une métrorrhagie très-abondante, et qui dura trois semaines.

Les douleurs, qui, jusqu'à ce moment, avaient été supportables, devinrent très-vives, s'accompagnèrent de vomissements, d'un frisson très-intense, de prostration.

Le frisson fut suivi de chaleur, d'agitation, et ces phénomènes fébriles persistèrent pendant un mois et demi.

La malade dit très-positivement que M. Louis a désigné son affection sous le nom de *péritonite.*

Le traitement a consisté en applications de sangsues, de cataplasmes, en bains, en potions et en pilules dont la malade ne peut indiquer la nature.

Quelques jours après le commencement de la maladie, M. Louis fit remarquer à ses élèves qu'il existait dans le bas-ventre deux tumeurs du volume d'un gros œuf, très-douloureuses au toucher, et situées des deux côtés de l'utérus (la malade indique bien leur position). Six semaines environ après le début de l'affection, les tumeurs se sont ouvertes dans le rectum, et la malade a rejeté une quantité considérable de sang noir, poisseux, mélangé à une sanie purulente. Ces déjections ont continué pendant une quinzaine de jours. Dès le premier jour, M. Louis observa que les tumeurs hypogastriques avaient beaucoup diminué, et fit remarquer aux assistants la nature du liquide évacué.

La malade est sortie de l'Hôtel-Dieu, deux mois et demi après son entrée, encore maigre et très-faible ; elle n'était complétement remise que cinq ou six mois plus tard.

Depuis cette époque, la malade éprouvait continuellement dans le bas-ventre des tiraillements douloureux, surtout à l'époque des règles.

Enfin, il y a trois mois que l'affection actuelle a débuté.

A cette époque, il n'y a eu aucune irrégularité de règles; aucune imprudence n'a été commise ; pas d'excès vénériens.

Il y avait une dizaine de jours que les règles étaient passées, lorsque parurent des coliques d'abord assez vagues, puis se localisant dans la région hypogastrique, surtout à gauche.

Vingt-quatre heures après ce début, un médecin fit appliquer 15 sangsues sur la partie moyenne de l'hypogastre; les sangsues étaient à peine appliquées, qu'il survint une métrorrhagie abondante, et qui dura dix jours. Le sang était en partie liquide et en partie coagulé.

Il n'y a eu ni frissons ni vomissements, mais chaleur continuelle, agitation; pas de sueurs, tendance à la constipation (une selle tous les quatre ou cinq jours); la fièvre paraît avoir duré deux mois; pendant tout ce temps, inappétence, soif, douleurs très-vives dans le côté gauche de la cavité pelvienne; douleurs et fourmillements dans la jambe gauche, sur le trajet du sciatique; sensation de froid dans le même membre ; pas d'œdème.

Rien du côté des poumons ni du cœur.

Depuis un mois, appétit naturel, digestions bonnes, selles à peu près régulières. La malade est restée couchée tout le temps.

Lorsqu'elle veut se tenir debout, elle souffre beaucoup dans le bas-ventre, les reins et la jambe gauche.

Il y a cinq semaines, la malade est entrée à la Pitié, dans le service de M. Marrotte; elle y est restée douze jours ; on lui a prescrit des bains et de l'iodure de potassium.

État actuel. Visage naturel ; bonne expression; pâleur assez prononcée.

Absence complète de fièvre ; 76 à 80 pulsations; peau fraîche ; pas le moindre souffle au cœur ni dans les carotides.

Ventre de volume naturel, souple ; absence de douleurs dans tout l'abdomen, excepté dans la moitié gauche de la région hypogastrique.

En ce point, on ne peut sentir aucune tumeur, aucun empâtement.

Toucher vaginal : le col de l'utérus est rejeté vers le côté droit, un peu volumineux et mou ; à sa gauche, au niveau du ligament large, on sent une tumeur grosse comme un œuf de dinde, très-dure et douloureuse au toucher ; au sommet de cette tumeur, on perçoit des battements isochrones à ceux du pouls, mais ces pulsations résultent d'un simple soulèvement ; il n'y a pas d'expansion dans toute l'étendue de la tumeur ; la miction provoque un peu de douleur dans le flanc gauche.

Le 9 septembre. Même état ; sommeil de quelques heures, cette nuit.

15 sangsues au niveau de la fosse iliaque gauche, cataplasmes ; potages et bouillons.

Le 10. Les sangsues ont bien saigné ; la malade trouve qu'elle souffre moins dans le côté.

Cataplasmes, lavement huileux ; une portion.

Le 11. Même état. — 5 sangsues, bain.

Le 12. Les règles, attendues seulement dans huit jours, ont commencé à couler aujourd'hui. Il y a quelques douleurs dans les reins et les aines, comme aux autres époques menstruelles.

Le 17. Depuis hier les règles se sont arrêtées ; il ne s'écoule plus qu'un liquide rougeâtre peu abondant.

Le 25. État général satisfaisant ; quand la malade est debout, elle éprouve toujours des douleurs dans les reins et le bas-ventre.

Au toucher vaginal, très-légère diminution de la tumeur ; même consistance.

Bain tous les trois ou quatre jours ; cataplasmes sur le ventre.

Le 4 octobre. La malade prend des forces, mais l'état local reste le même.

Le 13. Aujourd'hui les règles ont paru vers minuit, et sont venues sans présenter rien de particulier.

La malade éprouve des douleurs dans les reins, les aines, comme aux époques menstruelles ordinaires.

Le 19. Exeat ; les règles ont fini hier ; elles ont eu la même durée qu'habituellement. Même état de la tumeur.

CHAPITRE X.

SIÉGE ANATOMIQUE DE L'HÉMATOCÈLE RÉTRO-UTÉRINE.

1° La tumeur est-elle seulement intra-péritonéale ?

2° Est-elle exclusivement extra-péritonéale ?

3° Y a-t-il des hématocèles intra et extra-péritonéales ?

Art. 1er. — L'hématocèle est-elle toujours intra-péritonéale.

Depuis que M. Nélaton a décrit ces sortes de tumeurs, il a toujours pensé qu'elles occupaient la cavité du péritoine. Les preuves sur lesquelles il put appuyer tout d'abord son opinion sont :

1° L'observation d'une malade morte d'hémorrhagie dans le service de M. Malgaigne, à l'hôpital Saint-Louis (1) ;

2° L'observation de M. Denonvilliers (2) ;

3° De M. Monod (3) ;

4° De M. Bernutz (4).

L'opinion de M. Nélaton fut partagée depuis par MM. Laugier, Denonvilliers, par un de ses élèves, M. Fenerly, et ainsi que je l'ai démontré, toutes les autopsies sont venues donner raison au savant clinicien (5).

Depuis, M. Oulmont a présenté à la Société médicale des hôpitaux de Paris deux pièces anatomiques qui montraient le siége intra-péritonéal des deux tumeurs.

La plupart des autopsies ont confirmé ce fait anatomique, et si, dans quelques-unes, les désordres inflammatoires, et les produits fibrineux ont commandé le doute, du moins il n'a jamais été évident que la tumeur fût sous le péritoine.

Art. 2. — Est-elle exclusivement extra-péritonéale ?

Cette opinion a été émise par M. Viguès, le premier. Les faits sur lesquels il s'est appuyé lui ont

(1) *Gaz. des hôpitaux*, 1851, p. 578.
(2) *Bull. de la soc. de chirurgie*, 1851.
(3) *Gaz. des hôpit.*, 1851, p. 579.
(4) *Mém. sur la rétent. du flux menstruel.—Arch. de méd.*, 1848.
(5) *Thèse*, Paris, 1858. *Tableaux analytiques.*

paru bientôt si erronés, que dans un Mémoire inédit présenté à la Faculté de médecine, il a professé une opinion complétement inverse.

Je n'insisterai pas davantage sur une explication abandonnée même par son auteur.

Art. 3. — Y a-t-il des hématocèles intra et extra-péritonéales ?

Telle est l'opinion d'un certain nombre de médecins : MM. Huguier, Nonat, Robert, Becquerel et Verneuil.

Un élève de M. Nonat, M. Prost, a donné dans sa Thèse (1) les signes distinctifs des deux espèces de tumeurs.

« Quand elles sont sous-péritonéales, l'utérus est élevé vers l'hypogastre; quand elles sont intra-péritonéales, l'utérus est abaissé. »

Pour affirmer ce signe de diagnostic, il aurait fallu, ce que n'a pas fait l'auteur, mesurer la distance qui sépare le col utérin de l'orifice vulvaire.

J'ai noté cette distance chez huit malades.

Elle a été	3	fois de	6	centimètres.
—	2	—	5	—
—	2	—	4 1/2	—
—	1	—	4	—

Or, à l'état physiologique, la distance du col à

(1) *Thèses de Paris*, 1854.

l'orifice vulvaire varie de 4 cent. 1/2 à 6 cent. 1/2.

Il n'y a donc, entre la distance minima observée chez ces huit malades et la distance physiologique minima, qu'une différence de 1/2 centimètre, sur laquelle il est vraiment impossible de fonder une classification.

Et d'ailleurs, si l'utérus subissait un mouvement ascensionnel dans le cas de tumeur sous-péritonéale, on devrait le sentir au-dessus du pubis : or, dans les observations VII et XXXII, qui seraient certes pour MM. Nonat et Prost des hématocèles sous-péritonéales, puisque le fond du vagin présentait la coloration violacée, le corps de l'utérus n'était pas porté au-dessus de la symphyse pubienne.

Si chez la malade (observ. VII) dont la tumeur atteignait l'ombilic, l'hématocèle était sous-péritonéale, je ne saurais me rendre compte comment le péritoine pourrait être décollé dans une si grande étendue.

De plus, les symptômes de l'hématocèle rétro-utérine et sa marche présentent plus d'un caractère commun avec la péritonite hémorrhagique, telle que l'a décrite Valleix.

M. Prost a apporté à l'appui de son opinion et de celle de M. Nonat quatre observations (1).

Dans la première (celle de la femme B..., âgée

(1) *Thèses de Paris*, 1854.

de 21 ans, morte du choléra), il s'agit sans nul doute d'un kyste de l'ovaire, accompagné d'une phlegmasie rétro-utérine. On ne saurait appliquer à ce fait le nom d'hématocèle rétro-utérine.

La deuxième (femme V..., âgée de 35 ans) est un exemple de thrombus survenu pendant l'accouchement. Quelle analogie peut-on établir entre cette dernière affection et celle qui est toujours un accident de la menstruation ?

La troisième (femme B..., âgée de 31 ans) est publiée comme exemple d'hématocèle intra-péritonéale.

La quatrième observation (femme Leclerc, âgée de 35 ans) est bien un fait d'hématocèle rétro-utérine, mais que M. Prost déclare être extra-péritonéale. Voici les principaux détails de l'autopsie, sur lesquels il fonde son opinion :

« Adhérences du rectum, de l'S iliaque et de l'utérus avec la tumeur. La matrice est comme incrustée sur sa face antérieure. Dans la tumeur s'ouvrent deux kystes ovariques sanguins. Elle a son siége dans le tissu cellulaire existant à la face postérieure de l'utérus. »

Cette dernière phrase signifie évidemment pour M. Prost et M. Nonat, dans le service duquel il était interne à cette époque, que le sang était épanché dans les mailles d'un tissu cellulaire qui tapisserait la face postérieure de l'utérus, entre cet organe et le feuillet péritonéal qui lui est adossé. Or, en anatomie, on n'admet pas qu'il existe là du tissu cellulaire;... et, pour éviter, du reste, toute affirmation erronée, j'ai prié M. Lefort, aide d'anatomie à la Faculté de médecine, d'examiner ce point anatomique d'une façon toute spéciale. Il m'a déclaré qu'il n'existe pas là traces de tissu cellulaire.

M. Prost aura probablement pris pour du tissu cellulaire des produits fibrineux de l'inflammation. Ainsi, la seule observation que M. Prost cite comme exemple d'hématocèle extra-péritonéale, est un fait de plus à ajouter au nombre des tumeurs contenues dans la séreuse.

M. Nonat a récemment exposé ses idées sur l'hématocèle rétro-utérine, dans une discussion soulevée à la Société de médecine du département de la Seine (1), à l'occasion du Rapport de M. Duparcque sur ma Thèse. Et d'abord, il a déclaré que monsieur Prost, son élève, avait été trop loin, quand il avait dit que dans l'hématocèle sous-péritonéale, le corps de l'utérus était porté en haut, et l'était en bas dans l'hématocèle intra-péritonéale. Il a ainsi confirmé le doute que j'avais déjà émis (2) sur la valeur de cette affirmation.

Aux signes de diagnostic donnés par son élève, M. Nonat en a ajouté d'autres :

(1) *Gazette hebdomadaire*, juin 1858.

(2) *Thèse*, 1858, p. 50.

« Dans l'hématocèle extra-péritonéale, la tumeur est très-proche de l'anus, dont elle n'est pas distante de plus de 3 centimètres. »

M. Nonat s'appuie par conséquent sur un fait anatomique : la distance qui sépare le cul-de-sac péritonéal recto-vaginal de l'anus ; distance que Lisfranc, Sanson, MM. Malgaigne et Richet ont en effet dit être de 11 centimètres.

Tous les auteurs, cependant, ne placent pas si loin de l'anus le repli péritonéal, et M. Velpeau admet comme moyenne de 4 à 6 centimètres.

Le docteur Legendre (1), au moyen de coupes pratiquées sur des cadavres préalablement glacés, a trouvé

Une première fois,	la distance de	4 cent.	8 millim.
Une deuxième fois,	—	7 cent.	
Une troisième fois,	—	7 —	1/2

La distance est donc très-variable, et les malades chez lesquelles M. Nonat a trouvé la distance de 3 centimètres pouvaient bien rentrer dans la catégorie de celles chez qui M. Legendre a noté la distance *minima*.

En effet, si chez les malades de M. Nonat la distance était de 4 centimètres 1/2, il me semble que le doigt introduit dans l'anus refoule bien les tissus

(1) *Anatomie chirurgicale homalographique*, Paris, 1858, planches XVII, XVIII, XIX.

dans une longueur de 1 centimètre au moins. — Dans ces cas, on le voit, une tumeur située dans le péritoine, peut être sentie comme étant à une distance de 3 centimètres du périnée.

Ce médecin invoque un autre signe de diagnostic la coloration violacée du fond du vagin.

Et d'abord ce signe est très-rare ; de plus, il me semble que loin d'être constituée par quelques marbrures éparses, la coloration devrait être franchement violacée comme dans le cas de thrombus du vagin.

J'ai observé deux fois cette teinte et j'ai cru pouvoir l'attribuer à la coïncidence du début de l'affection avec des époques cataméniales.

L'observation suivante que j'ai recueillie dans le service de M. Tardieu, à l'hôpital Lariboisière, montre que sans être atteintes d'hématocèle rétro-utérine, certaines femmes présentent cette coloration violacée du fond du vagin.

Dysménorrhée. — Excès antérieurs de coït. — Teinte violacée du fond du vagin.

Au n° 4 de la salle Sainte-Joséphine, est couchée la nommée Bayard, 24 ans, lingère.

Réglée à 13 ans 1/2. — Pas de maladies graves antérieures ; jamais de pertes ; bien réglée ; l'écoulement sanguin dure quatre jours, est abondant ; jamais de caillots ; pas de grossesses.

Il y a cinq ans, abcès dans l'aine gauche, symptomatique d'une affection vénérienne.

Il y a trois mois, abcès à la grande lèvre droite.

Il y a trois semaines, elle s'est livrée à un coït exagéré, avec un homme ivre.

Il y a treize jours, menstruation survenant à l'époque ordinaire; l'écoulement sanguin n'a pas été aussi abondant que de coutume, mais a duré douze jours consécutifs, et s'est accompagné de douleurs dans la région sacrée et dans la cuisse gauche. Le douzième jour, il est sorti du vagin une membrane rosée, de forme irrégulière, paraissant composée de fils, suivant l'expression de la malade.

Le lendemain, c'est-à-dire le 10 juillet 1857, elle entra à l'hôpital.

État actuel : teint anémique; conjonctives anémiées. La malade nous accuse des douleurs supportables dans la région sacrée ; la pression n'en provoque que peu dans l'hypogastre.

Écoulement vaginal sanguinolent ; sang bien rouge; pas de caillots.

Par le toucher vaginal, on ne sent ni gonflement du col utérin, ni tumeur péri-utérine, ni hyperesthésie.

Examen au speculum : col vierge; marbrures ecchymotiques sous-muqueuses sur ses lèvres antérieure et postérieure, et dans l'épaisseur de la muqueuse tapissant le cul-de-sac vaginal postérieur. Pas d'écoulement sanguinolent. Suintement par l'orifice vaginal du col d'une goutte de mucus.

Pas de fièvre.

Traitement. Bains ; injections émollientes. 2 portions.

Le 12. Plus de douleurs; pas d'écoulement vaginal. Même traitement.

Le 14. Il ne reste plus aucun symptôme; la coloration ecchymotique a disparu. Sortie de la malade.

Ainsi, la coloration violacée du fond du vagin pouvant exister sans hématocèle rétro-utérine, on peut l'attribuer, chez les malades qui sont atteintes de cette affection, à la menstruation.

De plus, si l'épanchement était parfois sous-péritonéal, on trouverait une coloration nettement violacée; l'infiltration sanguine ayant envahi toutes les parois du vagin, les choses se comporteraient comme dans le cas de thrombus; or rien de tel ne se produit; la teinte est constituée par quelques marbrures éparses et demande beaucoup d'attention pour être aperçue.

D'un autre côté, quelques autopsies auraient dû prouver sans hésitation le siége extra-péritonéal des hématocèles. Il n'en est rien cependant; aucun fait ne l'a démontré sans conteste.

Ainsi, dans le récit de l'observation qui m'a été communiquée par M. Silvestre (observ. VIII), il est dit que M. Voillemier, la pièce sous les yeux, était indécis de savoir si la tumeur était intra ou extra-péritonéale.

Dans un autre fait plus remarquable encore, et dont les détails m'ont été donnés par M. le docteur Tarnier, la pièce anatomique fut présentée à la Société de chirurgie et à la Société anatomique par M. le docteur Gaube; chacun fut d'accord que l'hématocèle était sous-péritonéale; mais MM. Tarnier et Gaube, rentrés à l'hôpital, examinèrent de nouveau la pièce et ne furent pas peu étonnés de découvrir le péritoine au-dessous de la tumeur. Ainsi, la pièce avait passé sous les yeux des membres des deux Sociétés, et personne n'avait relevé une semblable erreur. Chacun avait pris pour l'enveloppe péritonéale une membrane fibrineuse; de même que dans le fait observé par M. Piogey (1), l'enveloppe de la tumeur déclarée d'abord être le péritoine, fut reconnue plus tard comme étant de la fibrine.

En résumé, aucun fait n'a jusqu'ici prouvé sans conteste le siége extra-péritonéal des hématocèles rétro-utérines; et de nombreuses autopsies ont, au contraire, démontré qu'elles étaient contenues dans la cavité péritonéale.

(1) Viguès, *Thèse*. 1850, obs. III.

CHAPITRE XI

LÉSIONS ANATOMIQUES.

Art. 1er. — Épanchements sanguins non enkystés.

Toute la peau du corps est décolorée; le ventre est tuméfié, et particulièrement dans la région hypogastrique.

Après avoir incisé les parties abdominales, il s'écoule une quantité considérable de sang noir liquide. Tous les intestins sont distendus par des gaz, et surnagent au-dessus d'une masse de sang coagulé qui se prolonge dans l'excavation du bassin.

Les organes abdominaux sont souvent recouverts par des caillots ; les intestins présentent alors des taches bleuâtres, et dans le cas de M. Lechaptois, le mésentère paraissait infiltré de sang.

Le poids de la masse des caillots et du sang liquide a été plusieurs fois de 4 livres.

Après avoir enlevé le sang, on trouve le plus ordinairement son point de départ : c'était

Dans 6 cas, l'ovaire. (Pelletan, Scanzoni, Neumann, Drecq, Hufeland, Puech. Voyez p. 122.)

— 4 — une varice ovarienne. (Ollivier, Fleischmann, Leclerc, Depaul. Voyez p. 127.)

— 2 — l'utérus. (Brodie, Schuh. Voyez p. 124.)

Dans 4 cas, une trompe utérine. (Fauvel, Pollard, Scanzoni, Pauli. Voyez p. 123.)
— 4 — l'absence de lésions a fait admettre une exhalation sanguine péritonéale. (Lechaptois et Tardieu.)

Voici, du reste, un énoncé de quelques observations d'épanchements sanguins non enkystés de l'excavation péritonéale du petit bassin et l'origine de chacune :

1° Observation d'Hufeland.—Épanchement pelvien. — Déchirure d'un ovaire (1).

2° Observation Pelletan, (p. 9).

3° Observation Russel (2).

4° Observation Royer (3).

5° Observation de Henri Guéneau de Mussy (4).

6° Observation Leclerc (5).

7° Observation Ollivier (d'Angers) (6).

8° Observation Gottfried Fleischmann (7).

9° Observation de M. Depaul (8).

10° Observations de M. Tardieu (9).

« Nous avons rencontré deux exemples d'épanchements singuliers de sang dans le petit bassin,

(1) *Journal d'Hufeland*, 1819.
(2) *Union méd.*, 1848, p. 589.
(3) *Bull. de l'Académie de médecine*, 1855, p. 24.
(4) *Soc. anat.*, 1847.
(5) *Arch. de méd.*, 1828, p. 281.
(6) *Arch. de méd.*, 1834, t. V.
(7) Erlangen, 1815, p. 192.
(8) *Soc. anat.*, 1847.
(9) *Annales d'hygiène*. 2e série. Paris, 1854, t. II, p. 157.

de tumeurs sanguines développées en arrière de l'utérus chez deux jeunes femmes qui, atteintes de cette affection, en dehors de toute conception, de toute tentative d'avortement, succombèrent avec une telle rapidité, que, chez toutes deux, des soupçons d'empoisonnement suscitèrent des poursuites judiciaires, sans qu'aucune autre cause de mort que celle que nous avons signalée pût être constatée. »

La première femme était mariée depuis trois semaines. De l'aveu du mari, la maladie put être attribuée à des excès de coït.

La seconde était une jeune juive, qui tomba frappée à la suite d'excès de coït commis avec des étudiants.

Une troisième femme dont M. Tardieu a fait depuis l'autopsie, a succombé après avoir reçu sur la hanche gauche un coup de pied de son mari.

M. Tardieu a, dans ces trois cas, examiné les ovaires et n'y a rien trouvé qui pût expliquer l'hémorrhagie; elle était due, selon lui, à une exhalation sanguine de la surface interne de la cavité pelvienne.

État des organes qui ont donné issue au sang.

Ovaires. — Dans le cas où l'ovaire est le point de départ du sang, il est tuméfié, présente une poche de la grosseur d'une noix ou d'un œuf de poule, violacée, noirâtre, remplie de sang coagulé et déchirée en un point de sa surface libre.

On a noté dans deux cas qu'il était gangrené et à moitié détruit. (Observations d'Hufeland et de Luton.)

Muqueuse utérine. — On trouve dans la cavité utérine aussi bien que dans les trompes du sang liquide. L'utérus est volumineux, sa cavité est amplifiée.

Une compression légère de ses parois provoque l'apparition d'une multitude de gouttelettes de sang.

Muqueuse tubaire. — Sur le trajet de la trompe est le plus souvent une tumeur du volume d'un œuf de pigeon, ordinairement violacée, noirâtre, remplie par des caillots sanguins.

En un point de sa surface libre est une déchirure obturée par du sang coagulé.

D'autres fois la trompe n'est pas rompue ; elle est simplement dilatée par un liquide épais, brunâtre, qui est analogue à celui que l'on rencontre dans le petit bassin.

Varice sous-ovarienne. — Les veines du même côté sont dilatées par du sang coagulé, présentent toutes le volume d'une plume à écrire, et dans leur trajet plusieurs étranglements. Leur disposition est nettement variqueuse ; sur l'une de ces veines on aperçut dans un cas une rupture circonscrite. Les parois de la varice adhèrent au feuillet séreux qui tapisse le ligament large, si bien que le sang s'écoule directement dans le péritoine.

On trouve enfin dans les autres organes les mêmes caractères nécroscopiques que dans le cas des hémorrhagies internes : déplétion des vaisseaux veineux et décoloration des tissus.

Art. 2. — Hématocèle rétro-utérine.

A part la décoloration de la peau, l'extérieur du cadavre ne présente rien de particulier le plus souvent. Rarement on découvre une tuméfaction abdominale.

La portion sus-ombilicale du péritoine paraît à peu près saine, sauf quelques adhérences intestinales. Dans les cas où les adhérences qui enkystaient la tumeur se sont déchirées et où le liquide s'est épanché dans la portion de péritoine restée saine jusque-là, on trouve à l'autopsie les caractères d'une inflammation des plus vives : des flocons albumineux unissant les anses intestinales, recouvrant les viscères, et de la sérosité purulente.

Au niveau du détroit supérieur, on aperçoit des brides celluleuses de siége variable unissant quelques points des feuillets viscéral et pariétal du péritoine. Dans un cas, à quatre travers de doigt au-dessus de la symphyse pelvienne, était une bride qui s'étendait presque directement d'avant en arrière. (*Obs.* XXXI de cette monographie).

Cette bride était de consistance celluleuse, grosse comme une tige de plume, lisse à sa surface, s'attachait d'une part à la paroi antérieure de l'abdomen, un peu à droite de la ligne médiane; et d'autre part s'unissait au bord adhérent du mésentère à la partie inférieure de ce repli.

La vessie est ordinairement élevée au-dessus du pubis ; derrière la vessie est l'utérus, dont la position est le plus ordinairement modifiée ; il a souvent éprouvé une rotation sur son axe : tantôt il est un peu augmenté de volume, tantôt il a conservé ses dimensions normales.

En arrière de l'utérus, des adhérences s'établissent entre la partie postérieure et supérieure de son corps, le rectum, une portion de l'S iliaque, une ou plusieurs anses d'intestin grêle, les deux ligaments larges et la demi-circonférence postérieure du détroit supérieur. On trouve par conséquent l'excavation du petit bassin fermée à sa base par une sorte de plancher.

Aspect de l'intérieur de la tumeur, et état de ses parois. — La meilleure manière de faire cette étude, c'est de l'ouvrir par sa partie postérieure, en écartant le rectum vers le côté gauche, ainsi que je l'ai pratiqué pour la tumeur représentée pl. I, fig. 1.

On arrive ainsi dans une cavité limitée, en avant par la face postérieure de l'utérus et de l'un ou des deux ligaments larges; en haut, par une portion du rectum, de l'S iliaque, une ou plusieurs anses d'intestin grêle et le cœcum, le tout uni par des adhérences celluleuses; en arrière par le rectum et la partie postérieure de l'excavation du bassin, latéralement par les parties latérales de cette excavation; en bas par le cul-de-sac utéro-rectal du péritoine.

Les parois de la cavité ont une épaisseur variable, en rapport avec la quantité de couches fibrineuses dont elle a été tapissée; dans un fait de Récamier, l'épaisseur était de près de 1 centim.

La poche est divisée en nombreuses loges par des adhérences celluleuses.

Dans deux cas (*Obs.* XXVIII et XXXI de cette monographie) la cavité était partagée en deux moitiés égales par une bride unissant la face postérieure de l'utérus et le rectum; la communication existait seulement un peu au-dessus du cul-de-sac utéro-rectal.

Tous les organes qui sont contenus dans le petit bassin sont immobilisés par ces liens celluleux; trompes, ovaires sont fixés dans des positions anormales et complétement perdus au milieu des produits de l'inflammation.

Quelquefois même les ovaires sont méconnaissables ; dans un fait, un seul ovaire a pu être découvert. (*Obs.* XXXI.)

Dans le cas d'issue du liquide au dehors par le vagin ou le rectum, on trouve les traces d'un travail ulcératif et un conduit à contours irréguliers et sinueux, faisant communiquer la poche rétro-utérine avec le vagin et le rectum.

Liquide contenu. — La cavité a une capacité variable et contient tantôt des caillots plus ou moins organisés, tantôt une quantité variable d'un liquide noirâtre, grisâtre en quelques points, analogue le plus souvent à de la suie délayée.

Parfois, il est couleur chocolat et toujours il est visqueux.

Dans un cas, M. Bernutz a trouvé au milieu du liquide un morceau de cartilage (1).

Caractères microscopiques du liquide. — Il présente au microscope des globules sanguins nombreux, complétement privés de leur matière colorante, avec leur forme ronde et leurs contours normaux crénelés ; ils sont difficiles à reconnaître au premier abord (2).

Dans un cas observé par lui, M. Lebert n'a pas rencontré de cristaux hématiques. La matière colo-

(1) Mémoire sur les accidents produits par la rétention du flux menstruel. *Archives générales de médecine.* 1848. *Obs.* I.

(2) Lebert, *Anatomie pathologique générale*, p. 74, pl. V, fig. 4.

rante des globules s'était réunie en globules dont les agminations s'étaient entourées de membranes et constituaient des globules hématiques.

Chez la femme qui fait le sujet de l'observation XXXI, mon collègue et ami, M. Heurtaux, a trouvé dans un liquide qui paraissait à simple vue gris noirâtre, les éléments suivants :

1° Gouttelettes huileuses blanches ou jaunâtres ;

2° Cellules sphériques intactes ou brisées en fragments irréguliers, surchargées de gouttes de graisse (globules de Gluge) : ils sont de $0^{mm},010$ à $0^{mm},025$;

3° Quelques fragments amorphes d'hématoïdine;

4° Deux cristaux quadrilatères, dont l'un était terminé d'un côté par un sommet dièdre, et qui paraissent être du phosphate ammoniaco-magnésien ;

5° Quelques globules sanguins, flasques, déformés, encore bien colorés ;

6° Enfin un assez grand nombre de petites masses noires, de forme anguleuse, ayant des dimensions très-variables, résultant de l'altération de la matière colorante du sang.

Dilatation des trompes. — Les trompes sont dilatées parfois dans tout leur trajet, ou simplement à leurs pavillons, et sont, dans ce dernier cas, béantes dans l'intérieur de la poche.

D'autres fois, les ovaires et les trompes adhèrent ensemble, et forment ainsi les parois de petites cavités remplies d'un liquide noirâtre, et en communication avec la cavité rétro-utérine.

La dilatation des pavillons des trompes a été regardée dernièrement comme signe de diagnostic de l'hémorrhagie tubaire, en ce sens qu'elle serait produite par l'accumulation de sang dans leur intérieur.

Cette interprétation ne me paraît pas vraie; je crois plutôt que la trompe est surprise telle qu'elle est pendant l'ovulation, dans son état d'adaptation à l'ovaire. Quand l'hémorrhagie se déclare à ce moment, la trompe reste fixée dans cette position, soit par des caillots, soit par des productions inflammatoires, suivant l'affection qui surgit.

Voici un fait où le pavillon de la trompe a été trouvé appliqué sur l'ovaire; il s'agit d'une métrite (1) :

Une femme récemment avortée à un terme très-peu avancé, est prise d'une inflammation de l'utérus et du péritoine, à laquelle elle succombe; l'extrémité ovarique de la trompe gauche est de la grosseur d'un petit œuf de poule, adhérente à l'ovaire qu'elle enveloppe en grande partie; elle est rouge, très-vasculaire, et contient du sang fluide.

(1) Boivin et Dugès, *Maladies de l'utérus*, t. I, p. 49.

Dans ce fait particulier, la dilatation de la trompe me paraît tenir à ce que son pavillon avait été retenu sur l'ovaire par des adhérences ; — je crois qu'il en est de même dans l'hématocèle rétro-utérine.

État des parties voisines. — J'ai noté dans plusieurs observations des altérations dysentériques du gros intestin, avec injection fine et teinte ardoisée.

M. Bernutz a signalé des tumeurs hémorrhoïdales de la marge de l'anus et de la fin du rectum. Dans aucun cas, on n'a trouvé de varices du ligament large ; ce fait concorde avec ce que j'ai dit sur l'absence d'enkystement du sang, dans tous les cas où il provenait d'une varice sous-ovarienne.

CHAPITRE XII

PRONOSTIC.

Art. 1er. — Des épanchements sanguins non enkystés.

L'absence d'enkystement est le résultat immédiat de la gravité de l'hémorrhagie ; la mort survient avant tout phénomène de ce genre. On ne trouve aucune trace d'adhérences qui indiquent un effort curatif de la nature.

Les malades meurent en un temps très-court, variant entre une demi-heure et 20 heures; la mort est tellement rapide que l'on croit le plus souvent à un empoisonnement, et que la justice ordonne une enquête médico-légale.

Art. 2. — De l'hématocèle r étro-utérine.

Les accidents immédiats de péritonite, les symptômes consécutifs appartenant à l'anémie, à la dyspepsie, aux adhérences intestinales, utérines, ovariennes, et aux troubles menstruels, mais principalement à la formation de pus, à la décomposition putride et au transport du liquide dans la portion sus-pelvienne du péritoine, impriment à ces tumeurs un certain caractère de gravité.

J'élimine dans ce pronostic les phénomènes immédiats appartenant à l'hémorrhagie; je ne les considère pas comme se rattachant à l'hématocèle. Au moment où se fait l'hémorrhagie, il n'y a pas en effet encore de tumeur; ces symptômes appartiennent aux épanchements sanguins non enkystés.

La stérilité est-elle une conséquence des hématocèles rétro-utérines? — Jusqu'ici la stérilité a été considérée comme une conséquence de l'hématocèle rétro-utérine. On regarde la fécondation comme rendue impossible par l'atrophie que l'on a observée quelquefois dans les ovaires.

J'avais déjà dit que je ne croyais pas à une pareille conclusion (1) ; et je me fondais sur la persistance de la menstruation. Un fait, qui m'a été rapporté par M. Nélaton, donne raison à mon doute.

La malade, dont l'observation a été publiée dans la thèse de M. Viguès, et qui était couchée au lit n° 15 de la salle Sainte-Foy, à l'hôpital Saint-Louis, est accouchée depuis, sans accidents.

Et d'ailleurs, *à priori*, la menstruation indique que la fonction ovarienne persiste. « Il suffit, en « effet, que l'un des ovaires soit sain dans une pe- « tite partie aussi peu considérable que celle qui « appartient à une vésicule, pour que la menstrua- « tion et la conception puissent avoir lieu (2). »

CHAPITRE XIII

TRAITEMENT.

Art. 1er. — Traitement prophylactique.

Est-il possible d'abord de prévoir que telle femme pourra, dans certaines circonstances, être atteinte d'une hémorrhagie intra-pelvienne, ou d'une hématocèle rétro-utérine ?

(1) *Thèse*, 1858, p. 71.

(1) Morgagni, lettre 46, § 28.

Il est difficile de répondre à cette question d'une façon précise; au moins peut-on dire que les femmes passionnées, d'un tempérament sanguin; celles qui sont sujettes à un flux menstruel très-abondant, irrégulier, douloureux; celles qui présentent des varices des membres inférieurs, de l'anus ou du vagin, sont dans des conditions favorables à la production de l'une ou de l'autre de ces affections.

De plus comme, chez quelques malades, l'hématocèle a été déterminée par un coït exagéré, et pratiqué en particulier à l'époque des règles (*Obs.* II, IV, XIV), et comme d'autres (*Obs.* XII, VIII, XI, XXXII, XXXIII, XXXIV) avaient fait des imprudences pendant l'écoulement cataménial, on conseillera aux femmes placées dans les circonstances que j'ai signalées, de s'abstenir de tout effort et de coït, pendant l'époque menstruelle, et quelques jours même après l'écoulement.

Art. 2. — Traitement curatif.

1° *Epanchements sanguins non enkystés.* — Dès que l'on soupçonne un épanchement de sang dans la cavité pelvienne, on doit lutter vigoureusement contre les progrès de l'hémorrhagie. Il ne faudrait pas craindre de pratiquer une ou deux petites saignées de 100 grammes chacune. Le complément du traitement consistera en l'application de compresses imbibées d'eau froide sur le ventre, et de sinapismes aux membres supérieurs. La malade doit en même temps être maintenue dans une immobilité absolue et à l'abri de toute émotion.

2° *Hématocèle rétro-utérine.* — Deux modes de traitement sont employés aujourd'hui : l'un du ressort de la chirurgie, ou méthode évacuatrice, et consistant en une ponction ou une incision, ou les deux réunies; l'autre thérapeutique médicale, et principalement expectante.

La première méthode a été la seule employée dans les premiers temps où l'on s'est occupé de cette affection. M. Nélaton l'a tout d'abord appliquée exclusivement à tous les cas d'hématocèle rétro-utérine.

La deuxième méthode est un résultat de l'emploi de la première : quelques exemples d'infection putride suivie de mort, ont fait abandonner à M. Nélaton une généralisation trop absolue du principe de l'intervention chirurgicale; et dès 1851, le savant professeur la restreignait à certains cas bien déterminés. Examinons maintenant dans quelles circonstances on devra employer telle ou telle méthode.

§ 1er. — Traitement chirurgical.

La violence des douleurs, le développement de la tumeur, la crainte de la rupture des adhérences qui enkystent la tumeur, et de l'écoulement du liquide dans la portion sus-pelvienne du péritoine, sont, pour M. Nélaton, les seules contre-indications au traitement médical. La malade a résisté une première fois à un épanchement de sang dans le péritoine; mais résistera-t-elle à l'épanchement d'un liquide tel que celui qui est contenu dans les hématocèles?

Dans les cas où la tumeur semble augmenter peu à peu, où les douleurs de la malade ne lui laissent aucun repos, M. Nélaton croit qu'il se fait un travail inflammatoire intense dans la poche rétro-utérine, que le péritoine pelvien sécrète une grande quantité de sérosité qui s'unit au sang, et tend à amener la déchirure des adhérences qui circonscrivent la poche à sa partie supérieure.

C'est dans les cas où cet accident est à craindre que M. Nélaton emploie la méthode chirurgicale.

Avant que l'hématocèle rétro-utérine fût décrite par M. Nélaton, Récamier avait eu l'occasion d'opérer deux femmes atteintes de cette affection. Un de ses principes thérapeutiques était, on le sait, de ponctionner toutes les tumeurs pelviennes. Dans deux cas, la ponction amena l'issue d'un liquide noir, visqueux, semblable à de la suie délayée, analogue enfin à celui qui est contenu dans les hématocèles rétro-utérines.

Méthode de Récamier. — Ce praticien se servait d'un pharyngotome pour ponctionner la tumeur par le vagin; il incisait parallèlement à l'axe du corps, d'avant en arrière, afin d'éviter la blessure des artères utérines. L'incision faite, et le liquide s'écoulant, il introduisait dans la plaie un ou deux doigts, et décollait des parois de la poche les caillots sanguins qui y adhéraient. Après avoir laissé écouler tout le liquide, il injectait dans la poche de l'eau tiède, de manière à la remplir entièrement; puis des lavages à l'eau tiède étaient faits trois fois en 24 heures. La malade restait sur le dos, le bassin élevé; une ceinture comprimait l'abdomen. Au moyen de ces lavages et de cette position, Récamier cherchait à empêcher l'entrée de l'air dans la poche, et par conséquent à s'opposer à l'infection putride.

Méthode du professeur Nélaton. — La femme reste couchée sur le dos, les cuisses et les jambes écartées, le bassin sur un plan plus élevé que le reste du tronc. Le chirurgien se place en face de la malade; le doigt indicateur et le médius de la main gauche sont introduits dans le vagin, et appliqués sur la partie la plus saillante de la tumeur, en s'éloignant le plus possible du col utérin. La canule du trocart est placée entre ces deux doigts, et poussée fortement jusqu'à la tumeur; le trocart lui-même est alors introduit dans la canule, et plongé dans la tumeur, à travers la paroi vaginale.

Le liquide écoulé, on fait dans la poche une injection d'eau tiède, en ayant soin de mettre au plus 100 grammes d'eau, et de pousser très-doucement.

Quelques jours après, si le liquide qui sort de la poche prend une odeur fétide, on fait dans la tumeur des injections iodées tièdes, que l'on continuera, tous les jours, jusqu'à ce que le liquide n'ait plus de caractères putrides.

M. Nélaton m'a dit avoir employé les injections iodées chez une dame de province et avoir conjuré les accidents putrides.

Cette méthode évacuatrice est employée par M. Nonat dans les cas où, selon lui, la tumeur est extra-péritonéale.

M. Nonat a pratiqué trois fois la ponction d'hématocèles extra-péritonéales, et trois fois ses malades ont guéri sans accidents, sans complication. Après avoir ouvert la tumeur, M. Nonat y laisse à demeure une sonde en gomme élastique qui a, selon lui, le double avantage de prévenir toute stagnation, en donnant au liquide un écoulement continuel, et de permettre de pratiquer dans le foyer des injections émollientes aqueuses et iodées.

La méthode évacuatrice est employée par presque tous les chirurgiens ; les uns procédant par ponction, d'autres par ponction suivie d'incision.

La ponction et l'incision se font généralement

sur la portion de tumeur qui fait saillie dans le vagin. Une fois seulement (*Obs.* Piogey) l'ouverture en a été pratiquée à la région hypogastrique par le procédé de Récamier.

Statistique des cas où la chirurgie est intervenue dans l'hématocèle rétro-utérine.

Cas de guérison.

Noms des malades. — Origine des observations.

1. Femme Flamand, A. Voisin, service de M. Oulmont.
2. Femme Lavande, A. Voisin, service de M. Nélaton.
3. M. Nonat.
4. M. Robert, *Société de chirurgie.*
5. Fenerly.
6. Prost.
7. M. Marrotte.
8. Professeurs Dubois et Nélaton.
9. M. Nélaton, salle Sainte-Foy, hôpital Saint-Louis.
10. Femme G. Service de M. Beau, hôpital Saint-Antoine.
11. Femme Mariette, service de M. Beau, hôpital Saint-Antoine.
12. Récamier.
13. Récamier.
14. Barthez. *Société des hôpitaux*, 1858.
15. West, *Diseases of women*, t. II.

Cas de mort.

1. Femme Élisa, service de M. Voillemier.
2. Mikschik de Leipsick.
3. M. Monod.
4. M. Juteau.
5. M. Piogey.

Parmi les malades guéries, la femme Flamand, que j'observai dans le service de M. Oulmont, a été atteinte d'accidents d'infection putride tellement graves, que ce judicieux médecin a renoncé depuis, d'une manière formelle, à toute intervention chirurgicale, et encore avait-il fait la ponction avec un trocart d'un petit diamètre.

Ainsi, sur vingt cas où on a employé la méthode évacuatrice, il y a quinze guérisons et cinq morts; c'est-à-dire le quart.

§ 2. — Traitement médical.

M. Nélaton l'a adopté absolument depuis 1851, dans les cas où l'affection suit un cours régulier, où les douleurs de la malade sont supportables, où la tumeur, loin de prendre un volume considérable, diminue progressivement.

J'ai déjà dit que les raisons qui avaient fait adopter ce principe à l'illustre professeur étaient des exemples d'infection putride, consécutive à l'ouverture artificielle du foyer sanguin.

Méthode de M. Nonat. — M. Nonat emploie depuis quelques années avec succès un traitement particulier dont voici l'énoncé : Position horizontale, régime sévère, sinapismes fréquemment promenés sur les membres supérieurs, cataplasmes émollients sur le ventre et quelquefois des onctions mercurielles, lavements émollients, purgatifs légers, applications d'eau froide et même de glace à l'hypogastre et à la partie interne des cuisses, particulièrement au début, pour arrêter ou au moins diminuer le molimen hémorrhagique; mais, avant tout, émissions sanguines générales lorsque la constitution générale de la femme le permet. M. Nonat les prescrit de la sorte :

Saignées de 90 à 100 grammes, répétées deux ou trois fois par mois, et agissant comme déplétives ou dérivatives (1).

Méthode de M. le professeur Trousseau. — M. Trousseau (2) préconise dans le traitement de l'hématocèle rétro-utérine :

D'une part, les ferrugineux et le quinquina, pour prévenir de nouvelles hémorrhagies ;

Et d'autre part, les astringents et les acides, pour combattre l'hémorrhagie pelvienne.

Quant à la douleur que M. Trousseau croit être produite par une fluxion de l'utérus et de ses annexes, il la combat par des applications sur le ventre de cataplasmes chauds de farine de graine de lin et d'une mixture belladonée et opiacée.

M. Aran (3) considère l'intervention chirurgicale comme malheureuse et conseille de combattre, de la manière la plus énergique, la péritonite qui se manifeste toujours au début, par de nombreuses applications de sangsues.

(1) *Gazette hebdomadaire,* 4 juin 1858.
(2) *Gazette des hôpitaux,* 29 juin 1858.
(3) *Société médicale des médecins des hôpitaux de Paris,* 24 février 1858.

Telle est aussi à peu près l'opinion de MM. Oulmont et Marrotte.

§ 3. — Statistique des cas d'hématocèle traités médicalement.

Cas de guérison.

Noms des malades. — Origine des observations.

1. Femme Renauld, A. Voisin, service de M. Pidoux.
2. Femme Dupré, A. Voisin, service de M. Oulmont.
3. Femme Canchon, A. Voisin, service de M. Tardieu.
4. Femme Leclercq, A. Voisin, service de M. Tardieu.
5. Femme Sylvestre, A. Voisin, service de M. Tardieu.
6. Femme Cordevin, A. Voisin, service de M. Tardieu.
7. Femme Blondel, A. Voisin, service de M. Briquet.
8. Femme Cordier, A. Voisin, service de M. Briquet.
9. Femme Barrière, A. Voisin, service de M. Oulmont.
10. Hôtel-Dieu, salle Saint-Bernard, professeur Trousseau.
11. Hôpital des Cliniques, professeur Nélaton, 1859. *Obs.* XXXIV.
12. Hôpital des cliniques, nº 13, professeur Nélaton, 11e observ.
13. West, *Diseases of women*, t. I.
14. Laborderie, *Gazette des hôpitaux*.
15. Fenerly, 17e observ.
16. Fenerly, 18e observ.
17. Fenerly, 19e observ.
18. Professeur Nélaton, *Gazette des hôpitaux*. 1855.
19. M. Gallard, *Société anatomique*, 1855.
20. Prost, *Thèses* 1854.
21. Dufraigne.
22. Satis, *Thèse* 1847, p. 89.

Cas de mort.

1. Femme Caldubchère, hôpital Lariboisière, M. Oulmont.
2. M. Oulmont, hôpital Lariboisière, salle Sainte-Marie, 26.
3. M. Bernutz, Observation I, *Archives de médecine*, juin 1848.
4. Professeur Denonvilliers, *Société de chirurgie*, 1851.
5. Bouvier, *Société anatomique*, 1855.

Ainsi, sur 27 cas où on a employé la thérapeutique médicale, il y a eu 22 guérisons et 5 morts.

Je ferai remarquer que ce chiffre de 5 morts doit être descendu à 3, attendu que 2 malades (*Obs.* I et II) ont succombé à des affections intercurrentes.

Ainsi le chiffre des morts est par rapport à celui des guérisons, dans la proportion de plus de 1 à 7.

En résumé, dans 27 cas, on a employé le traitement médical :

22 fois la guérison a eu lieu :

5 fois la mort s'ensuivit; mais chez 2 malades elle tint à des affections intercurrentes.

Il faut donc n'adopter comme résultat vrai que le chiffre de 3 morts.

Dans 20 cas la chirurgie est intervenue :

15 fois la guérison eut lieu, non sans accidents d'infection putride.

5 fois il y a eu mort.

La moyenne des cas de mort est donc plus forte avec le traitement chirurgical qu'avec le traitement médical.

Avec la première méthode, il y a 1/4 de morts.

Avec la seconde, il y a 1/9 de morts en ne comptant pas les 2 malades qui ont succombé à des affections intercurrentes.

Quant à moi, je crois que le traitement médical est le seul qui soit applicable d'une façon générale. Dans quelques cas bien rares que je chercherai à préciser, on devra peut-être donner issue au liquide enkysté; mais il faut renfermer cette restriction dans les plus étroites limites.

Trois faits analogues que j'ai observés à très-peu de distance me permettent d'être aussi affirmatif.

Il s'agit des malades Lavande (*Obs.* VII), Leclercq (*Obs.* V) et Sylvèstre (*Obs.* XVI). La première, traitée par la ponction par M. Nélaton et les deux autres traitées médicalement par M. Tardieu ; toutes trois se présentant à mon observation dans une période de six mois.

Chez la première, M. Nélaton pratiqua la ponction à cause de douleurs excessives.

Les deux autres éprouvèrent également des douleurs atroces, tout à fait analogues à celles éprouvées par la femme Lavande, pendant une quinzaine de jours, et ont guéri sans que la ponction ait été pratiquée, sans que le liquide se soit écoulé au dehors.

Pour que la ponction fût admise sans réserve, il faudrait pouvoir se mettre à l'abri de ces accidents si graves d'infection putride qui ont menacé la vie de presque toutes les malades traitées chirurgicalement ; cela est si vrai que dans presque tous les cas on fait des injections détersives et antiputrides.

Je rappellerai qu'une malade traitée par MM. Malgaigne et Nélaton a succombé à la blessure d'une artère post-utérine, et que chez une autre traitée par M. Huguier, une injection de 100 grammes d'eau tiède, faite dans la tumeur, détermina une péritonite mortelle en l'espace de 12 heures.

D'un autre côté, que craint-on en ne provoquant pas la sortie du liquide? Deux accidents.

D'une part, la rupture des adhérences qui enkystent la tumeur à sa partie supérieure, accident rare, puisqu'il n'est noté que 4 fois sur 37;

Et d'autre part, l'ouverture spontanée par le rectum et le vagin. Mais elle est beaucoup plus inoffensive qu'on ne le croirait; car dans les cinq cas où ce mode de terminaison a été noté, la mort n'a eu lieu qu'une fois. Dans les trois cas où il s'est fait par le vagin, il y a eu guérison. Ce mode d'évacuation naturelle ne prédispose-t-il pas moins à l'introduction de l'air dans la tumeur, que l'ouverture faite par un instrument?

Le pertuis pratiqué par le trocart est régulier, direct, et reste béant; dans l'autre cas, au contraire, le trajet suit une voie indirecte et sinueuse, et l'air et les liquides ont plus de difficulté à pénétrer.

La statistique des dix cas que j'ai observés moi-même est favorable à la méthode expectante.

Chez huit de ces malades, elle fut appliquée, et les huit guérirent.

La règle de traitement que je cherche à faire prévaloir ne doit souffrir que de très-rares exceptions, et l'exception s'applique exclusivement aux cas de suppuration de la tumeur.

Le traitement médical de l'hématocèle rétro-utérine doit comprendre :

1° La thérapeutique préventive de nouvelles hémorrhagies;

2° La thérapeutique des accidents produits par l'hémorrhagie : tumeur, anémie et péritonite.

1° *Thérapeutique préventive de nouvelles hémorrhagies.*

Tenir la malade dans une immobilité absolue, le bassin élevé.

Couvrir l'hypogastre de compresses trempées dans de l'eau froide, et fréquemment renouvelées. Chez la malade (*Obs.* XXXII), les applications de glace m'ont paru très-utiles.

Préparations astringentes, extrait de ratanhia.

Potions contenant 20 gouttes de perchlorure de fer.

Médicaments acides, eau de Rabel.

Toniques antiménorrhagiques (M. Trousseau), quinquina à la dose de 4 grammes.

Sinapismes aux membres supérieurs.

2° *Thérapeutique des accidents produits par l'hémorrhagie.*

a. De la péritonite.
- *Sangsues à l'anus ou sur le ventre* (30 à 80, suivant l'état de la malade et la gravité des accidents).
- *Calomel* à dose fractionnée, 0gr,10 à 0gr,30 par paquets de 1 à 5 centigr., pendant deux ou trois jours.
- *Vésicatoires* volants sur l'hypogastre.
- *Opium* en pilules, en potions, en lavements et en frictions.
- *Belladone.* Emplâtres belladonés.
- *Eau de Seltz,* glace et potion de Rivière, *comme antivomitifs.*

b. Tumeur . . . . .
- *Émollients.* Cataplasmes sur le ventre.
- *Vésicatoires* volants sur l'hypogastre, après la cessation de tout symptôme aigu.
- *Dérivatifs* sur le canal intestinal. Purgatifs salins. Lavements huileux.
- *Immobilité absolue* pendant le premier mois, jusqu'après l'époque menstruelle qui suit le début de l'affection.

c. De l'anémie . . .
- *Préparations martiales.* Fer réduit par l'hydrogène, 20 à 30 centigr. par jour.
- *Toniques.* Vin de quinquina. Poudre de quinquina, 50 centigr. à 1 gramme par jour.
- *Alimentation choisie.*

Jusqu'à ce que la tumeur soit presque entièrement résolue, je crois qu'on doit s'abstenir absolument de bains chauds; les malades (*Obs.* II et III) éprouvaient des frissons, un malaise général, et une recrudescence des douleurs pendant le bain, et plusieurs heures après. Ces accidents sont-ils dus aux mouvements imprimés aux malades, ou à l'action de l'eau? L'une et l'autre cause peuvent bien agir; mais, dans tous les cas, il vaut mieux, je crois, s'abstenir de ce mode de traitement.

En résumé, la tendance à un nouveau raptus hémorrhagique sera combattue par l'immobilité la plus absolue, la position, les applications froides, les astringents, les acides et les révulsifs.

Les accidents appartenant en propre à l'hématocèle rétro-utérine, seront traités :

La *tumeur* elle-même par les émollients, les vésicatoires volants et les dérivatifs;

L'*anémie*, par les martiaux, les toniques, l'alimentation et l'hygiène;

La *péritonite*, par les émissions sanguines, les altérants et les narcotiques.

Les observations qui suivent sont toutes relatives à des hématocèles rétro-utérines. Les unes, déjà publiées, dont je ne donne qu'un aperçu sommaire; d'autres complètes, que j'avais déjà fait connaître, pour la première fois, dans ma dissertation inaugurale; d'autres enfin, que j'ai recueillies depuis.

OBSERVATIONS

Ire Obs. — *Hématocèle rétro-utérine coïncidant avec une diminution du flux cataménial ; évacuation spontanée d'un sang noir par l'anus. Guérison.*

Au n° 10 de la salle Sainte-Élisabeth, service de M. le docteur Pidoux, à l'hôpital Lariboisière, est couchée la nommée R..., 27 ans, journalière.

La malade est d'une bonne constitution, d'un tempérament hystérique ; cheveux noirs.

La malade a été réglée pour la première fois à l'âge de 10 ans. La menstruation s'est établie facilement. Depuis, les époques menstruelles apparaissent régulièrement. Le flux cataménial est précédé, pendant vingt-quatre heures, de leucorrhée ; le sang est d'une couleur normale ; il coule pendant huit jours, parfois sous forme de caillots. La menstruation s'accompagne de coliques.

Il y a dix ans, grossesse heureuse, accouchement à terme ; l'enfant vit.

Il y a deux mois et demi, quinze jours après la fin de l'écoulement menstruel, la malade a fait une chute de toute sa hauteur; elle a été prise de lipothymies, de frissons, et à l'époque menstruelle suivante, il y a deux mois, de douleurs hypogastriques. La marche était pénible, la miction difficile, ainsi que l'excrétion des matières fécales. Pendant cette période cataméniale, la malade ne perdit que quelques gouttes de sang. Les douleurs persistèrent d'une façon continue ; elles prirent dès lors le caractère de douleurs expulsives, revenant toutes les cinq minutes.

Le 10 décembre 1856, elle s'aperçut de l'existence d'une tumeur dans la région iliaque gauche.

Le 23, contrainte par la douleur, elle se décide à entrer à l'hôpital. Nous ne la voyons que le 2 janvier 1857.

La malade est d'un teint blanc mat; elle porte les traces de l'anémie la plus profonde, est prise à tous moments d'éblouissements. Depuis le jour de son entrée, elle a eu ses règles pendant vingt-quatre heures, elle a perdu quelques gouttes de sang très-rouge.

Examen du ventre. — La région hypogastrique est soulevée par une tumeur qui fait surtout saillie à gauche, dure en certains points, rénitente en d'autres, limitée en haut par une ligne transversale passant à un travers de doigt au-dessous de l'ombilic, à gauche par une ligne verticale partant de l'épine iliaque antéro-supérieure gauche, et à droite par une ligne verticale partant du canal crural. Postérieurement, la tumeur se prolonge dans la cavité pelvienne.

Toucher vaginal. — Le col utérin est repoussé en avant, derrière le pubis, par une tumeur rénitente, molle, qui remplit toute l'excavation pelvienne à gauche.

Si l'on combine le toucher vaginal et le palper abdominal, on est convaincu que les tumeurs sus-pubienne et vaginale ne font qu'une. Ténesme vésical ; constipation.

La malade éprouve des douleurs expulsives très-aiguës qui siégent dans l'aine gauche, retentissent dans le membre inférieur gauche, et s'irradient dans toute la cavité abdominale. — Cataplasmes ; repos au lit.

Le 10 janvier, sans cause appréciable, il s'écoule par le rectum une quantité considérable de sang liquide et en caillots. Huit alèzes ont été salies; trois bassins d'hôpitaux ont été remplis de ce liquide noir comme du marc de café et d'odeur infecte.

Le 11 et le 12, l'écoulement continue ; par moments, la malade est tourmentée par des coliques très-vives.

Le pouls bat à 92 pulsations. On sent encore la tumeur

abdominale à gauche, mais elle ne remonte plus qu'à quatre travers de doigt au-dessous de l'ombilic.

Quelques douleurs se déclarent de temps en temps dans les membres inférieurs.

Le 22, la tumeur a diminué; le liquide continue à s'écouler.

Le 28, le palper abdominal et le toucher vaginal combinés ne font plus constater l'existence d'aucune tumeur; il s'écoule encore un peu de liquide par l'anus.

L'état de la malade est très-satisfaisant; elle demande à sortir.

IIe Obs. — *Hématocèle rétro-utérine coïncidant avec la non-apparition du flux menstruel, et paraissant due à un rapprochement sexuel; ponction de la tumeur; accidents d'infection putride. Guérison.*

Au n° 6 de la salle Sainte-Marie, à l'hôpital Lariboisière, service de M. le docteur Oulmont, est couchée la nommée F..., âgée de 27 ans, marchande; bonne constitution, caractère très-irritable, tempérament nerveux; cheveux noirs.

La malade a été réglée à l'âge de 16 ans; depuis, les époques menstruelles reviennent à intervalles fixes; l'écoulement sanguin est précédé, pendant deux jours, de coliques, de douleurs lombo-sacrées; le sang vient très-abondamment, et souvent sous forme de caillots; la durée de l'écoulement est de huit jours. Pas de leucorrhée.

A l'âge de 18 ans, première grossesse heureuse; accouchement d'un enfant à terme, qui vit; le travail a duré trois jours; jamais il n'y a eu d'aménorrhée. Les approches de son mari lui ont toujours été douloureuses : la jeune femme dit avoir ordinairement le teint très-coloré, le caractère très-irritable.

Elle n'est pas sujette aux épistaxis, ne présente ni hémorrhoïdes ni varices; jamais elle ne s'est plainte de constipation; mais, depuis longtemps, elle accuse une pesanteur dans la région hypogastrique.

Le 12 mars 1857, elle a eu ses règles d'une façon normale.

Le 12 avril, sans cause bien précise, suspension des règles ; aussitôt surviennent des coliques très-vives; le 14, elle ressent au flanc droit une douleur qui remonte jusqu'à la partie droite du cou, et qui a été calmée par l'application d'un vésicatoire ; la malade n'a cependant pas cessé de vaquer à ses affaires.

Le 15, ses règles ne réapparaissant pas, elle a copulé avec son mari ; l'effet en a été funeste : elle est tombée en syncope, et les douleurs se sont accrues dans une proportion notable ; elle a été prise de frissons, de sueurs, de nausées, de constipation. Il y avait du sang dans l'urine et dans les selles ; de plus, son teint, de coloré qu'il était, est devenu jaunâtre en très-peu de jours ; elle entre à l'hôpital le 27 avril 1857.

M. Oulmont diagnostiqua tout d'abord un phlegmon rétro-utérin. On observait comme symptômes un état très-douloureux de l'hypogastre ; un col volumineux, fixé en avant et à gauche ; une tumeur postérieure au col, du volume d'une noix, et un corps utérin douloureux et tuméfié ; de la constipation, des urines brûlantes ; l'écoulement par les parties génitales d'un liquide jaunâtre visqueux, et l'absence de fièvre.

Jusqu'au mois de juillet, la maladie n'a pour ainsi dire pas changé de face ; le traitement a consisté en sangsues, en purgatifs et en bains.

Le 1er juillet, après un bain, elle est prise d'une perte abondante d'un sang noir ; du reste, elle remarque que les bains augmentent les douleurs, la gravité de son état ; il lui est arrivé souvent d'y ressentir des frissons.

État actuel. — Nous examinons cette malade le 14 juillet.

Teint d'un blanc mat, conjonctives et sclérotiques décolorées, amaigrissement notable.

Examen du ventre. — La paroi abdominale antérieure est

soulevée par une tumeur qui remonte jusqu'à quatre travers de doigt au-dessous de l'ombilic ; la tumeur est dure sur la partie médiane, rénitente sur les parties latérales, douloureuse au toucher; sa limite supérieure est une ligne transversale passant par l'épine iliaque antéro-supérieure droite, qu'elle touche, tandis qu'à gauche elle est distante de l'épine iliaque de trois travers de doigt; profondément elle paraît se perdre dans l'excavation pelvienne.

La masse a une forme assez régulière ; cependant sur la ligne médiane, elle offre au palper plusieurs petites tumeurs dures et mobiles. La percussion, pratiquée au niveau de la tumeur, donne un son mat; pratiquée à sa limite supérieure dans sa moitié gauche, elle donne un son tympanique analogue à celui du gros intestin, son qui se termine exactement au niveau de la ligne médiane.

Toucher vaginal. — Le col utérin est difficile à atteindre; le doigt doit être recourbé pour toucher le col; ce dernier est appliqué intimement à la face postérieure du pubis; entr'ouvert, granuleux et situé au fond d'un infundibulum dont la limite antérieure est le pubis, la postérieure la muqueuse du vagin repoussée par une tumeur, et le sommet occupé par le col : le col est à une distance de 5 centimètres de l'orifice vulvaire.

En arrière du col est une tumeur arrondie, dure en certains points, rénitente en d'autres, fluctuante, douloureuse à gauche, séparée du doigt par la muqueuse qui constitue le cul-de-sac postérieur du vagin, distante de 3 centimètres 1/2 de l'orifice vulvaire, situé sur un plan plus inférieur que le col de la hauteur de 1 centimètre 1/2 et paraissant remplir toute l'excavation pelvienne.

Le cul-de-sac antérieur du vagin n'existe plus; le cul-de-sac postérieur (et j'entends, dans l'état des choses, l'espace entre le col et la tumeur), est profond de 1 centimètre.

Si l'on combine le palper abdominal et le toucher vaginal, on constate sur la ligne médiane et au-dessus du pubis une tumeur qui a la forme du fond de l'utérus et qui transmet immédiatement au doigt appliqué sur le col les mouvements imprimés sur les parties latérales de cette tumeur ; il en existe deux autres, molles, rénitentes, qui ne font qu'une avec la tumeur vaginale.

Toucher rectal. — L'anus est rouge, douloureux ; le rectum est aplati par la tumeur pelvienne.

Une particularité est à noter ici. Par le toucher vaginal et le toucher rectal, on sent à la surface de la tumeur des cordons arrondis, qui donnent l'idée de veines remplies de caillots.

Par le toucher rectal et le palper abdominal combinés, on perçoit un flot bien distinct.

Les selles sont assez faciles ; il existe du ténesme vésical, 20 fois en vingt-quatre heures la malade éprouve le besoin d'uriner ; appétit, soif très-vive ; la malade ne ressent plus de vives douleurs comme au moment de son entrée, mais elle est tourmentée par une pesanteur très-incommode à l'anus.

Le 15, M. Oulmont pratique avec un trois-quarts explorateur une ponction dans la partie vaginale de la tumeur ; il s'écoule quelques gouttes d'un sang noir.

Le 16, évacuation d'une petite quantité de sang, accompagnée de douleurs expulsives.

Le 18, douleurs abdominales, frissons ; le pouls est mou, bat à 104 pulsations.

Écoulement vaginal séro-sanguinolent.

Le 20, écoulement fétide par le vagin.

Il se développe tous les symptômes d'une infection putride dont le foyer est la poche post-utérine ; les jours de la malade sont en danger pendant cinq semaines.

Le 3 septembre, l'état s'améliore.

Le 20, la malade sort de l'hôpital.

Il n'existe plus traces de la tumeur post-utérine ; les

douleurs ont entièrement cessé ; il reste un léger écoulement vaginal jaunâtre.

Nous revoyons la malade dans le mois d'octobre ; la guérison s'est maintenue.

IIIe Obs. — *Hématocèle rétro-utérine coïncidant avec la diminution du flux cataménial ; séjour prolongé au lit ; expectation. Guérison.*

Au n° 23 de la salle Sainte-Marie, service de M. le docteur Oulmont, à l'hôpital Lariboisière, est couchée la nommée Amélie D..., âgée de 28 ans, modiste. La constitution de la malade est faible, son tempérament hystérique, son caractère très-irritable. Elle a été réglée pour la première fois à l'âge de 16 ans ; la menstruation s'est établie sans peine. Avant chaque époque menstruelle, elle éprouve des douleurs hypogastriques pongitives, et d'une durée de deux jours. L'écoulement sanguin s'est toujours prolongé sept ou huit jours ; il est très-abondant pendant les trois premiers. Pendant les cinq autres, le sang coule moins coloré et moins abondant ; jamais il ne s'est échappé de caillots.

Très-rarement cette jeune femme est affectée de leucorrhée ; cependant elle paraît avoir été traitée d'une lésion du col utérin.

Il y a sept ans, premier accouchement à terme ; l'enfant, une fille, vit encore ; les suites de couches ont été normales.

Il y a quatre ans, fausse couche ; le fœtus était âgé de six semaines. Cet accident a été suivi d'une anémie profonde, de douleurs hypogastriques donnant à la malade une sensation de pesanteur. Son médecin lui a fait appliquer des sangsues à l'anus, et l'a fait rester au lit pendant quinze jours. Après ce temps de repos, forcée de reprendre ses occupations, souffrant peu du reste, elle se leva, mais la fatigue qu'elle eut à endurer parut provoquer de nouvelles douleurs hypogastriques qui durèrent pendant plusieurs mois.

Le 25 mars 1857, époque menstruelle, le sang s'est montré, mais moins abondant et de couleur moins foncée qu'à l'ordinaire : du reste, pas de douleurs à ce moment.

Le 25 avril, même trouble menstruel.

Le 25 mai, le sang menstruel s'est montré, mais en très-petite quantité et formant sur le linge des traces rougeâtres et jaunâtres. Cet écoulement a duré quinze jours ; un jour, la chemise était tachée de rouge clair, le lendemain, la tâche était jaunâtre. Les quinze jours expirés, la malade a été prise de douleurs très-vives, expulsives, ayant leur maximum d'intensité à droite, douleurs provoquant une sensation de pesanteur sur le fondement, et qui se sont terminées par l'expulsion par le vagin d'une membrane mince que le docteur Duvivier appela du nom de membrane amnios, et d'un caillot du volume d'un œuf de poule. Le caillot n'a pas été examiné ; il a été expulsé trois jours après la membrane. Dans l'intervalle de temps qui existe entre l'expulsion de la membrane et l'expulsion du caillot, la malade a ressenti des douleurs vives ; dans le même temps, la peau a pris cette teinte blanche que nous voyons encore aujourd'hui.

Depuis, cette jeune femme se plaint de constipation et a observé un développement très-notable de l'abdomen à sa partie inférieure.

Le traitement a consisté en sangsues et en vésicatoire appliqués à l'hypogastre. En outre, la malade est restée au lit.

Ces premiers accidents passés, et j'entends ainsi l'expulsion de ces produits par le vagin, le développement anormal du ventre, la malade en a ressenti d'autres.

Quelques jours après la sortie du caillot, elle se plaignit de frissons suivis de sueur, de rétention d'urine, de constipation, de douleurs expulsives, d'une grande faiblesse et d'une difficulté très-pénible à prendre une position commode dans le lit. La position assise était impossible, ainsi que le décubitus latéral; le moindre mouvement était douloureux, si bien que cette jeune femme se trouva condamnée à conserver sans interruption le décubitus dorsal.

Le traitement dans les derniers jours qui ont précédé l'entrée de la malade à l'hôpital a consisté en bains ; elle a remarqué qu'après chacun d'eux elle éprouvait un malaise, des frissons, et que l'état de sa santé était pire plusieurs heures après en être sortie. La malade, forcée de quitter sa chambre pour des réparations intérieures, entre à l'hôpital Lariboisière le 2 juillet 1857.

État de la malade à son entrée. — Le teint est d'un blanc mat, la peau est pâle ; les cheveux sont blonds, les conjonctives décolorées, les sclérotiques d'un blanc opalin ; les mains, les ongles, sont d'un blanc mat, la voix est éteinte, le pouls est mou, petit, bat à 92 pulsations ; pas de souffle dans les carotides ; le décubitus est dorsal, la position assise est impossible, les jambes sont demi-fléchies sur les cuisses et les cuisses sur le bassin.

Palper abdominal. — La région hypogastrique présente à la vue une saillie qui, au toucher, donne l'idée d'une tumeur du volume d'une tête de fœtus de six mois. La masse remonte jusqu'à trois travers de doigt au-dessous de l'ombilic. Elle ne s'est pas, du reste, développée également à droite et à gauche ; à gauche elle est moins haute d'un travers de doigt. La paroi abdominale est soulevée d'une façon notable. La tumeur paraît se prolonger en arrière dans l'excavation pelvienne ; sa consistance est ferme ; les limites en sont nettes à droite où elle remplit la moitié de la fosse iliaque, mais à gauche ses limites sont moins précises ; elle ne dépasse que très-peu le détroit supérieur. La tumeur est régulière, et la pression y provoque quelques douleurs.

La percussion pratiquée sur cette masse donne un son semblable à celui de la tympanite, et cependant le palper y accuse bien une tumeur solide ; au-dessus du pubis il est impossible de distinguer un corps qui donne l'idée du fond de l'utérus.

Toucher vaginal. — Les parois du vagin ne présentent rien de particulier à noter ; à une distance de 5 centimètres de l'orifice vulvaire, est le col utérin. Il est porté en avant, accolé au pubis et paraît fixe dans cette position ; sa lèvre antérieure est large de 1 centimètre, sa lèvre postérieure de 2 ; son ouverture est agrandie, surtout transversalement ; son tissu est ramolli.

A 1 centimètre au-dessus et en arrière du col, est une tumeur qui est recouverte par la muqueuse du cul-de-sac postérieur du vagin. Cette tumeur est appliquée étroitement à la face postérieure du col ; elle est très-dure, prise en masse ; mais, à gauche, elle présente une certaine rénitence. Elle occupe une grande partie du détroit inférieur, surtout à gauche, et de ce dernier côté, le doigt sent battre très-fortement une artère.

Que si l'on palpe la tumeur abdominale, et que l'on touche en même temps la tumeur post-utérine, on a la conscience qu'elles ne forment toutes deux qu'une seule masse ; on perçoit la transmission des mouvements. Que si, le doigt appliqué sur la tumeur post-utérine, on donne un coup sec sur la tumeur hypogastrique, on a la sensation de flot. En combinant le palper et le toucher vaginal, nous n'avons pu sentir le lieu qu'occupe le fond de l'utérus. Cette exploration ne provoque, du reste, chez la malade, aucune douleur. Dans ce moment, aucun liquide anormal ne tache ses linges, ni sang, ni mucosités. Par moments, la malade est tourmentée par des douleurs piquantes auxquelles elle donne pour origine des gaz intestinaux ; dans d'autres instants, elle éprouve des douleurs expulsives accompagnées de ténesme anal.

Le diagnostic porté par M. le docteur Oulmont est hématocèle rétro-utérine. M. Oulmont ne croit pas que la cause soit une fausse couche, comme semble l'indiquer la malade. — Purgatifs, cataplasmes.

Le 8 juillet. Même état du ventre, de la peau du corps. La malade n'est plus aphone.

Les douleurs sont modérées et ont conservé leur forme intermittente.

Le 18. La tumeur est devenue très-dure, elle a le même volume. Pas de douleurs notables.

La malade a été portée au bain ; aussitôt le bain pris, elle a été en proie à des frissons.

Le 20. La malade se trouve dans un état assez satisfaisant pour vouloir retourner chez elle où elle continuera à se faire traiter.

Revenue chez elle, elle ne se mit pas au lit, s'occupa de son commerce; elle souffrait un peu et s'inquiétait de l'irrégularité de la menstruation. Au mois de septembre à l'époque menstruelle, le sang n'a pas paru; elle fut atteinte des mêmes douleurs que lors de son entrée à l'hôpital ; fut forcée de rester au lit pendant quatre semaines, et fut traitée par des applications de cataplasmes et d'emplâtres belladonés.

Nous revoyons la malade le 14 décembre ; la guérison est aujourd'hui confirmée, la menstruation est régulière depuis le mois de novembre ; les deux flux menstruels qui se sont montrés depuis cette époque n'ont provoqué aucun symptôme morbide ; il n'existe plus de douleurs ; l'état général est très-satisfaisant.

IVe Obs. — *Hématocèle rétro-utérine paraissant provoquée par un rapprochement sexuel pratiqué à la fin d'une période cataméniale ; séjour prolongé au lit ; expectation. Guérison.*

Hôpital Lariboisière, service de M. Tardieu, au n° 15 de la

salle Sainte-Joséphine, est couchée la nommée C..., âgée de 23 ans, couturière.

La malade est d'un caractère très-irritable ; ses cheveux sont noirs : sa peau était brune avant sa maladie : sa constitution est bonne.

La menstruation s'est établie difficilement à l'âge de 17 ans ; les époques menstruelles reviennent tous les mois : l'écoulement n'est jamais très-abondant.

Constipation habituelle.

Il y a trois ans, elle accoucha à terme et sans accidents d'un enfant qui vit encore ; la grossesse avait été rendue pénible par des douleurs continues.

L'écoulement menstruel se rétablit au bout de deux mois.

Depuis deux ans la menstruation est devenue irrégulière ; les époques ne sont plus séparées que par quinze jours d'intervalle.

Depuis deux ans aussi, la jeune femme est constipée ; elle est obligée de prendre des lavements.

Il y a huit mois, sans qu'il y eût coïncidence de l'époque menstruelle, la malade fut atteinte de douleurs abdominales qui nécessitèrent un repos de quinze jours ; depuis ce moment, les règles sont précédées pendant vingt-quatre heures de douleurs dans la région sacrée, et suivies de lassitude et d'affaiblissement des forces.

L'écoulement sanguin est très-abondant, s'accompagne parfois de caillots, et dure cinq jours : il ne survient pas de leucorrhée à sa suite.

Il y a six mois, variole confluente, pendant laquelle les règles ne cessèrent pas d'être régulières.

Le 15 octobre. Écoulement menstruel se prolongeant jusqu'au 20.

Le 21. La malade se livra à un coït exagéré pendant lequel elle ressentit dans l'abdomen une douleur subite, très-aiguë ; elle garda le lit pendant vingt-quatre heures, et tout symptôme de maladie disparut.

Le 29. La jeune femme se livra de nouveau avec ardeur au coït ; elle éprouva, pendant l'acte vénérien, une douleur identique à celle qu'elle avait ressentie huit jours avant ; elle resta couchée pendant plusieurs heures.

Elle put encore se lever, et jusqu'au 1er novembre, s'occuper de quelques affaires d'intérieur.

Pendant ce laps de temps cependant elle éprouva des frissons, du malaise et une douleur hypogastrique.

La douleur s'accroissant, les frissons ne discontinuant pas, la jeune femme se mit au lit le 1er novembre. Elle fut prise de vomissements tous les jours et plusieurs fois même en vingt-quatre heures.

Le 5 novembre, le docteur Labarraque, appelé à cause de l'acuïté des douleurs, constata l'état suivant : la malade vomissait, n'allait pas à la selle, était à chaque moment prise de frissons, de douleurs expulsives excessivement vives ; le ventre était tuméfié ; la peau était devenue anémique ; M. Labarraque fit appliquer 30 sangsues sur la région hypogastrique.

Les jours suivants, la malade se sentit mieux, se plaignant cependant d'une grande faiblesse et d'une constipation opiniâtre.

Le 7. Elle entre à l'hôpital Lariboisière.

État actuel. — La peau est d'une teinte jaune anémique très-prononcée ; la malade est très-faible, et plongée dans la prostration ; la peau est fraîche ; le pouls mou, petit, et bat à 96 pulsations par minute ; pas de souffle carotidien ; la langue est saburrale ; l'appétit assez vif ; la soif ardente. La malade se plaint de constipation.

Palper abdominal. — La paroi abdominale antérieure est soulevée au-dessus du pubis par une tumeur résistante, mate à la percussion, immobile et douloureuse, surtout à gauche.

La tumeur s'étend à partir du pubis jusqu'à quatre travers de doigt au-dessous de l'ombilic ; elle occupe principalement la partie gauche du ventre ; sa limite à gauche est une ligne verticale partant de l'épine iliaque antéro-inférieure ; à droite, elle est limitée par une ligne verticale partant du canal crural ; la tumeur à droite est distante de sept travers de doigt d'une ligne transversale passant par l'ombilic, tandis qu'à gauche elle n'est distante que de quatre travers de doigt de cette même ligne.

A la limite supérieure nous constatons une sonorité tympanique.

Postérieurement, la masse abdominale paraît se perdre dans le petit bassin.

Toucher vaginal. — Pour arriver jusqu'au col de l'utérus, le doigt doit être porté en avant ; son extrémité doit être recourbée ; alors seulement la pulpe du doigt arrive à toucher le col qui est fortement appliqué contre le pubis, comme aplati, immobile, et légèrement entr'ouvert ; la distance qui sépare le col de l'orifice vulvaire est de 6 centimètres.

En arrière du col, entre lui et le rectum, est une tumeur qui déborde en bas le col de 3 centimètres, et est, par conséquent, distante de 3 centimètres de l'orifice vulvaire ; cette tumeur a repoussé en bas le cul-de-sac vaginal postérieur, dont la muqueuse est fortement tendue ; entre la tumeur d'une part, le col utérin et le rectum, d'autre part, est un espace linéaire où le doigt pénètre avec peine.

La masse est rénitente, en plusieurs points douloureuse, immobile, et remplit toute la cavité du petit bassin, contre les parois duquel elle paraît étroitement appliquée, surtout à gauche.

La main appliquée sur la tumeur abdominale, et le doigt sur le col, nous n'avons pu savoir où était placé le corps utérin.

Nous n'avons pas perçu de sensation de flot, ni de battement d'artère dans la tumeur vaginale.

L'examen au spéculum est modérément douloureux; les parois du vagin, la muqueuse qui recouvre la tumeur ne présentent rien d'anormal.

Par les parties génitales, il s'écoule une assez grande quantité de sang, dont nous avons constaté la source utérine au moyen du speculum.

La jeune femme éprouve continuellement des douleurs expulsives ; par moments, ces douleurs augmentent d'intensité, sont piquantes, et partent de la région sacrée.

La position assise est impossible ; la malade est contrainte de rester dans le décubitus dorsal.

Le diagnostic porté par M. Tardieu est hématocèle rétro-utérine.

Calomel, 30 centigrammes en 6 paquets ; repos au lit.

Le 6. La malade se plaint de fréquents besoins d'aller à la selle ; nous constatons que c'est du ténesme, et qu'il sort par l'anus une notable quantité de mucus légèrement sanguinolent. — Lavement laudanisé.

Le 9. Même état de ténesme. — Même traitement.

Le 12. Les symptômes dysentériques n'existent plus. Le ventre est moins ballonné, moins douloureux.

Le 13. La tuméfaction abdominale a beaucoup diminué ; ce n'est que profondément, et seulement à gauche, que le palper fait reconnaître une tumeur molle et douloureuse.

La percussion donne un son clair jusqu'à une ligne transversale passant à deux travers de doigt au-dessus du pubis.

Rien ne s'écoule plus par le rectum ; mais par le vagin nous notons un écoulement sanguin continu.

La teinte anémique n'a pas changé.

Le 19. La malade se trouve assez bien pour désirer terminer sa convalescence chez elle.

Voici son état avant sa sortie.

La teinte de la peau est toujours aussi pâle, aussi jaune; la vivacité du regard est revenue.

Nous ne constatons plus de tumeur hypogastrique; la pression ne détermine aucune douleur.

Toucher vaginal. — Le col est à une distance de 5 centimètres de l'orifice vulvaire; il est à deux travers de doigt en arrière du pubis; il est induré, entr'ouvert, mobile.

En arrière du col, paraissant appliquée sur la face antérieure du rectum, est une plaque distante de 4 centimètres de l'orifice vulvaire; empâtée, indurée en d'autres points, présentant en deux endroits des nodosités arrondies; plaque large de 4 centimètres, se perdant en haut dans la cavité pelvienne sans que le doigt puisse atteindre sa limite supérieure.

Nous avons combiné le palper hypogastrique et le toucher vaginal; nous n'avons pu sentir entre nos doigts aucune tuméfaction. Ces manœuvres ne provoquent pas de douleur.

Le 29. Nous revoyons la malade. Depuis sa sortie, elle n'est pas restée au lit pendant le jour; elle a vaqué à ses occupations dans sa chambre; a lavé son linge, s'est adonnée avec ardeur au coït, plusieurs fois et sans douleur.

Depuis hier, elle ressent une douleur sourde dans l'aine gauche. La constipation a persisté, et a nécessité des lavements. Aucun liquide ne s'écoule par le vagin.

Toucher vaginal. — A gauche nous trouvons les mêmes nodosités que le 19 novembre. La même tumeur, en forme de plaque, est appliquée à la face antérieure du rectum, quoique un peu moins épaisse et moins large.

Nous conseillons, comme traitement, les préparations ferrugineuses, le quinquina, un quart de lavement tiède tous les jours, et le repos au lit pendant la prochaine époque menstruelle.

Le 18 décembre. La malade est encore dans un état d'anémie assez prononcé.

La dernière menstruation s'est passée sans douleur; l'écoulement a duré trois jours, et a été de moyenne quantité.

L'examen des organes génitaux ne fait plus découvrir aucune trace de maladie.

Ve Obs. — *Hématocèle rétro-utérine paraissant provoquée par l'action de frotter, pendant la période cataméniale ; séjour prolongé au lit ; expectation. Guérison.*

Hôpital Lariboisière, service de M. Tardieu ; au n° 26 de la salle Sainte-Joséphine, est couchée la nommée L..., 38 ans, cuisinière.

La malade est d'une constitution forte, d'une peau brune à l'état normal et d'un tempérament nerveux ; est affectée d'hémorrhoïdes. Elle a été réglée à 14 ans. Pendant six mois, la menstruation a été douloureuse et irrégulière ; depuis elle a été normale. A l'âge de 25 ans elle est accouchée d'un enfant à terme. Les suites de l'accouchement n'ont rien présenté de particulier. Le flux menstruel dure ordinairement de trois à quatre jours ; la malade dit « qu'elle perd énormément. » Depuis deux ans l'écoulement est plus considérable encore ; elle est obligée, pendant les époques menstruelles, de se garnir deux ou trois fois par jour. Le sang est très-rouge, mais jamais en caillots. La menstruation n'est pas précédée de douleurs. Pas de leucorrhée ordinairement ; pas de varices. Depuis cinq ans la malade est constipée ; elle était obligée de prendre des lavements tous les quatre ou cinq jours.

Le 25 décembre 1856, le flux menstruel s'est écoulé à l'époque normale. Pendant les quelques jours qu'elle a perdu du sang, elle a frotté l'appartement de ses maîtres, comme cela était son habitude.

Le 2 janvier, sans cause bien déterminée, elle éprouve à quatre heures de l'après-midi, des coliques hypogastriques sans siége bien précis.

Il n'est survenu ni frissons, ni sueurs, ni nausées.

La malade se mit au lit et resta ainsi pendant quatre jours, souffrant par moments.

Elle voulut de nouveau travailler; le 9 janvier elle frotta deux pièces de l'appartement de ses maîtres. Le 10, à trois heures et demie du matin, étant au lit, elle est prise d'une douleur hypogastrique très-vive, plus vive que le 2 janvier. Elle fut obligée de rester au lit pendant neuf jours; elle a perdu, pendant ce temps, une quantité de sang égale à celle qui s'écoule pendant les époques menstruelles.

Le 19, elle a cherché à se lever; une heure après, la douleur la contraignit à se recoucher.

Depuis, elle ne s'est pas levée, toujours souffrant par crises, éprouvant des frissons et tourmentée par une agitation continuelle. Elle a ressenti quelques douleurs expulsives.

La miction urinaire a été difficile.

Le 27, la malade, effrayée par ses douleurs, par sa faiblesse, par la teinte jaune-paille de sa face, demande à être amenée à l'hôpital.

État à son entrée. — La malade est d'une teinte jaune-paille remarquable; on la dirait atteinte de cachexie cancéreuse. Elle ne peut se tenir sur ses jambes, tellement est grand son état de faiblesse.

Elle attire tout d'abord notre attention sur l'état de son ventre.

Nous le trouvons considérablement distendu, comme le serait celui d'une femme grosse de six mois. Nous sentons une masse énorme, paraissant remplir tout le petit bassin et remontant jusqu'à un travers de doigt au-dessous de l'ombilic. La masse est dure en certains points, molle en d'autres ; elle est immobile ; elle donne, par son volume et sa forme, l'idée d'une tête d'enfant d'un an. La surface en paraît régulière ; cependant, en quelques endroits, nous sentons des corps durs, isolés. La percussion donne dans toute son étendue un son mat ; nous avons dit sa limite supérieure. En bas elle se perd dans le petit bassin ; latéralement elle occupe presque entièrement les deux fosses iliaques.

Son diamètre transversal est égal à 20 centimètres ; de haut en bas elle mesure 11 centimètres.

Toucher vaginal. — Le col utérin est facile à sentir. Il est à une distance de 4 centimètres et demi de l'orifice vulvaire et porté en avant derrière la symphyse. Les deux lèvres sont légèrement écartées l'une de l'autre ; le doigt peut, en suivant la face antérieure du col, arriver jusqu'au corps de l'organe qui n'est pas augmenté de volume et qui est lui-même porté en avant.

En arrière du col est une tumeur repoussant en bas le cul-de-sac postérieur du vagin, tumeur dure en certains points, molle, œdémateuse en d'autres, appliquée étroitement contre la face postérieure du col et la face antérieure du rectum. Le cul-de-sac postérieur du vagin est distant de 6 centimètres de l'orifice vulvaire.

La tumeur paraît occuper une grande partie du petit bassin, à droite, à gauche et en arrière de l'utérus.

Le toucher vaginal ne permet pas d'arriver aux limites supérieures de la masse.

Nous avons combiné le palper hypogastrique et le toucher vaginal, et nous avons parfaitement perçu la sensation de flot en frappant du bout d'un doigt la paroi abdominale antérieure. Nous ajouterons cependant que cette sensation n'est perçue qu'en certains points.

Nous n'avons pu imprimer à l'utérus des mouvements ; il paraît immobile.

Par le toucher rectal, nous avons retrouvé la tumeur

comprimant fortement l'intestin. La surface de la masse paraît irrégulière, et sa consistance inégale.

Constipation. La malade éprouve une quinzaine de fois en vingt-quatre heures le besoin d'uriner. Par le vagin, il sort un liquide séro-sanguinolent. La malade est prise par moments de douleurs très-vives qui provoquent de faux besoins d'aller à la selle.

La peau est chaude ; le pouls bat à 116 pulsations ; il est petit.

La malade est obligée de garder le décubitus dorsal, les jambes et les cuisses fléchies sur le ventre. La position assise, le décubitus latéral, sont rendus insupportables par la douleur qu'ils provoquent.

Le diagnostic porté par M. Tardieu est *hématocèle rétro-utérine*.— Repos au lit; cataplasmes sur le ventre; lavement purgatif.

Le 30, la pression sur la tumeur détermine quelques douleurs abdominales vives.

La peau est chaude, le pouls petit. 110 pulsations.

Le 6 février, la malade éprouve des douleurs très-vives, expulsives, qui paraissent siéger dans la tumeur.

Quelques frissons suivis de sueur.

Le 11, les linges ne sont plus tachés par l'écoulement vaginal.

Le 17, quelques douleurs tourmentent la malade par moments.

La teinte jaune de la peau est moins prononcée ; la tumeur a un peu diminué, elle est à deux travers de doigt au-dessous de l'ombilic ; elle donne encore l'idée d'une tête de fœtus de huit mois. Nous sentons à travers la paroi abdominale une certaine quantité de corps très-durs, séparés par des sillons, d'un volume variable, depuis celui d'une noisette jusqu'à celui d'une petite pomme, corps dont la réunion constitue la masse hypogastrique, aujourd'hui susceptible de quelques mouvements de locomotion. — Même traitement.

Le 23, époque menstruelle, à deux heures de l'après-midi, frisson suivi de chaleur et d'une sueur abondante; pas de douleurs abdominales. Nous n'observons pas le soir de modifications dans la tumeur.

Le 24, frisson à la même heure qu'hier.

Le 25, sulfate de quinine, 50 centigrammes, quinze heures avant l'accès.

A trois heures du soir, frisson, chaleur et sueur.

Les 26, 27, malgré le sulfate de quinine, même accès. Pas d'écoulement sanguin à cette période menstruelle.

Jusqu'au 6 mars, la malade éprouve tous les jours un accès de fièvre, léger, il est vrai.

Le 9, quelques douleurs abdominales; constipation.

La tumeur ne remonte que jusqu'à quatre travers de doigt au-dessous de l'ombilic. — Lavement purgatif.

Le 15 mars, l'état général est satisfaisant. La tumeur a le volume d'une grosse orange, est très-dure, bosselée et très-mobile; constipation persistante.

Depuis le 6 mars, la malade n'a pas éprouvé de frissons, ni de sensation de chaleur. — Calomel, 50 centigrammes.

Le 16, la teinte de la peau n'est plus jaune, mais est redevenue blanche et colorée.

Toucher vaginal. — Le col est difficilement senti; il est placé plus haut que lors de l'entrée de la malade. Le doigt, pour le trouver, est obligé de se recourber en forme de crochet et d'aller le chercher en arrière du pubis. Le col est là, au fond d'un cul-de-sac, limité en avant par le pubis, en arrière par la tumeur. Cet espace où s'engage le doigt est large de 1 centimètre; la tumeur se trouve sur un plan inférieur à celui du col de 2 centimètres; elle est arrondie, élastique.

Nous noterons une particularité que nous avons observée en palpant la région sus-pubienne ; nous y sentons deux parties de densité différente, une inférieure et une supérieure ; que si l'on palpe l'inférieure et que l'on touche en même temps le col utérin, les mouvements imprimés se transmettent avec la plus grande netteté. Le même mode d'exploration, employé pour la portion supérieure, donne l'idée que l'on a sous la main deux tumeurs différentes.

La masse abdominale occupe encore toute la moitié latérale droite du bas-ventre ; la moitié gauche est libre.

La pression détermine quelques douleurs.

Nous noterons que, jusqu'à ce jour, la malade ne s'est levée que pour satisfaire ses besoins.

Le 17, la chemise est salie de quelques taches d'un rouge pâle.

Quelques douleurs dans la région hypogastrique et sacrée.

Le 24, état assez satisfaisant. La constipation persiste.

Le 25, époque menstruelle, douleurs vives, expulsives, dans l'hypogastre, dans la région sacrée, dans les aines. Écoulement par le vagin d'un sang très-rouge.

Le 26, l'écoulement sanguin et les douleurs continuent.

Par moments, la malade est prise de chaleur et de sueur.

Le 27, l'écoulement sanguin persiste.

Le 29, cessation de l'écoulement.

Le 30, la malade est prise violemment de douleurs hypogastriques et inguinales.

Le 2 avril, l'état de douleur a persisté depuis le 30. La tumeur n'a pas varié.

Le 3, les douleurs ne tourmentent plus la malade.

Le 10, retour des douleurs hypogastriques et inguinales ; léger écoulement rosé.

Le 12, l'écoulement cesse ; il reste quelques douleurs légères.

Le 17, écoulement sanguinolent durant douze heures ; pendant ces douze heures, la malade est prise de frissons.

Le 20, réapparition d'un liquide sanguinolent ; douleurs vives ; le ventre est dur ; le pouls est résistant ; la peau fraîche.

Le 21, les douleurs ont cessé, mais l'écoulement continue.

Le 22, plus d'écoulement.

Le 24, état satisfaisant. La tumeur nous donne, comme volume, l'idée d'une pomme de moyenne grosseur ; elle est d'une dureté remarquable.

Jusqu'au 8 mai, rien à noter, si ce n'est quelques douleurs légères.

Le 8, fièvre intense ; douleurs très-vives.

Le 12, les douleurs ont persisté depuis le 8 avec la même acuïté. La tumeur ne diminue pas, elle est toujours aussi dure. — Bains alcalins, eau de Vichy en boisson.

Le 14, les douleurs ne reviennent que par intervalles. Écoulement sanguin peu abondant.

Le 20, cessation de l'écoulement.

Le 27, quelques douleurs.

La tumeur a beaucoup diminué ; elle occupe la partie latérale droite de l'utérus ; présente le volume d'un œuf de poule, est très-dure, complétement indolente et de forme irrégulière. — Nous n'avons pas discontinué l'usage de l'eau de Vichy, des bains alcalins et des lavements pour lutter contre la constipation.

Le 30, douleurs hypogastriques ; sentiment de malaise. La tumeur est sensible à la pression. — Vésicatoire volant au niveau de la tumeur.

Le 16 juin, la tumeur occupe la partie latérale droite de

l'utérus, offre, comme il y a vingt jours, le volume d'un œuf; est très-mobile.

Le col est toujours fixé en avant, derrière le pubis, au fond d'un infundibulum; en arrière du col, le doigt sent toujours une masse dure, que l'on retrouve par le toucher rectal, et à laquelle on trouve le volume d'une pomme.

La malade éprouve, pendant la marche, des douleurs très-supportables.

Depuis une semaine, les selles sont plus faciles. — Vésicatoire volant au niveau de la tumeur.

Le 26 juin, au-dessus du pubis, et un peu à droite de la ligne médiane, la main sent une tumeur saillante sous la peau, indolente, arrondie, que l'on sait être l'utérus en pratiquant le toucher vaginal. Entre le fond de l'utérus, et la tumeur qui la longe à droite, existe un sillon de séparation très-net et très-évident.

Le toucher rectal nous permet de constater que la tumeur est composée de plusieurs petites masses très-dures et tout à fait indolentes.

Le 31, quelques douleurs légères.

Le 4 juillet, écoulement vaginal sanguin peu abondant.

Le 6, cessation de l'écoulement sanguin.

Le 7, la malade demande à sortir de l'hôpital.

Le 20, l'état est resté satisfaisant. Nous n'insisterons que sur quelques douleurs légères que la malade ressent dans l'hypogastre.

Le 24, écoulement menstruel durant trois jours; peu de douleurs; la malade, à notre recommandation, est restée au lit pendant ces quelques jours.

Le 25 août, la constipation persiste; quelques douleurs, provoquées par la marche, gênent la malade et la contraignent à garder la chambre.

A droite de l'utérus et en arrière, il reste une tumeur du volume d'une noix, très-dure, tout à fait indolente.

Le 26, apparition des règles sans douleur. L'écoulement

est peu abondant, de couleur normale, et dure quatre jours.

Le 6 septembre, la malade ne souffre plus que quand elle éprouve le besoin d'aller à la selle. Elle est toujours constipée. Nous pratiquons le toucher vaginal, le toucher rectal, nous ne trouvons plus traces de tumeur. Le col utérin n'est plus au fond d'un infundibulum ; il est encore plus avant qu'à l'état normal ; il est mobile. Quant au fond de l'utérus, nous ne le retrouvons plus au-dessus du pubis.

Enfin la malade nous paraît parfaitement guérie, et, dans les derniers jours de novembre, nous avons pu constater que la guérison s'est maintenue.

J'ai revu la malade en avril 1858. Elle se plaint d'éprouver dans l'intervalle des règles des douleurs dans l'aine gauche, la partie interne de la cuisse gauche et dans la région hypogastrique gauche. C'est de cette dernière région que semblent partir les douleurs ; elles sont rémittentes, lancinantes. La malade sent au-dessus de l'aine gauche, dans la profondeur du bassin, une tuméfaction que, du reste, je sens en combinant le toucher vaginal et le palper abdominal. Cette tumeur attient à la région latérale gauche de l'utérus, et paraît avoir le volume d'une noix. L'écoulement menstruel, depuis novembre 1857, est moins abondant qu'avant la maladie ; dure 2 à 3 jours au plus. La malade ne souffre pas pendant ses règles ; c'est l'époque du mois où elle se porte le mieux.

La constipation persiste. La tumeur hémorrhoïdale est stationnaire.

Dans la pensée que les accidents pelviens tiennent à un développement variqueux des veines ovariennes coïncidant avec les hémorrhoïdes, je lui conseillai des bains de siége froids et un lavement froid tous les jours.

Depuis, sa santé est assez bonne, malgré qu'elle souffre toujours aux époques menstruelles.

VIe Obs. — *Hématocèle rétro-utérine ; séjour prolongé au lit ; expectation. Guérison* (1).

Une femme forte et d'une bonne santé en apparence, nous est amenée à la consultation de l'hôpital Saint-Bartholomew; elle paraît être dans un état très-grave; son front est couvert de gouttes de sueur; sa peau est froide, le pouls est faible.

Ajoutez à un état de souffrance très-vive une sorte de coma et la sensation d'une boule hystérique. Après quelques moments de repos au lit, les douleurs diminuèrent, et elle put nous raconter l'histoire de sa maladie.

Elle est âgée de 33 ans, s'est mariée à 17 ans ; elle est accouchée, huit mois après son mariage, d'un enfant bien portant; elle a eu trois fausses couches depuis : la dernière se fit il y a douze ans.

La menstruation a toujours été régulière ; mais, depuis ces deux dernières années, l'écoulement a été plus abondant qu'auparavant.

A 16 ans, elle a eu des douleurs analogues à celles qu'elle éprouve aujourd'hui ; mais alors on les traita heureusement par des applications de ventouses scarifiées et de sangsues.

Depuis huit ans, c'est-à-dire à l'âge de 25 ans, la douleur s'est montrée régulièrement aussitôt après la menstruation et a duré une semaine. L'accès éclatait toutes les deux heures et durait une demi-heure à une heure.

L'état de santé de cette femme était généralement meilleur avant et quelquefois pendant la période menstruelle; la douleur était souvent provoquée par un effort ou par le commerce sexuel, tandis que le repos, dans une position allongée, les faisait toujours disparaître.

(1) *Lectures on the diseases of women*, by Ch. West, London, 1856, part. 1, p. 296.

La malade ressentait une sorte de gêne en urinant : la défécation était pénible, comme si un obstacle s'opposait à la sortie des matières fécales.

Pendant l'accès, elle se couchait sur son lit, se retournant tantôt d'un côté, tantôt de l'autre, versant des larmes, se plaignant de douleurs comme celles d'une femme en travail.

L'abdomen est tendu ; son volume, considérable, est dû en partie à la quantité énorme de graisse qui tapisse les téguments ; le moindre palper provoque dans les muscles abdominaux des contractions qui rendent toute exploration impossible pendant quelques minutes.

L'utérus est situé assez bas dans le bassin ; la lèvre antérieure du col utérin est plus longue que la postérieure des trois quarts d'un pouce ; le tissu du col est sain ; l'orifice vaginal est un peu ouvert.

A gauche de l'utérus, et s'étendant un peu en avant, existe une tumeur bosselée, molle au toucher, paraissant tenir à l'utérus ; mais l'introduction de la sonde utérine jusqu'à une profondeur de 4 pouces $\frac{1}{2}$, nous a prouvé que nous avions affaire à une tumeur extra-utérine et indépendante de ses annexes.

Une première dose de quinine fut donnée à de courts intervalles, mais eut un mince résultat.

L'opium triompha de la douleur.

Elle fit un séjour prolongé au lit, fut mise à la diète, et nous cherchâmes pendant son séjour à prévenir les accès.

La malade quitta l'hôpital complétement guérie.

VIIe Obs. — *Hématocèle rétro-utérine coïncidant avec un flux cataménial hémorrhagique ; ponction. Guérison.*

Hôpital des Cliniques, service de M. le professeur Nélaton. Au n° 3 de la salle des femmes, est couchée la nommée

L..., âgée de 31 ans, couturière, entrée à l'hôpital des Cliniques, le 2 mai 1856.

Cette malade nous raconte que la menstruation est survenue chez elle à l'âge de 13 ans. Rien de particulier ne s'est manifesté à cette époque. La malade s'est mariée à 15 ans; à 16 ans et demi, elle accoucha d'un enfant à terme; le travail dura huit heures. Depuis ce premier accouchement, il n'est plus survenu de grossesse nouvelle. Cependant la menstruation s'est modifiée après cette couche; avant, les règles duraient huit jours et la quantité du sang était notable; mais depuis, l'écoulement s'est montré beaucoup plus abondant, si bien, qu'entre chaque période menstruelle, la malade remarque à peine huit jours d'intervalle. Elle a noté, en outre, que ces pertes étaient accompagnées d'une douleur continue au côté droit du ventre, douleur cessant avec les règles.

De temps en temps, la malade a perdu des caillots de sang.

Il y a trois semaines, sans cause connue, pendant l'époque menstruelle, la malade a ressenti une douleur très-vive dans le côté droit du ventre. Dans la même journée, elle a perdu des caillots de sang, comme elle en a perdu du reste quelquefois. Ses règles ont duré douze jours.

En même temps qu'elle ressentait des douleurs, elle toucha son ventre et dit avoir constaté dans la partie hypogastrique droite une tumeur. Elle a continué cependant à vaquer à ses affaires, n'a eu ni fièvre ni frisson.

Voici, selon elle, l'époque précise de l'apparition de la tumeur.

Les règles sont survenues le 6 avril, elles se sont terminées le 20; c'est le 6 que la malade a senti sa tumeur.

Le 21, époque de la cessation des règles, la malade a ressenti dans le bas-ventre des douleurs très-vives, lancinantes et continues; elle s'est vue forcée de garder le lit et de rester dans le décubitus dorsal.

La malade a vu, depuis cette dernière époque, augmenter graduellement la tumeur ; l'acuïté des douleurs la décide à entrer à l'hôpital.

Entrée de la malade à l'hôpital, le 2 mai 1856.

La malade est d'un caractère très-irritable ; ses cheveux sont noirs ; elle a une peau brune ordinairement, mais aujourd'hui décolorée et d'une teinte anémique très-prononcée ; les conjonctives sont blanchâtres.

La malade est en proie à une agitation de tous les instants ; elle ne pousse que plaintes et soupirs ; elle paraît souffrir très-vivement ; les douleurs sont lancinantes ; elle les compare aux douleurs de l'enfantement. La moindre pression sur le ventre les réveille.

Le palper abdominal est difficile à pratiquer ; les douleurs sont un obstacle à l'exploration. L'inspection du ventre, à la simple vue, montre que la région sous-ombilicale est occupée par une énorme tumeur, tellement saillante, qu'elle forme un relief de 1 centimètre dépassant l'ombilic. La région épigastrique est creuse, par rapport à la région sous-ombilicale.

Le palper permet de constater les signes suivants :

La tumeur semble se prolonger dans l'excavation pelvienne ; elle est située du côté droit de l'abdomen ; elle est fixe dans cette région. Quand la malade se couche sur le côté gauche, la tumeur devient plus saillante, elle est fluctuante : elle offre le volume d'une tête de fœtus.

A gauche, dans la région hypogastrique, la main sent une petite tumeur très-dure, compacte.

Toucher vaginal. Le col est porté en avant et se trouve rapproché de la vessie, le vagin est court ; le col se trouve de suite et est comme accolé à la face postérieure de la symphyse. Le col est petit, mince, aplati.

Si l'on explore les parties voisines, on trouve en arrière une tumeur du volume d'une orange, rénitente, se continuant avec la tumeur sentie par le palper abdominal; le flot y est assez facilement senti.

Par le toucher rectal, on retrouve cette même tumeur, mais le doigt ne peut arriver jusqu'à sa limite supérieure.

Nous avons examiné au speculum le vagin, et nous avons constaté dans le cul-de-sac postérieur du vagin une coloration violacée.

Les parties génitales sont baignées de sang.

Constipation. La malade est en proie à des douleurs excessives qui lui enlèvent tout sommeil. Certaines douleurs sont passagères et lancinantes, d'autres sont continues et affectent le caractère de douleurs pesantes et la plongent dans une agitation de tous les instants.

Peau brûlante, pouls moyen, 112 pulsations.

M. Nélaton essaye en vain de calmer les douleurs. Sangsues à l'anus, bains, opium, rien n'y fait.

Le 7, la tumeur augmentant de volume, il se décide à ponctionner la tumeur dans le cul-de-sac postérieur du vagin.

Il s'écoule un liquide rouge noirâtre, composé de sérosité et de sang.

La quantité est de 1^{l},62.

A partir du moment de la ponction, les douleurs cessent.

Le 9, nous déprimons facilement la paroi abdominale, et pouvons reconnaître que l'utérus est incliné à gauche.

Depuis la ponction, aucune goutte de liquide n'a taché la chemise.

La malade se trouve si bien, qu'elle demande sa sortie, ce qui lui est refusé absolument.

Le 12, le palper abdominal permet de constater sur la ligne médiane, et à peu de profondeur, une tumeur dure, allongée, mobile, mais tenant à une base éloignée. L'utérus est à gauche.

Quelques douleurs abdominales vagues.

Le 15, la tumeur médiane paraît s'accroître; elle a la consistance des tumeurs fibreuses; elle participe des mouvements imprimés à l'utérus.

La menstruation est apparue aujourd'hui à son époque normale. — Bonne alimentation et repos au lit.

Le 28. La nuit dernière, la malade a senti s'écouler, sans douleurs préalables, une assez grande quantité de liquide couleur-café : une partie est tombée par terre; elle en a recueilli dans son vase de nuit la valeur de 500 grammes.

L'écoulement a duré huit heures abondamment et s'est terminé.

Le 29, au soir, ce liquide avait une odeur infecte. Du reste, pas la moindre souffrance, pas le plus léger accident.

Le 31, le col est toujours en avant; il est impossible de retrouver trace de la ponction.

La tumeur abdominale est moins sous-cutanée, moins facilement sentie; elle se trouve à trois travers de doigt au-dessous de l'ombilic.

La palpation ne cause aucune douleur.

De temps à autre, la malade ressent dans la cavité pelvienne des douleurs lancinantes.

Pas de constipation; appétit.

Le 1er juin, sortie de l'hôpital.

Le 2, perte de sang très-abondante par le vagin. La quantité écoulée est évaluée par la malade à 1 litre.

Pas de douleurs.

Le 4, le palper abdominal ne fait plus constater de tumeur; cette masse si considérable que nous sentions il y a encore trois jours, a entièrement disparu; la main ne rencontre plus qu'un peu d'empâtement.

Le col utérin est toujours abaissé et porté en avant; le fond de l'utérus est dans la partie gauche du petit bassin, au-dessus du cul-de-sac postérieur du vagin; le doigt rencontre une masse dure, indolente, aplatie d'avant en arrière.

Le 6, douleurs sourdes dans le côté droit du ventre, sensation de pesanteur anale.

La malade nous raconte qu'hier elle a senti, en introduisant le doigt dans le vagin, une tuméfaction dans la cloison recto-vaginale; elle nous ajoute que ce symptôme lui a annoncé une perte. En effet, dans la nuit du 6 au 7, la chemise de la malade est salie par des taches sanguines.

Le 7, sentiment de gêne dans l'abdomen.

L'écoulement sanguinolent continue, peu considérable, il est vrai.

L'état général est satisfaisant; l'appétit est très-vif.

Le 11. Depuis le 9, le liquide, jusqu'alors sanguinolent, a pris les caractères du muco-pus.

Cette nuit, la malade l'a senti s'échapper comme un jet; la quantité en est évaluée, par la malade, à un demi-litre.

Persistance de la pesanteur anale. Pas de douleurs vives.

Le 14, les règles n'apparaissent pas à leur époque normale.

Le 15, sortie par le vagin d'un liquide mucoso-purulent s'écoulant sans interruption.

Le 17, persistance de la pesanteur anale.

Le 21, apparition des règles; évacuation de caillots; absence de douleurs.

L'écoulement menstruel se prolonge jusqu'au 24.

Le 25, écoulement séreux.

Nous avons, depuis, revu cette malade à plusieurs reprises; la guérison est définitive; la menstruation s'est rétablie régulièrement, mais toujours avec la même abondance; absence de douleurs, mais persistance d'un écoulement leucorrhéique dans l'intervalle des règles.

VIIIe OBS. — *Hématocèle rétro-utérine coïncidant avec un flux cataménial hémorrhagique; ponction. Mort.*

Hôpital Lariboisière, salle Sainte-Jeanne, n° 4, service de M. le docteur Voillemier. Élisa, de Senlis, 24 ans, mariée. Entrée le 22 juin 1856 (1). Tempérament nerveux; constitution sèche et bonne ; un peu chlorotique ; réglée à 14 ans et demi ; la menstruation s'est établie facilement; elle s'est reproduite régulièrement et toujours abondamment; depuis deux ans, sont survenus quelques troubles nerveux qui paraissent déterminés par la chlorose (gastralgie, coliques), précédant l'apparition des règles; mariée en 1851 ; trois avortements de 1851 à 1853, les deux premiers à deux mois, le troisième à quatre mois.

En 1853, accouchement à terme ; suites de couches heureuses et réapparition des règles après six semaines ; les règles reviennent régulièrement, jusqu'en février 1856; à dater de cette époque, suppression complète, sans cause connue; la malade se croit enceinte, et, pendant deux mois, n'éprouve aucune atteinte à sa santé.

Les règles reparaissent brusquement le 25 avril, à quatre heures de l'après-midi ; malgré cela, la malade se rend à une soirée, et, sans avoir dansé, sans avoir fait d'autres efforts que ceux qu'exige le chant, elle éprouve brusquement envie d'aller à la garde-robe, accompagnée de douleurs de reins et de pesanteur à l'anus.

Elle est transportée à sa demeure ; il survient une perte ; les douleurs continuent à de courts intervalles, et l'écoulement ne s'arrête que par la cautérisation.

Le retour périodique des douleurs fait croire à une névralgie de l'anus ; le médecin appelé persiste un mois dans son diagnostic ; à cette époque, il croit reconnaître une affection du col utérin, et le cautérise avec du nitrate d'ar-

(1) Observation communiquée par M. Silvestre, interne du service.

gent et de la pâte de Vienne ; trois ou quatre jours après cette cautérisation, la perte, qui s'était arrêtée, reparaît de nouveau, dure quinze jours, et jusque-là on n'a pas soupçonné la présence d'une tumeur ; dans les premiers jours du mois de juin, on reconnaît une tumeur faisant saillie d'un côté dans le vagin, et de l'autre dans la fosse iliaque droite.

Le médecin croit à un cancer ou à une tumeur fibreuse ; la perte reparaît le 10 juin, et la malade entre à l'hôpital le 22 juin 1856.

État actuel. La malade est d'une pâleur qui appartient à la chlorose, et non à la diathèse cancéreuse.

Le ventre est peu développé ; à droite, à trois ou quatre travers de doigt au-dessus de l'arcade crurale, immédiatement au-dessous de la peau, on reconnaît une tumeur dure, mobile, douloureuse à la pression, du volume d'un œuf de poule, et présentant son grand diamètre dans le sens du ligament large ; la forme n'est pas celle d'un œuf, mais d'un cône un peu recourbé, dont la base regarde le bord droit de l'utérus, et le sommet la fosse iliaque du même côté ; la fosse iliaque gauche est libre ; sur la ligne médiane, on peut sentir, en déprimant les téguments, l'utérus avec son volume normal.

Voici les renseignements fournis par le toucher vaginal : le vagin est court ; le col de l'utérus est volumineux, de consistance ordinaire, rugueux, et porté en bas et en avant ; le cul-de-sac postérieur est libre à gauche ; vers la ligne médiane, on sent une saillie qui augmente à mesure qu'on se rapproche du côté droit ; là se trouvent plusieurs bosselures, assez peu douloureuses au toucher, très-consistantes ; l'utérus fait corps avec ces tumeurs, et c'est à peine si la pression exercée alternativement sur le col de l'utérus et le fond de la tumeur fait éprouver un léger déplacement à toute cette masse.

Le toucher rectal indique une tumeur faisant saillie dans le rectum.

Du 22 au 29 juin. Les douleurs disparaissent ou diminuent notablement ; la malade est pâle.

Du 29 juin au 7 juillet. La malade éprouve des douleurs dans les reins, dans le ventre (coliques), du ténesme rectal et des douleurs se prolongeant jusque dans les cuisses ; les traits étaient très-altérés, le ventre sensible à la pression, et si le pouls n'avait pas été calme, on eût pu craindre le développement d'une péritonite.

Le 7. Ponction, avec un trois-quarts explorateur, dans la portion de la tumeur qui fait saillie dans la fosse iliaque ; la tige est enfoncée au moins à 4 ou 5 centimètres ; cette ponction ne donne issue à aucun liquide.

Depuis cette époque, les douleurs diminuent et disparaissent presque complétement, pour ne plus revenir que de temps à autre ; la malade recouvre sa gaieté.

Du 7 au 25. La portion de la tumeur qui fait saillie dans la fosse iliaque diminue d'une manière notable, tout en conservant sa consistance.

Le 29. Ponction, avec un trois-quarts fin, dans la tumeur molle qui fait saillie dans le vagin ; issue de quelques gouttes d'un liquide épais, noirâtre, ressemblant à du sang.

Pendant la journée, écoulement de 3 ou 4 cuillerées de ce liquide ; injection de pavot et de guimauve. A midi, un peu de fièvre ; chaleur à la peau et céphalalgie ; pas de douleurs dans la tumeur.

Le 30. Pas de douleurs ; l'écoulement est arrêté ; au toucher, on reconnaît, au niveau du point où était la mollesse, de petites tumeurs dures et saillantes, du volume d'une noisette ; les mêmes tumeurs saillantes et dures existent dans la moitié gauche du cul-de-sac vaginal.

Le 31. L'écoulement ne s'est point reproduit ; des douleurs sont survenues durant la nuit, et ont été assez vives pour empêcher le sommeil ; elles continuent le matin. Au toucher, M. Voillemier trouve dans le cul-de-sac une tuméfaction, un empâtement qu'il qualifie d'inflammation ; les douleurs continuent dans la journée. La malade prend 30 gouttes de laudanum, et quelques cuillerées d'un julep contenant 10 centigrammes de chlorhydrate de morphine ; elle s'endort pendant quelques heures ; on fait quelques injections émollientes dans le vagin ; pas d'écoulement sanguin.

Quatre heures du soir. Le ventre est douloureux à gauche comme à droite ; il n'est point ballonné ; quelques frissons et quelques nausées. Peau chaude ; pouls accéléré ; céphalalgie. — Boissons froides ; glace. Continuer le julep.

Onze heures du soir. Les douleurs continuent ; le facies est empreint de fatigue, mais sans altération caractéristique. — 10 gouttes de laudanum ; nouveau julep de 0,05 de chlorhydrate de morphine.

Le 1er août. Nuit agitée ; mêmes douleurs dans le ventre, sensible, non ballonné ; facies non altéré ; pas de délire ; peau chaude, moite ; pouls accéléré, ni trop fort, ni trop faible ; douleur en urinant ; n'a pas cessé d'accuser des douleurs. — Sangsues sur l'abdomen ; écoulement de sang peu abondant ; julep, 0,10 de chlorhydrate de morphine.

Quatre heures. Pas de sommeil ; agitation sans délire ; facies non altéré ; pâleur et faiblesse, décoloration des lèvres résultant de la perte de sang ; œil animé ; bas-ventre très-sensible à la pression, non ballonné ; pas d'écoulement ; douleurs spontanées assez vives ; peau moite ; pouls fréquent, précipité, petit vomissement d'un liquide coloré en brun, contenant des cellules épithéliales, des globules sanguins altérés. — Eau de Seltz.

Le 2. Les traits sont légèrement tirés ; yeux entourés d'un cercle noir et profondément enfoncés dans l'orbite ; ventre sensible et ballonné ; les vomissements noirâtres, couleur café au lait, se reproduisent, malgré la glace et l'eau de Seltz. (Potion de Rivière.) Pas de selles ; intelligence nette; faiblesse considérable. — Frictions d'onguent mercuriel belladoné.

Midi. Mort.

Autopsie après vingt-quatre heures. A l'ouverture, l'abdomen laisse échapper des gaz fétides, et plus d'un litre d'un liquide épais et brunâtre. Le péritoine lui-même présente une coloration noirâtre. Les intestins sont distendus par des gaz, et leurs parois sont le siége d'une riche vascularisation. L'épiploon peu développé dans son diamètre transversal, descend jusque dans le petit bassin; il a contracté des adhérences avec l'utérus et l'intestin grêle. Le rein gauche se trouve porté en bas et en dedans; il repose sur la symphyse sacro-iliaque gauche, et a rejeté en dedans l'S iliaque qui occupe la ligne médiane au-dessous de l'angle sacro-vertébral. En suivant l'S iliaque pour arriver au rectum qui est placé sur la ligne médiane, on trouve une tumeur qui présente le volume du poing; elle s'étend à droite jusqu'à l'os iliaque, à gauche jusqu'au niveau du bord correspondant de l'utérus qu'elle dépasse en haut. Inférieurement elle plonge dans la cavité du petit bassin où nous la suivrons plus tard. En avant, on rencontre la disposition suivante :

Sur la ligne médiane, l'utérus : il est plus développé qu'il ne l'est habituellement dans l'état de vacuité. Son diamètre transversal, au niveau du fond, est de 0,10 centimètres; son diamètre vertical, de 0,07. En incisant la paroi antérieure, on pénètre dans la cavité qui est normale, vide. L'épaisseur des parois est de 0^{m},02.

La vessie occupe sa position normale; elle est ouverte par le fond. Tout autour du col et dans le bas-fond on trouve une injection très-riche qui explique la dysurie observée pendant la vie.

Latéralement et du côté droit la tumeur répond immédiatement en avant au ligament large dont il est impossible de distinguer les trois replis. A l'extrémité externe, se trouve une petite tumeur, qui ressemble à l'ovaire par sa forme et son volume ; c'est la saillie en forme de corde allongée et contournée que l'on sentait à travers les parois de l'abdomen. Elle est libre par son extrémité supérieure. Son extrémité inférieure se continue avec une nouvelle tumeur qui occupe l'épaisseur même du ligament large, et qui descend sur le bord droit de l'utérus. On peut la suivre jusque sur le plancher du petit bassin.

Du côté gauche, les organes sont dans leurs rapports normaux, et ne présentent aucun changement soit dans leur forme, soit dans leur structure.

Du côté du petit bassin, voici ce que l'on observe : l'examen du vagin au toucher n'indique plus les signes que l'on rencontrait pendant la vie. Plus de tumeur médiane, plus de bosselures au niveau de la portion droite du cul-de-sac vaginal. A la vue on aperçoit la ponction pratiquée au niveau de la tumeur située derrière le col. Les lèvres de la ponction sont réunies par une exsudation plastique qui se laisse facilement détruire par un stylet.

Tel est le résultat fourni par l'examen du petit bassin, les organes étant laissés en place. Avant d'examiner chacune des tumeurs en particulier, afin de voir leurs rapports, leur conformation et leur siége, je dirai deux mots du péritoine, ou du moins *de ce qui m'a paru* être le péritoine. A partir du rein gauche, qu'elle tapisse en avant, cette membrane passe sur la face antérieure de l'S iliaque et du rectum; de là, elle gagne le sommet de la tumeur rétro-utérine, et vient se jeter sur le fond de l'utérus où elle se comporte comme à l'état normal, avec cette différence que toute la face postérieure est dépourvue de péritoine. La disposition de cette membrane, sur les parties latérales, ne présente pas de changement. A droite, cependant, elle tapisse la même tumeur avant d'atteindre le ligament. On voit donc par là que le cul-de-sac rétro-utérin n'existe plus ; que le péritoine est refoulé en haut par une tumeur qui sépare le rectum de l'utérus.

Sur la ligne médiane, on voit une perforation du péritoine, perforation qui fait communiquer la cavité de la tumeur rétro-utérine, et qui a dû être antérieure à la mort, puisque le liquide qui sort de cette ouverture est de même couleur que celui de la cavité péritonéale.

Cette portion de péritoine se détache assez facilement de la tumeur. En poursuivant la dissection on parvient à circonscrire le kyste et à l'isoler en partie de l'utérus et du rectum. Après cet isolement qui se fait avec la plus grande facilité, on *trouve que les faces correspondantes de l'utérus et du rectum sont tapissées par une membrane lisse qui a bien quelque analogie avec le péritoine.*

Je reviendrai sur ce point. Quoi qu'il en soit, la tumeur rétro-utérine tient inférieurement, par un point de sa circonférence, à la base du ligament large du côté droit. Nous verrons que c'est par là qu'a lieu la communication avec la tumeur située dans l'épaisseur du ligament large.

La tumeur rétro-utérine est constituée par une poche contenant un liquide, dont une partie s'est écoulée dans le péritoine, et des caillots. Les parois de ce kyste sont épaisses de 7 ou 8 centimètres. Elles sont lisses par leur face externe ; çà et là cependant on aperçoit des tractus qui constituaient les adhérences de la tumeur avec les organes voisins, et qui se déchirent presque sans efforts. La face interne est tomenteuse, noirâtre ; des caillots sanguins y sont encore attachés. Les parois paraissent formées par des couches concentriques formées d'un tissu blanchâtre.

La cavité contient, ai-je dit, des caillots sanguins ; les uns sont encore attachés aux parois, les autres, c'est le plus grand nombre, flottent dans la cavité, au milieu d'un liquide boueux, noirâtre. Presque tous sont noirâtres; quelques-uns sont roses, et paraissent constitués par de la fibrine, en partie décolorée.

Cette poche communique avec celle qui occupe l'épaisseur du ligament large ; en effet, en pressant cette dernière, on voit sourdre dans la première un liquide noirâtre parfaitement semblable à celui dont j'ai parlé. Cette communication a lieu, sans doute, par un orifice fort étroit, à juger par la difficulté qu'on éprouve lorsqu'on explore avec un stylet.

La tumeur, située dans les feuillets du ligament large, se trouve située immédiatement au-dessous de l'ovaire qui lui forme une paroi : elle se dirige obliquement en bas et en dedans, pour atteindre l'utérus à la réunion du corps avec le col de cet organe. Elle est recouverte en avant par le péritoine, et répond à la paroi abdominale antérieure, à travers laquelle on la sentait pendant la vie. En arrière, elle est encore recouverte par le péritoine qui l'isole de la première ; elle est enkystée comme elle, mais ses parois sont moins épaisses et moins distinctes des tissus ambiants.

Elle contient avec les caillots sanguins divisés, et avec le liquide boueux et noirâtre, une masse plus rouge ressemblant à un coagulum ; son volume est celui d'une grosse noix ; il est à peu près conique, à base tournée en bas, et tenant par son sommet à un pédicule implanté sur le bord adhérent de l'ovaire. La trompe vient mourir sur la paroi antérieure de cette tumeur, mais ne s'ouvre point dans sa cavité. Le pavillon a disparu, et se perd avec les tissus qui constituent le kyste sanguin.

Quant à cette masse de caillots qui a inspiré à M. Voillemier l'idée d'une grossesse extra-utérine, l'examen minutieux n'a donné aucun résultat favorable à cette hypothèse.

J'ai dit que la tumeur du ligament large communiquait avec le kyste rétro-utérin, au moyen d'un orifice étroit et sinueux ; elle communique aussi avec la tumeur située dans la cloison recto-vaginale, par un orifice également étroit et sinueux. Cette tumeur n'a pas été ouverte complétement. Toutefois son contenu ne diffère point de ce qui a été trouvé dans les autres, à en juger par ce que la pression en fait sortir. C'est cette tumeur que l'on sentait par le vagin, et c'est sur elle qu'a été pratiquée la ponction avec le trois-quarts. En faisant pénétrer un stylet par cette ouverture, on parcourt la poche qui paraît avoir la capacité d'une petite pomme, et l'on arrive avec beaucoup de difficulté dans la tumeur du ligament large.

IXe Obs. — *Hématocèle rétro-utérine coïncidant avec un flux cataménial hémorrhagique. Évacuation spontanée du sang par le rectum. Guérison* (1).

Madame X... 30 ans, sèche, d'un tempérament nerveux, et très-irritable depuis 2 ans, règles irrégulières, tous les 15 jours d'abord, puis tous les 8 jours ; pertes ; sang très-rouge ; a eu une grossesse ; l'enfant vit.

Les premiers symptômes ont consisté en pertes. La malade s'est ensuite elle-même aperçue de la présence d'une tumeur abdominale.

État actuel. Teinte jaune-paille.

Toucher vaginal. Col utérin aplati, porté à droite et en avant. En arrière de lui, tumeur indépendante de l'utérus. Par le palper abdominal, on sent, dans la partie gauche du bas-ventre, une tumeur résistante, douloureuse, se portant vers la ligne médiane.

Toucher rectal. Tumeur volumineuse appuyant sur la face antérieure du rectum et dont la limite supérieure est inaccessible au doigt.

Douleurs vives. Il se fit une évacuation de sang noirâtre et à caillots par le rectum à deux reprises différentes et à deux jours d'intervalle.

Le principal traitement consista en applications de glace sur le ventre.

La malade guérit.

(1) Laborderie, *Gazette des hôpitaux*, 1854.

Xe Obs. — *Hématocèle rétro-utérine coïncidant avec un flux menstruel hémorrhagique. Mort. Autopsie ; altérations d'un ovaire* (1).

Femme Serv... 25 ans, depuis 20 mois, avant les règles, douleurs hypogastriques, et flux sanguin durant jusqu'à 30 jours ; avant chaque époque cataméniale une hématémèse. Depuis la dernière, douleurs abdominales très-vives. Cause inconnue.

État actuel. Toucher vaginal. Col utérin difficile à atteindre, porté en haut et en avant derrière le pubis. Utérus immobile. En arrière de lui tumeur non fluctuante, indépendante de la matrice, se continuant avec une tumeur sentie à l'hypogastre.

Palper abdominal. A l'hypogastre, tumeur saillante, surtout à droite, du volume du poing, se prolongeant dans l'excavation pelvienne.

Toucher rectal. Tumeur en avant du rectum comprimé.

Douleurs vives, écoulement sanguin par le vagin ; caillots ; constipation.

Mort, 3 mois après le début, sans qu'on ait obtenu de diminution des accidents par les bains et les purgatifs.

Autopsie. Dans l'excavation pelvienne, tumeur du diamètre de 14 centimètres contenant des caillots sanguins. Adhérence de la tumeur avec l'S iliaque et le rectum. Parois épaisses, rien dans le tissu cellulaire sous-péritonéal ; ovaire gauche friable, rouge. Trompes saines.

XIe Obs. — *Hématocèle rétro-utérine paraissant provoquée par un rapprochement sexuel, chez une femme sujette aux métrorrhagies. Expectation. Guérison* (2).

Femme X... couchée au lit n° 13 de la salle des clini-

(1) *Bulletins de la Société anatomique*, 1855.

(2) *Gazette des hôpitaux*, 1853.

ques, service de M. le professeur Nélaton, 21 ans, d'une bonne constitution, d'un tempérament nerveux, réglée pour la première fois à 14 ans. La menstruation s'est établie difficilement et est irrégulière depuis deux fausses couches. A eu trois grossesses ; une seule s'est terminée heureusement.

La cause de l'affection paraît être un rapprochement sexuel exagéré. Trois mois après la dernière fausse couche, elle a été atteinte d'une métrorrhagie coïncidant avec les règles et durant 16 jours.

État actuel. Teinte jaune pâle de la peau ; prostration extrême. Pouls fréquent.

Toucher vaginal. Col entr'ouvert porté en avant. Utérus porté à droite. En arrière et à gauche tumeur arrondie, ferme, fluctuante, se continuant avec une tumeur hypogastrique.

Palper abdominal. Très-douloureux. Tumeur dure, non adhérente à l'utérus.

Toucher rectal. Relief arrondi dont on ne peut atteindre la limite supérieure.

Pas d'écoulement vaginal.

Douleurs spontanées.

Pas de traitement actif. Guérison.

XIIe Obs. — *Hématocèle rétro-utérine chez une femme sujette aux ménorrhagies ; incision par le vagin. Guérison* (1).

Femme X.... couchée au lit n° 4 de la salle Saint-Joseph à l'hôpital de la Charité, service de M. Nonat, âgée de 24 ans, tapissière, d'une bonne constitution, d'un tempérament lymphatique. Menstruée pour la première fois à l'âge de 15 ans. La menstruation a toujours été régulière. Elle a eu trois enfants, tous vivants.

(1) *Gazette des hôpitaux*, juin 1857.

Depuis deux mois les époques menstruelles s'accompagnent de pertes qui durent 10 jours, et de douleurs hypogastriques.

Etat actuel. Prostration. Pouls petit, 132 pulsations.

Palper abdominal. Tumeur s'élevant à deux travers de doigt au-dessus de l'ombilic, tumeur oblongue, mobile, à surface lisse.

Toucher vaginal. Col augmenté de volume, fortement porté en avant derrière le pubis.

Douleurs expulsives, intermittentes. Au moment des douleurs, issue de caillots de sang par le vagin.

Traitement. Incision de la tumeur par le vagin; issue d'un liquide noir, filant, et les jours suivants, injections chlorurées dans la poche.

Aussitôt après l'incision, diminution de la tumeur.

25 jours après, menstruation normale; à la deuxième menstruation, retard de 6 jours, mais pas de douleurs.

Guérison.

XIIIe Obs. — *Hématocèle rétro-utérine survenant à la période terminale du flux menstruel; expectation. Guérison.*

Hôpital de la Charité, service de M. le docteur Briquet. Au n° 27 de la salle Sainte-Marthe est couchée la nommée Blondel, couturière, âgée de 30 ans, d'une constitution faible.

La malade a eu trois couches, la dernière, il y a trois mois.

Il y a trois semaines, retour du flux cataménial; huit jours après, sans cause connue, douleurs dans l'hypogastre, dans la région sacrée, nécessitant le repos au lit.

La malade entre à l'hôpital le 25 août 1854.

Le facies de la malade est pâle, anémique.

Toucher vaginal. Le col utérin est entr'ouvert, fortement porté en avant.

En arrière, entre le col et le rectum, est une tumeur

dure, douloureuse, distincte de l'utérus par sa consistance différente, molle en certains points, ne suivant pas les mouvements imprimés au col utérin, irrégulière dans sa forme, du volume d'une grosse pomme.

Par le toucher rectal, on sent une masse énorme, irrégulière, dont la limite supérieure est impossible à atteindre.

Douleurs piquantes en certains moments, expulsives en d'autres, ayant leur siége dans la région hypogastrique gauche, se portant dans la partie supérieure de la cuisse, de la hanche gauche et de la région sacrée, augmentées par la marche et la pression du ventre. Anorexie ; appétit ; pas de constipation. — Bains ; cataplasmes.

Le 6 septembre. Moins de douleurs ; écoulement leucorrhéique.

Le 17. La malade, se trouvant sensiblement mieux, demande à sortir de l'hôpital.

Nous constatons que la tumeur rétro-utérine a diminué.

Le 10 novembre. L'état de santé s'est encore amélioré ; il n'existe plus trace de la tumeur.

XIVe Obs. — *Hématocèle rétro-utérine ; repos au lit, sangsues. Amélioration.*

Hôpital de la Charité, service de M. le docteur Briquet. Au n° 13 de la salle Sainte-Marthe, est couchée la nommée Cordier, 24 ans.

Il y a onze jours, après un rapprochement sexuel, douleur dans la fosse iliaque droite, la forçant à se mettre au lit. Elle entre à l'hôpital le 27 octobre 1854.

Au dessus du cul-de-sac vaginal postérieur et à droite, existe une tumeur très-douloureuse, arrondie, et remontant au delà des limites que peut atteindre le doigt.

Le col de l'utérus est porté en avant, derrière le pubis. En combinant le palper abdominal et le toucher vaginal, on ne sent pas le fond de l'utérus. Le toucher rectal permet d'arriver à la limite supérieure de la tumeur; douleur au-dessus de l'aine droite. — Application de 25 sangsues à l'anus.

Le 7. Le col est toujours derrière le pubis, la tumeur post-utérine a diminué. — 25 sangsues à l'anus.

Le 23. L'utérus a repris sa position normale ; l'induration post-utérine est à peine sensible ; aucune douleur.

La malade demande à sortir.

XVe. Obs. — *Hématocèle rétro-utérine coïncidant avec des ménorrhagies ; séjour prolongé au lit; expectation. Guérison.*

Hôpital Lariboisière, service de M. Tardieu. Au n° 34 de la salle Sainte-Joséphine, est couchée la nommée S..., ouvrière en parapluies, âgée de 25 ans.

Cette jeune femme est d'une constitution robuste, d'un tempérament sanguin, n'a jamais eu de graves maladies ; elle a d'ordinaire la peau brune ; les cheveux sont d'un noir foncé.

La menstruation s'est établie chez elle à 15 ans, mais non sans accidents de dysménorrhée. Mariée à 18 ans, elle ne mena pas sa première grossesse à terme. L'accouchement prématuré se fit à sept mois et paraît avoir été provoqué par trois saignées consécutives pratiquées comme traitement de contractures des membres. Les veines des jambes sont restées depuis ce temps variqueuses.

La menstruation reparut après trois mois.

En 1852, nouvelle grossesse heureuse. Le second enfant mourut à l'âge de 2 ans et demi.

Sept mois après cette seconde couche, avortement de trois mois.

Au mois d'août de 1854, quatrième accouchement. Le travail a duré douze heures ; l'enfant est mort de convulsions à l'âge d'un an.

Les règles ont reparu cinq mois plus tard.

Au mois d'août 1856, érésipèle de la face.

Depuis le mois de novembre 1856, la malade a cessé d'être réglée.

Dans les premiers jours de décembre, époque de la menstruation, cette jeune femme a été prise de douleurs abdominales erratiques. Quant à découvrir une cause à ces premières douleurs, nos questions ne nous ont conduit à aucun résultat. Pendant une quinzaine de jours, la malade a souffert à intervalles éloignés de cinq ou six jours ; l'accès durait d'un quart d'heure à une demi-heure. Les douleurs pouvaient être comparées à une sensation pénible de pesanteur, s'accompagnaient de dyspnée, d'agitation. Le premier accès a été suivi d'un léger écoulement de liquide séro-sanguinolent.

Cependant la malade n'a pas cessé de travailler ; elle a même été laver du linge au canal par un temps très-froid. L'état, à partir de ce jour, s'est aggravé d'une façon notable ; en effet, le 15 décembre, s'est écoulée une assez grande quantité de liquide séro-sanguinolent, et les accès de douleurs se sont reproduits tous les deux jours, d'abord, puis tous les jours, puis toutes les douze heures.

Le 25 décembre, la malade se décida à consulter un médecin qui constata la présence de caillots intra-utérins, et conseilla le repos, des cataplasmes et des injections.

La maladie continua son cours. Dans la nuit du 28 au 29 décembre, la malade perdit par le vagin un caillot du volume d'une petite pomme ; pendant les trois jours qui suivirent, ses linges furent salis par un liquide séro-sanguinolent abondant.

Le 30 décembre, un second caillot, du volume d'une noix, sortit des parties génitales.

Depuis, l'écoulement de liquide séro-sanguinolent n'a pas cessé. Les douleurs ont persisté avec une extrême acuïté ; elle est tombée dans une faiblesse inquiétante.

Elle entre à l'hôpital Lariboisière le 3 janvier 1857.

La peau de la malade est d'un blanc mat ; les traits sont effilés ; les joues sont d'un rouge foncé.

La malade se plaint de bourdonnements d'oreilles, d'une faiblesse extrême ; son intelligence est saine d'ailleurs.

Notre attention est attirée par la malade sur son ventre; nous en trouvons la peau flasque; l'absence de ballonnement rend facile l'exploration.

Dans la région hypogastrique, existe une tumeur arrondie, qui se prolonge vers la ligne médiane jusqu'à quatre travers de doigt au-dessous de l'ombilic; elle est assez mobile; elle se prolonge à droite et à gauche de la ligne médiane, mais surtout à gauche, où on la sent jusque dans la fosse iliaque, au niveau du muscle psoas.

La surface de cette masse est régulière : il est impossible au-dessus du pubis de rien sentir qui indique la présence du fond de l'utérus.

La tumeur donne au doigt la sensation d'un tissu assez ferme, mais cependant un peu empâté ; c'est à peine si le palper réveille quelques douleurs.

La percussion de la région sus-pubienne donne un son mat dans une hauteur de deux travers de doigt, mais au-dessus, le son est clair comme celui d'un intestin distendu par du gaz.

Toucher vaginal. Le col utérin est un peu plus volumineux que de coutume, distant de 5 cent. de l'orifice vulvaire; ses lèvres sont indurées, et écartées de manière à laisser pénétrer la pulpe du doigt; il est porté légèrement en avant. Si l'on palpe la région sus-pubienne et qu'on imprime des mouvements de haut en bas à la portion de tumeur que nous avons décrite, le doigt indicateur, placé sous le col utérin, sent d'une façon directe la transmission des mouvements, quelque minimes qu'ils soient.

L'utérus paraît en effet fixe et presque immobile.

En arrière du col, entre lui et le rectum, le doigt constate l'existence d'une masse volumineuse. Elle a repoussé le cul-de-sac postérieur du vagin en bas, si bien que nous la rencontrons à 2 centimètres au-dessus du museau de tanche. La tumeur est immédiatement appliquée sur le col et sur le rectum; elle paraît contourner le col en affectant la forme d'un croissant, et se prolonge en haut, à droite et à gauche, sans que le doigt puisse en déterminer les limites supérieures; nous avons pu mesurer ses diamètres transversal et antéro-postérieur.

Le premier est long de 8 centimètres; le second est égal à la largeur de deux travers de doigt.

Les tissus qui séparent la tumeur du doigt explorateur sont souples et glissent facilement à sa surface. Nous avons examiné le vagin à l'aide du speculum; nous n'avons pas constaté de coloration anormale.

La consistance de la masse post-utérine est celle que donne un tissu œdémateux, empâté; elle n'est pas fluctuante, soit qu'on la touche simplement par le vagin, soit qu'on unisse le palper abdominal à l'exploration vaginale.

Par le toucher rectal, on rencontre cette même masse occupant presque tout le petit bassin, comprimant le rectum. Le doigt ne peut arriver à la limite supérieure de la tumeur. Nous ajouterons que ces explorations vaginale et rectale se sont faites sans provoquer de vives douleurs.

La malade nous montre ses linges salis par des taches, les unes d'un rouge clair, d'autres noirâtres. Les portions de linges où on en trouve sont comme empesées; l'écoulement, du reste, est peu considérable.

La malade accuse des douleurs continues, sourdes, supportables cependant, dont elle nous précise le siége dans la tumeur; elle les compare à une sensation de pesanteur; elle nous ajoute sentir des pulsations analogues au pouls radial.

En outre de ces douleurs hypogastriques, la jeune femme en accuse d'autres ayant pour point de départ la région lombaire, et qu'elle compare aux douleurs expulsives de l'accouchement.

Les douleurs ne sont pas exagérées par une marche de peu d'instants, par l'action de monter les escaliers; mais la malade ne saurait rester assise dans son lit, tellement les douleurs sont augmentées par cette position.

La malade ne va pas à la selle sans lavements; elle est fatiguée par des envies fausses et fréquentes d'aller à la selle.

L'urine ne présente rien de particulier; les besoins d'uriner ne sont pas plus fréquents qu'à l'ordinaire.

Nous constatons sur les jambes des varices, beaucoup plus volumineuses à droite.

Pas d'œdème aux membres inférieurs.

La respiration est bonne.

La peau est fraîche.

Nous ajouterons que les douleurs sont fréquemment accompagnées de frissons; le pouls radial est mou; pas de bruit de souffle carotidien.

M. Tardieu diagnostique une hématocèle rétro-utérine et prescrit le repos, des cataplasmes et une nourriture modérée.

Le 10 janvier. La malade se plaint de douleurs expulsives de l'accouchement, de ténesme anal et vésical.

Nous constatons aujourd'hui une véritable fluctuation dans la tumeur; constipation. — Lavements.

Le 15. Constipation.

Le 25. Apparition du sang menstruel à l'époque normale.

Pas de douleurs.

Le 26. Douleurs donnant l'envie d'aller à la selle.

Le sang menstruel est peu abondant.

Le 27. Dans l'après-midi, la malade est prise de douleurs excessivement vives, qui lui arrachent des cris; ces douleurs provoquent le besoin d'aller à la selle.

La malade vomit ; le pouls est petit et bat à 104 pulsations.

Nous constatons que la tumeur remonte aujourd'hui jusqu'à trois travers de doigt au-dessous de l'ombilic ; la palpation est douloureuse.

Le 28. Les douleurs cessent, l'écoulement du sang menstruel persiste.

Le 1er février. Cessation de l'écoulement.

Le 3. La tumeur est de nouveau à quatre travers de doigt au-dessous de l'ombilic.

Quelques douleurs erratiques ; application d'un emplâtre belladoné sur l'hypogastre.

Le 15. La tumeur est à six travers de doigt au-dessous de l'ombilic ; elle paraît plus dure qu'auparavant.

Constipation. La peau du corps commence à prendre une teinte plus foncée.

Jusqu'à ce jour la malade n'a pas quitté le lit.

Le 17. Quelques taches sanguinolentes sur la chemise.

Le 25. *Époque menstruelle.* Les linges de la malade sont salis par un sang d'un rouge foncé en plusieurs places, et noir en d'autres.

Le 27. L'écoulement sanguin continue en quantité modérée.

Nous avons de la peine à retrouver la tumeur par le palper hypogastrique simple.

Le 2 mars. L'écoulement cesse ; constipation.

Le 9. Quelques douleurs hypogastriques sur la ligne médiane.

Le 15. Ballonnement du ventre ; constipation ; pas de douleurs ; teint coloré. Magnésie, 8 grammes.

Le 16. Nous pratiquons en même temps le toucher vaginal et le palper hypogastrique ; nous sentons très-bien le corps utérin appliqué derrière le pubis ; le col est toujours en avant et très-facilement accessible au doigt.

Il est encore volumineux. En arrière de lui, dans le cul-de-sac postérieur, nous sentons plusieurs tumeurs, petites, très-dures, situées à 3 centimètres au-dessus du col.

Du reste, par le palper abdominal, nous constatons l'existence de deux masses semblables en arrière du corps utérin.

Constipation. Nous permettons, à partir de ce jour, à la malade de se lever ; elle n'avait pas mis le pied à terre depuis son entrée.

Le 24. Quelques douleurs.

Le 27. Retard de deux jours de l'*écoulement menstruel*. Le sang est abondant, rouge.

Le 1er avril. Le sang cesse de couler par le vagin.

Le 2. Dans l'hypogastre, nous sentons profondément plusieurs petites masses du volume de noisettes, dures, indolentes au toucher.

État général très-satisfaisant.

Le 7. Par le toucher vaginal et le palper abdominal combinés, nous constatons l'existence, à la partie latérale droite de l'utérus, d'une tumeur du volume et de la forme d'une noix, assez dure, un peu douloureuse à la pression.

En arrière de l'utérus existe une tumeur très-dure.

Le col est distant de 4 centimètres et demi du bord inférieur du pubis ; l'utérus jouit d'une mobilité presque normale.

Le 20. La malade demande à sortir ; voici son état, ce jour 20 avril.

La santé est très-satisfaisante en général ; le teint coloré; la pulpe du doigt pénètre dans l'ouverture du col ; le col est ferme, plus volumineux encore qu'à l'état normal.

En arrière du col utérin et à la partie latérale droite de l'utérus, nous trouvons les mêmes tumeurs qu'il y a quinze jours.

Par le toucher rectal on sent une tumeur très-dure, de forme irrégulière, appliquée sur le rectum, du volume d'une grosse poire. Nous arrivons à un résultat très-net en combinant le palper abdominal avec le toucher rectal. En outre de cette masse principale, existent dans son voisinage plusieurs petites masses du volume de noisettes, très-dures et mobiles.

Ainsi nous noterons comme débris de la tumeur primitive une tumeur accolée à la partie latérale droite de l'utérus, une seconde entre l'utérus et le rectum et plusieurs autres de petites dimensions, disséminées çà et là.

Nous avons percuté la région hypogastrique, nous ne trouvons plus de matité, mais bien au contraire une sonorité tympanique suivant une ligne partant de la fosse iliaque gauche, et s'arrêtant à 6 centimètres de la région cœcale. Cette sonorité est celle qui appartient au gros intestin. Nous croyons avoir sous le doigt l'S iliaque distendu par des gaz.

La malade est toujours obligée de se donner des lavements tous les cinq à six jours.

Miction urinaire normale ; pas de leucorrhée, pas de douleurs.

Nous continuons à voir la malade, qui vient à la consultation de M. Tardieu à l'hôpital Lariboisière.

Le 25. Les règles n'apparaissent pas.

Après dix à douze jours de retard, le 12 mai, perte abondante de sang noir, durant sept jours. Cet écoulement a été précédé pendant trois jours de douleurs.

Le 19 mai. La tumeur de droite a bien diminué ; elle est molle, encore un peu douloureuse.

La tumeur post-utérine n'existe plus.

Souffle carotidien. — Nous conseillons à la malade des toniques.

Du 3 au 5 juin, menstruation; l'écoulement est moins abondant que les autres fois.

Depuis la fin des règles, leucorrhée abondante, et quelques douleurs abdominales.

Le 2 juillet. Menstruation un peu douloureuse.

Le 16. Nous ne trouvons plus la tumeur qui était accolée à l'angle droit du fond de l'utérus.

Nous avons revu la malade dans les mois d'août, septembre, octobre, novembre, et jusqu'en décembre; la guérison s'est maintenue; les règles sont revenues avec une parfaite régularité; la jeune femme se plaint seulement d'une leucorrhée abondante.

L'état local des organes génitaux ne présente aucune trace de l'ancienne maladie; la constipation persiste.

XVIe Obs. — *Hématocèle rétro-utérine chez une femme atteinte d'une diathèse hémorrhagique; ouverture spontanée par le vagin à deux reprises différentes. Guérison* (1).

Femme X... 43 ans, lingère, d'une santé délicate, d'un tempérament sanguin. Réglée pour la première fois à 13 ans. Pendant les règles, hémoptysies abondantes et rebelles, 65 saignées en 3 ans.

Quinze grossesses toutes bonnes. Les quinze enfants vivent.

En 1849, suppression des règles.

En 1851, entrée à l'hôpital Saint-Louis, où l'on constate une tumeur hypogastrique. Les premiers accidents durent six mois.

Pendant les deux années suivantes, menstruation irrégulière et douleurs hypogastriques. Pendant ce laps de temps, deux fausses couches, dont l'une de deux jumeaux. La deuxième fut accompagnée d'une métrorrhagie abondante.

État actuel. Face pâle, bouffie, empreinte de souffrance, peau chaude; lèvres sèches, yeux cernés; 108 pulsations.

Palper abdominal. Tumeur occupant la partie latérale gauche du bassin, remontant à 0,01 au-dessus de l'ar-

(1) *Thèse* Fénerly, 1855.

cade crurale, plongeant dans l'excavation. En combinant ce palper avec le toucher vaginal, pas de fluctuation, mouvements communiqués restreints. Pression douloureuse à gauche, tumeur lisse et arrondie.

Toucher vaginal. A la partie supérieure du vagin en arrière du col, tumeur. Col utérin abaissé, dévié en arrière. Corps dévié en avant et à droite.

Issue de caillots par le vagin. Douleurs hypogastriques. Constipation, besoins fréquents d'uriner, miction difficile, urine rouge, chargée, moins abondante.

Dix-sept jours après l'entrée à l'hôpital, issue par le vagin de caillots, mous, filants, durant huit jours, et diminution de la tumeur.

Trois mois après, nouvelle issue par le vagin de sang liquide, noir et filant, précédée de nausées, de vomissements et de frissons.

La tumeur pouvait encore être sentie, huit mois après le début. Traitement : opiacés, sangsues. Guérison.

XVIIe Obs. — *Hématocèle rétro-utérine ; ouverture spontanée par le vagin. Guérison* (1).

Femme X..., 28 ans, brodeuse, d'une bonne constitution, d'un tempérament sanguin, menstruée pour la première fois à l'âge de 15 ans. La menstruation a été régulière; elle durait quatre ou cinq jours jusqu'à une première grossesse survenue à 18 ans. Mais depuis elle a été irrégulière et douloureuse.

L'accouchement s'est fait sans accident.

Six mois avant d'entrer à l'hôpital, suppression des règles, accompagnée de douleurs.

Cinq mois après, hématurie. Au moment d'entrer à l'hôpital, perte de sang par le vagin.

État actuel. Palper abdominal. Tumeur à la partie latérale

(1) *Thèse* Fénerly, 1855.

gauche de l'utérus; on sent une rainure entre la tumeur et l'utérus. La masse est immobile, irrégulière et dure.

Toucher vaginal. Tumeur dans le cul-de-sac utéro-vaginal, immobile, tendue.

Douleurs hypogastriques, lancinantes, se prolongeant vers les lombes.

Constipation, ténesme vésical.

Trois mois et demi après l'entrée à l'hôpital, écoulement par le vagin de sang noir, couleur mélasse, après retour des règles.

Aussitôt après cet écoulement, diminution de la tumeur dont on retrouvait encore de faibles traces huit mois après le début.

Traitement : expectation ; repos. Guérison.

XVIIIe Obs. — *Hématocèle rétro-utérine. Expectation. Guérison* (1).

Femme X..., 21 ans, blanchisseuse, réglée pour la première fois à 16 ans, menstruation régulière jusqu'à la première grossesse qui se termina à 4 mois par une fausse couche. Depuis cette époque (il y a 15 mois), menstruation irrégulière, début des douleurs, vingt jours avant d'entrer à l'hôpital.

État actuel. Palper abdominal. Tumeur à la partie latérale gauche de l'utérus et en arrière ; immobile. Palper douloureux.

Toucher vaginal. En arrière du col, relief prononcé, dur, immobile, s'étendant plus à gauche, col en avant, et abaissé, petit, aplati d'arrière en avant; orifice utérin étroit. Col se laissant refouler.

Examen au speculum. Couleur violacée de la muqueuse vaginale qui recouvre la tumeur. Effacement des plis de la muqueuse distendue.

(1) *Thèse* Fénerly, 1855.

Douleur violente, sensation de pesanteur au périnée.
Traitement : expectation; vésicatoires volants. Guérison.

XIXe Obs. — *Hématocèle rétro-utérine coïncidant avec un retard et une diminution du flux menstruel ; ouverture spontanée par le rectum. Mort. Autopsie. Lésions ovariennes* (1).

Femme X..., âgée de 29 ans, menstruation durant six jours.

Un mois après la dernière menstruation, coliques hypogastriques, intermittentes. Depuis trois jours, douleurs coïncidant avec un retard de huit jours, et durée de deux jours au lieu de six.

État actuel. Tumeur sentie par le vagin et par le palper hypogastrique. — Coliques hypogastriques nécessitant le repos au lit. Un mois après, ouverture spontanée de la tumeur par le rectum. Accidents d'infection putride et mort deux mois après.

Autopsie. Tumeur située dans le cul-de-sac utéro-rectal du péritoine, et limitée en haut par la masse intestinale. A la face postérieure d'un ovaire est une cavité ouverte, qui contient encore des caillots sanguins.

XXe Obs. — *Hématocèle rétro-utérine; incision vaginale. Guérison* (2).

Femme X... souffrant depuis longtemps de douleurs abdominales, de dysménorrhée, mais pas de métrorrhagies.

État actuel. Tumeur hypogastrique, sentie par le palper abdominal.

Toucher vaginal. Derrière le col utérin tumeur arrondie, du diamètre d'une pièce de 5 francs, d'une fluctuation douteuse. Col dévié en avant.

Examen au speculum. Teinte grise et un peu pâle de

(1) *Bulletins de la Société de chirurgie.* Prof. Denonvilliers.
(2) *Société de chirurgie,* 1851.

la muqueuse vaginale qui recouvre la tumeur. Métrorrhagie continue. Peu de douleurs.

Traitement. Incision vaginale. Guérison.

XXIe Obs. — *Hématocèle rétro-utérine chez une femme sujette aux métrorrhagies; évacuation spontanée par le rectum. Guérison* (1).

Femme X..., 30 ans, d'un tempérament sec; a été enceinte une fois, et a une fille. Elle est très-irritable et sujette à des attaques d'hystérie.

Depuis deux ans, dysménorrhée, menstruation irrégulière, tous les 15 jours. Puis tous les 8 jours elle a eu des pertes abondantes. Le sang est pur ou mêlé de mucus.

État actuel. — Palper abdominal. Tumeur à la partie latérale gauche de l'utérus.

Toucher vaginal. Tumeur à la partie latérale gauche et en arrière du col, mobile, résistante, douloureuse. Utérus abaissé. Col aplati tourné en arrière, un peu à droite, lèvre postérieure rugueuse, presque nulle.

Perte continuelle de sang. Douleurs peu intenses provoquées surtout par l'exploration. Selles sanguinolentes.

Après un mois de traitement, perte énorme par le rectum (2 litres) d'un liquide noir, visqueux.

Après un intervalle, seconde perte.

Traitement. Réfrigérants. Repos. Guérison.

XXIIe Obs. — *Hématocèle rétro-utérine; ponction de la tumeur. Guérison non vérifiée* (2).

Femme X...., âgée de 34 ans, cuisinière, d'une bonne constitution, d'un tempérament sanguin; réglée pour la première fois à 14 ans, et depuis régulièrement; a eu plusieurs enfants; pas de fausses couches.

La tumeur est venue progressivement, et s'est accompagnée de nausées, de vomissements.

(1) *Gazette des hôpitaux*, 1851; et *Thèse* Fénerly, 1855.
(2) *Thèse* Fénerly, 1855.

État actuel. Face jaune-paille ; aspect anémique.

Palper abdominal. Tumeur à gauche, débordant de 6 centimètres le ligament de Fallope, du volume du poing d'un adulte, arrondie, lisse, dure, d'une fluctuation obscure.

Toucher vaginal, très-douloureux. Tumeur saillante dans le cul-de-sac postérieur, fluctuante, se continuant avec la tumeur abdominale.

Douleurs très-vives dans le bas-ventre, surtout à gauche.

Traitement. Ponction vaginale et incisions motivées par les douleurs. Diminution immédiate de la tumeur.

La guérison définitive n'a pas été vérifiée quelques mois après.

XXIIIe Obs. — *Hématocèle rétro-utérine ; ponction. Guérison* (1).

Femme X...., âgée de 35 ans, ayant eu cinq grossesses, dont une seule est arrivée à terme. A la suite d'une couche, douleurs à l'hypogastre et dans la région sacrée.

Etat actuel. État général grave, pouls fréquent.

Palper abdominal. — Tumeur remontant à 4 travers de doigt au-dessus du pubis. A gauche on sent le corps utérin remonté au-dessus du pubis et appliqué sur la face antérieure de la tumeur.

Toucher vaginal. Tumeur allongée, volumineuse, dans l'axe du rectum, se continuant avec la tumeur abdominale, fluctuante. Col en avant et en haut.

Constipation, miction urinaire fréquente.

Traitement. Ouverture de la tumeur vaginale avec un lithotriteur. Guérison.

XXIVe Obs. — *Hématocèle rétro-utérine coïncidant avec une ménorrhagie, et paraissant avoir été déterminée par une grande fatigue; expectation. Guérison* (2).

Femme X...., 31 ans, d'une constitution faible, réglée

(1) *Thèse* Prost, 1854.

(2) *Ibid.*

pour la première fois à 16 ans ; menstruation régulière jusqu'à 20 ans ; à partir de cette époque, dysménorrhée et leucorrhée.

Deux grossesses, toutes deux à terme.

L'affection paraît avoir été provoquée par une grande fatigue.

Au début, douleurs abdominales subites ; perte abondante depuis un mois ; douleurs expulsives par moments.

État actuel. La peau est pâle, bouffie.

Palper abdominal. — Ventre volumineux et douloureux. Tumeur qui s'élève dans le grand bassin, douleur dans la fosse iliaque gauche.

Toucher vaginal. En arrière du col, tumeur molle, fluctuante dans quelques points, dure dans d'autres ; occupant tout le petit bassin. Col abaissé, porté contre le pubis.

Douleurs abdominales, par moments expulsives. Nausées ; constipation ; miction urinaire fréquente.

Traitement. Expectation. Guérison.

XXVe Obs. — *Hématocèle rétro-utérine paraissant avoir été provoquée par un effort et coïncidant avec une ménorrhagie ; expectation. Mort. Autopsie* (1).

Femme X...., 35 ans, couturière, d'une santé délicate, réglée pour la première fois à 16 ans. La menstruation a toujours été irrégulière. Deux grossesses arrivées à terme. L'affection paraît avoir été déterminée par un effort aussitôt suivi d'une sensation de craquement, de douleurs dans la région lombo-sacrée, et d'une perte abondante.

État actuel. — *Palper abdominal.* Tumeur médiane allant jusqu'à l'ombilic ; deux latérales perdues dans les fosses iliaques.

Toucher vaginal. Tumeur à la partie supérieure du vagin, fluctuante ; col derrière le pubis ; lèvre postérieure seule sentie.

(1) *Thèse* Prost, 1854.

Douleurs abdominales ; constipation ; dysurie.

Traitement expectant. Mort.

Autopsie. Péritonite; adhérences. Deux kystes ovariques. Tumeur du volume d'une tête d'enfant à terme, contenant du sang noir, visqueux, en communication avec les deux kystes; le gauche est plus petit.

XXVIe Obs. — *Hématocèle rétro-utérine paraissant avoir été déterminée par un rapprochement sexuel, et accompagnée au début par une ménorrhagie ; marche de l'affection non décrite* (1).

Une malade couchée à la salle Saint-Charles, à la Pitié, menstruée à l'âge de 14 ans, avait été toujours réglée irrégulièrement, pendant deux jours chaque fois et très-peu abondamment. Trois grossesses, dont une seule à terme. Les deux fausses couches ont été suivies d'hémorrhagies. Depuis 16 jours, à la suite d'un rapprochement sexuel, il est survenu une métrorrhagie abondante.

État actuel. Teinte jaune pâle de la peau, prostration ; pouls fréquent, dur; peau brûlante.

Palper abdominal. Tumeur hypogastrique gauche non adhérente à l'utérus. Corps utérin à droite.

Toucher vaginal. En arrière du col, tumeur arrondie, ferme, couverte par la muqueuse. Col assez largement ouvert porté vers le pubis.

Douleurs abdominales et lombo-sacrées.

XXVIIe. Obs. — *Hématocèle rétro-utérine coïncidant avec de l'aménorrhée. Mort. Autopsie* (2).

Femme X....., 40 ans, de constitution faible, d'un tempérament lymphatico-sanguin, menstruée à 16 ans. Règles toutes les trois semaines, et d'une durée de trois

(1) *Thèse* Cestan, 1855.

(2) *Archives de médecine,* 1848. *Mémoire sur la rétention du flux menstruel,* par M. Bernutz.

jours. Abondance moyenne. Sept grossesses ; cinq accouchements entre six et sept mois ; deux enfants à terme.

L'affection paraît résulter d'une fatigue.

Deux mois avant le début, aménorrhée, et douleurs expulsives, d'abord très-vives, le mois suivant, aménorrhée, recrudescence des douleurs, nausées, vomissements, fièvre. Quinze jours après ce deuxième retard, expulsion dans un bain d'un caillot organisé et de sang.

État actuel. Face pâle, anxieuse ; intelligence nette. 72 pulsations.

Palper abdominal. Indolent; ventre saillant en bas, tumeur à la partie inférieure de l'abdomen, et paraissant composée de trois parties : une gauche, la plus grosse, arrondie, remontant à deux pouces au-dessus du ligament de Fallope ; une droite, arrondie, dépassant le ligament d'un travers de doigt; une médiane dépassant le pubis d'un travers de doigt. Pas de fluctuation. Immobilité.

Toucher vaginal. Col très-bas, très-près du pubis ; en arrière, tumeur se continuant avec la tumeur hypogastrique. Pas de fluctuation.

Écoulement vaginal sanguin. Douleurs lombo-sacrées, intermittentes, par moments expulsives.

Appétit nul. Selles liquides, miction urinaire peu abondante.

Traitement. Bains ; cataplasmes ; sangsues.

Mort trois mois après le début.

Autopsie. Un litre et demi de sang dans la cavité péritonéale ; cavité close du petit bassin, circonscrite par des adhérences entre les intestins, l'utérus et les ligaments larges. Dans cette cavité, tumeurs ovariennes sanguines, formées par adhérences des ovaires et des pavillons des trompes contenant du sang. Communication de la cavité rétro-utérine avec ces tumeurs secondaires ; trompes dilatées par du sang dans toute leur longueur ; cavité pelvienne divisée complétement en deux par adhérences ; à droite, liquide rouge-brique; à gauche, caillot de trois pouces de hauteur; au centre, morceau de cartilage.

XXVIIIe Obs. — *Hématocèle rétro-utérine coïncidant avec un flux cataménial hémorrhagique; expectation. Guérison* (1).

Femme Estelle, 32 ans, d'une constitution forte, journalière, réglée pour la première fois à 25 ans, ayant eu depuis une menstruation irrégulière, douloureuse et souvent accompagnée de métrorrhagies.

Une grossesse arrivée à terme.

Il y a deux mois, à l'époque des règles, écoulement sanguin irrégulier de quelques heures; huit jours après, perte durant dix jours; douleur subite dans le côté droit du ventre; évanouissement, pendant l'époque menstruelle suivante, douleurs plus vives; vomissements bilieux.

État actuel. Peau pâle, décolorée.

Palper abdominal. Ventre tendu, douloureux; tumeur remontant jusqu'à trois travers de doigt au-dessous de l'ombilic, non fluctuante, mate, distante de chaque côté de deux travers de doigt de l'épine iliaque antéro-supérieure.

Toucher vaginal. Tumeur du volume d'une grosse orange, entre l'utérus et le rectum, se continuant avec la tumeur hypogastrique; fluctuation douteuse. Col mou, entr'ouvert, fortement repoussé en avant, distant de 4 centimètres et demi de l'orifice vulvaire.

Toucher rectal. Tumeur dont on ne peut atteindre la limite supérieure.

Examen au speculum. Coloration normale de la muqueuse vaginale.

Des caillots sanguins s'échappent par le vagin, durant deux mois.

(1) Gallard. *Union médicale*, 1855.

Douleurs expulsives, miction urinaire difficile et douloureuse.

La troisième époque menstruelle à partir du début se confond avec une perte durant un mois ; de même pour la suivante. La cinquième époque est normale ainsi que les suivantes.

Diminution notable de la tumeur, quatre mois après le début.

Traitement. Expectation, calmants, repos au lit. Guérison.

XXIXe Obs. — *Hématocèle rétro-utérine chez une femme atteinte d'aménorrhée ; évacuation spontanée par le rectum. Guérison* (1).

La femme Barrière (Claudine), âgée de 28 ans, couturière, est couchée au lit n° 15 de la salle Sainte-Claire, service de M. le docteur Oulmont, à l'hôpital Lariboisière, où elle est entrée le 19 octobre 1857.

Cette femme est née en Savoie ; elle habite Paris depuis un an. Ses parents sont tous d'une bonne santé. Elle est d'une taille moyenne, d'une constitution assez forte ; son teint est assez coloré ; cheveux noirs. Elle a été réglée à 12 ans. La menstruation a toujours été régulière, même dans les premiers temps. L'écoulement sanguin était abondant, et durait quatre à cinq jours. Jamais elle n'a eu de flueurs blanches avant de venir à Paris.

A eu trois enfants : premier, à 21 ans ; deuxième, à 22 ans et demi ; troisième, à 25 ans. Il n'y a rien eu de particulier pendant les grossesses, ni après l'accouchement.

N'a jamais eu de fausse couche. Pas de maladies antérieures.

Arrivée à Paris au mois de novembre 1856. Dans son

(1) Observation communiquée par M. Heurtaux, interne du service.

pays, elle prenait beaucoup d'exercice, travaillait à la terre, vivait à la campagne, usait d'une nourriture très-substantielle. Depuis son arrivée à Paris, vie sédentaire (couturière), nourriture encore assez bonne.

Dans les premiers mois passés à Paris, la menstruation fut aussi régulière que précédemment, seulement elle fut moins abondante en janvier et en février 1857. Vers le milieu du mois de mars, les règles revinrent à leur époque habituelle; mais, au lieu de cesser après quatre ou cinq jours, l'écoulement sanguin continua trois semaines. Cet écoulement fut aussi abondant qu'au moment des règles : sang très-coloré, presque toujours en caillots gros comme le pouce; à cette époque, aucune douleur dans le ventre.

Depuis cette perte : pâleur, bouffées de chaleur, vertiges, sifflements d'oreille, gastralgie, palpitations, essoufflement, pas d'œdème des jambes.

Après cette perte, la malade eut des flueurs blanches pendant un mois et demi, accident qu'elle n'avait jamais éprouvé jusque-là. Puis, pendant quinze jours, retour de la métrorrhagie; sang coloré, en petits caillots; pas de douleurs de ventre.

Puis encore un mois et demi d'intervalle, pendant lequel la malade eut des flueurs blanches, et des signes de chlorose comme précédemment.

Ces alternatives nous mènent vers le milieu de juillet, époque à laquelle survint un écoulement sanguin qui dura quatre ou cinq jours, tout à fait analogue aux époques menstruelles ordinaires. Un mois après vers le milieu d'août, nouvelle époque menstruelle analogue à la précédente. Puis jusqu'à la fin de septembre, la malade ne voit plus aucun écoulement sanguin. Toujours des flueurs blanches et des signes de chloro-anémie.

Vers le 20 ou le 30 septembre, apparition des phénomènes suivants sans aucune cause appréciable (pas d'effort, pas d'excès de coït, pas de chute...); pendant que la malade était occupée à des travaux de couture, elle se sentit prise de douleurs vives dans l'hypogastre, dans toute l'étendue de cette région, avec retentissement douloureux dans les lombes. La malade compare ces douleurs à celles de l'accouchement. Dès ce moment, elle éprouvait la sensation d'une pesanteur excessive dans le bassin, et avait la sensation d'un corps étranger qui voulait s'échapper par l'anus ou par la vulve, ce qui la portait à aller plusieurs fois à la selle, coup sur coup, sans résultat.

Il n'y eut point de frisson ; au contraire, il y a eu de la chaleur, et une agitation qui dura toute la nuit et les jours suivants. Il y eut des nausées, mais sans vomissements ; pas de hoquet. Dès le commencement, miction fréquente et douloureuse, défécation difficile. Perte d'appétit, soif. La pâleur, les palpitations et l'essoufflement augmentèrent ; la malade s'affaiblit. Elle se mit au lit dès que les douleurs parurent. Elle ne peut dire si dès ce moment le ventre devint plus volumineux ; mais il était douloureux à la pression.

Ces phénomènes ont duré deux jours. Après cette époque, apparition d'un écoulement sanguin vaginal abondant. Sang très-coloré, en caillots. Au moment où cet écoulement a paru, les douleurs se calmèrent très-notablement, au point que la malade put se lever, et reprendre ses occupations pendant quatre jours. Mais à ce moment, sans cause appréciable, les douleurs reparurent plus fortes que jamais ; la malade fut contrainte de se recoucher, et depuis cette époque elle n'a pas quitté le lit.

Il y eut encore des nausées, mais sans vomissements ; selles rares. Pas de frissons, mais chaleur et agitation. Miction rare et douloureuse. Défécation également très-pénible. Toujours la même sensation de corps étranger pesant et volumineux. La malade éprouvait de telles douleurs, qu'elle se tordait sur son lit, et ne pouvait prendre aucun repos pendant les premiers jours. Elle ne se levait absolument que pour aller à la selle, et cette légère fatigue augmentait considérablement les souffrances ; elle était obligée de se courber en marchant. Les douleurs étaient également plus vives dans la position assise. Peu à peu les douleurs se sont un peu calmées, mais sans cesser complétement.

Depuis la recrudescence des douleurs, qui a commencé avec la métrorrhagie, jusqu'à ce jour, l'écoulement sanguin a été continuel, seulement son abondance est devenue moindre. Le sang a toujours été très-coloré, et s'échappait sous forme de caillots.

Plus que jamais, la malade éprouvait des palpitations au moindre mouvement qu'elle faisait dans son lit; de l'essoufflement, des vertiges, des sifflements d'oreille.

Dans la jambe gauche, depuis le début, la malade éprouva des élancements suivant le trajet du nerf sciatique, des fourmillements, quelques crampes, une sensation de froid.

Ces phénomènes ont été plus prononcés dans le décubitus sur le côté gauche. Jamais la malade n'a remarqué d'œdème.

Peu d'appétit, soif assez prononcée ; pas de sommeil.

Il y a une huitaine de jours, la malade s'est aperçue par hasard qu'elle avait une tumeur dans le bas-ventre (elle dit qu'elle n'a pas changé de volume depuis).

Aucun traitement antérieur.

État actuel. Un peu d'amaigrissement ; peau et muqueuses pâles ; ventre volumineux, souple dans la partie supérieure, vers les flancs, et dans la partie droite de l'hypogastre.

A la partie moyenne de l'hypogastre, on sent une tumeur arrondie, lisse, très-dure, remontant à cinq travers de doigt au-dessus du pubis ; on ne peut distinguer cette tumeur du fond de l'utérus. Ces deux corps sont probablement confondus.

A droite, la tumeur se termine à quatre travers de doigt de la ligne blanche, par un bord arrondi ; mais à gauche, elle se prolonge beaucoup plus loin en dehors et en haut, de façon à atteindre par son extrémité le milieu d'une ligne étendue de l'ombilic à l'épine iliaque antéro-supérieure.

Partout cette tumeur est également résistante ; une même pression légère est très-douloureuse.

Matité complète à la percussion.

Toucher vaginal. Légère cystocèle vaginale. Au milieu du vagin on sent une tumeur grosse comme le poing, de dureté moyenne, soulevant la partie postérieure du vagin et ayant envahi tout ce conduit ; arrondie, égale, douloureuse au toucher. Elle dépasse le col d'une longueur de 3 centimètres environ.

En avant de cette tumeur et en arrière de la cystocèle vaginale, se trouve un étroit conduit au fond duquel on sent le col de l'utérus porté fortement en haut et en avant, comme aplati contre le pubis. Pas de fluctuation. A la surface de la tumeur, bat une artère.

Toucher rectal. Tumeur de même volume appliquant l'une contre l'autre les parois antérieure et postérieure du rectum.

Peau un peu chaude ; 84 pulsations ; rien au cœur. Dans la région carotidienne, bruit de souffle continu très-fort. Rien du côté des autres appareils ; pas d'œdème de la jambe gauche.

Le 20 octobre. 15 sangsues ; cat. laud.

Le 21. Diminution de la douleur ; la malade perd toujours un peu de sang par le vagin.

Le 22. Un peu moins de douleur dans les reins et le bas-ventre : absolument même état, du reste. — Lavement émollient.

Le 24. Se trouve un peu plus fatiguée ; n'a pas dormi pendant la nuit, s'est toujours agitée : céphalalgie légère, chaleur de la peau, pouls un peu accéléré (92 pulsations).

Le soir. Peau chaude, céphalalgie vive ; pouls assez large et résistant, 104 et 108 pulsations. Rien de particulier du côté de la tumeur ; pas plus de douleurs. Écoulement sanguin léger, comme les jours précédents.

Rien du côté de la poitrine.

Le 25. Pas de sommeil la nuit dernière ; un peu de chaleur et d'agitation. Quelques douleurs dans l'hypogastre ; pouls encore un peu fréquent (96 pulsat.).

Le soir. La malade a continué à avoir de la fièvre ; céphalalgie légère ; douleurs hypogastriques comme précédemment.

Même tumeur. Il semble qu'elle se prolonge un peu du côté droit, parallèlement à l'arcade crurale et immédiatement derrière elle.

Miction comme les jours précédents. Rien du côté des autres appareils.

Le 27. Quelques selles dysentériques (matières glaireuses). Un peu de douleur dans les deux fosses iliaques; ténesme; un peu d'accélération du pouls, surtout le soir. Il ne s'écoule plus de sang par le vagin ; aucune modification de la tumeur hypogastrique. — Julep gommeux, laudanum, 20 gouttes; 2 quarts de lavement, laudanum, 6 gouttes ; potages et bouillons.

Le 1er novembre. Plus de dysentérie, le pouls est naturel.

Le 3. Depuis hier soir, retour des selles dysentériques (glaires, un peu de sang). La malade va à la selle huit ou dix fois par jour ; ténesme; un peu de coliques ; sang rosé, peu abondant. La malade ne rend plus de sang par la vulve, et même aucun liquide.

96 pulsations ; peau un peu chaude ; pas de nausées, langue naturelle. — Julep gommeux, extr. thébaïque, 0gr10.

Le 7. Moins de coliques ces jours-ci ; seulement une ou deux selles chaque jour ; moins de sang.

Le 10. Prise hier de coliques vives, vers onze heures du matin, la malade éprouva le besoin d'aller à la selle toutes les dix minutes à peu près. D'abord matières naturelles liquides. Vers le soir, expulsion de sang d'un rouge foncé, que la malade compare à de la gelée de groseille, quoique d'une couleur plus brune; l'écoulement a duré toute la nuit.

A la palpation de l'hypogastre, on ne sent que très-difficilement la tumeur.

Celui-ci a considérablement diminué dans toute son étendue, sur la ligne médiane d'abord, puis au niveau de son prolongement vers le côté gauche.

Le 11. Hier la malade est allée deux fois à la selle dans la journée; même caractère des matières rejetées. Dans la nuit, deux selles également.

Le soir. Aujourd'hui, deux selles ayant les mêmes caractères que celles d'hier. La quantité équivaut à une cuillerée à bouche à peu près ; le besoin d'aller à la selle est très-pressant; toujours douleurs abdominales; miction facile comme précédemment; flueurs blanches peu abondantes ; pas de vomissements ; pouls médiocrement fréquent, peau moite. A la palpation abdominale, on ne retrouve plus de traces de la tumeur; douleur à la pression, mais assez modérée.

Toucher vaginal. Col utérin revenu à sa position naturelle; un peu entr'ouvert. L'utérus est un peu mobile : en arrière il y a un reste de tumeur, gros comme une forte noix, extrêmement dur, arrondi, lisse, indolent à la pression.

Toucher rectal. On sent encore une tumeur arrondie très-dure, mais bien moins saillante vers l'intestin, encore aussi large que la paume de la main; aucun trouble général.

Le 12. Quatre selles liquides ; matières analogues.

Le 13, au soir. Dans la dernière nuit, deux selles (matières non examinées); aujourd'hui aucune selle ; ventre naturel, peu douloureux; rien de perceptible à la pression; peau et pouls naturels.

Le 24. Exeat. Il reste à la partie postérieure du col une tumeur grosse comme une petite noix, très-ferme. La malade ne perd plus ni par le vagin ni par le rectum.

XXXe Obs. — *Hématocèle rétro-utérine coïncidant avec une métrorrhagie; abcès gangréneux de la fesse. Mort. Autopsie* (1).

La nommée C..., couturière, âgée de 38 ans, née dans les Basses-Pyrénées, est couchée au lit n° 11 de la salle Sainte-Claire, service de M. le docteur Oulmont à l'hôpital Lariboisière, où elle est entrée le 17 août 1857.

Cette femme habite Paris depuis deux ans. Elle a été réglée à 14 ans sans accidents, et a eu un enfant il y a treize ans.

Pas de maladie antérieure.

Malade depuis deux mois et demi. Dix jours après une époque menstruelle, cette femme a été prise, sans cause appréciable, d'une perte de sang qui a persisté pendant une vingtaine de jours. Le sang expulsé était bien coloré, tantôt liquide, tantôt en caillots; ces derniers étaient souvent expulsés après des coliques utérines bien caractérisées. Vers le vingtième jour, il est survenu des douleurs dans la région hypogastrique; elles étaient si vives que la malade se tordait sur son lit; elle n'a eu à ce moment ni frissons, ni vomissements, ni céphalalgie, ni fièvre.

Deux jours après, la malade s'aperçut qu'elle avait une tumeur dans le bas-ventre. Cette tumeur était moins grosse qu'elle ne l'est actuellement. Pendant quelques jours, la malade a éprouvé des frissons irréguliers, suivis de chaleur et d'agitation.

Un médecin, appelé, a conseillé le repos au lit, une application de sangsues à l'hypogastre et des cataplasmes.

(1) Observation communiquée par M. Heurtaux.

La perte s'est arrêtée, mais pour quelques jours seulement; et depuis un mois et demi elle est revenue, moins abondante, il est vrai, mais encore assez considérable. La malade a gardé le lit sans interruption depuis ce temps.

Affaiblissement, maigreur, pâleur très-marquée, battements du cœur et oppression au moindre mouvement; pas de vertiges ni de sifflements d'oreille, pas d'œdème; peu d'appétit depuis un mois, pas de vomissements; constipation habituelle; miction fréquente et difficile.

Depuis une dizaine de jours, le sang perdu par la malade est très-pâle. Au début de cette deuxième perte, le sang était bien coloré.

État actuel. Faiblesse, maigreur, teint pâle; muqueuses peu colorées; peau froide; pouls assez faible, de fréquence moyenne (68 pulsations). Ventre arrondi, assez douloureux à la pression. Quand on palpe l'abdomen, on a tout à fait la sensation de deux tumeurs; l'une, située à gauche, s'étend presque jusqu'au niveau d'une ligne horizontale passant par l'ombilic; par son extrémité inférieure, elle plonge dans le bassin et se continue au niveau de l'utérus avec celle du côté opposé; son bord gauche repose sur la fosse iliaque; son bord interne est un peu concave, assez mince dans toute son étendue. La tumeur offre une dureté considérable, comparable au cartilage.

La tumeur du côté droit offre une forme analogue à la précédente, et affecte une disposition à peu près semblable; seulement elle est un peu moins volumineuse. Ces deux tumeurs de l'hypogastre donnent à la percussion une matité absolue.

Au toucher vaginal on trouve une tumeur ronde, médiocrement dure, faisant saillir la partie postérieure du vagin et oblitérant presque cette cavité; le col de l'utérus est rejeté très-fortement en avant et en haut, immédiatement derrière la partie la plus élevée de la symphyse pubienne ; le col est sain, il est entr'ouvert.

Le 18 août. Tisane de gomme ; huile de ricin, 30 grammes ; frictions avec onguent belladoné sur le ventre ; cataplasmes sur le ventre ; une pilule d'opium.

Le 23. Fourmillements aux membres inférieurs. — 12 sangsues à l'hypogastre.

Le 24. La malade se trouve soulagée par les sangsues qui ont bien saigné.

Le 26. Douleurs encore vives au niveau de la fosse iliaque droite. — 10 sangsues à ce niveau ; cataplasmes.

Époque menstruelle. Le flux cataménial ne paraît pas.

Le 28. Constipation depuis deux jours. — Bains, lavements huileux.

Le 29. La malade a éprouvé hier d'assez grandes douleurs au ventre, avec envie d'aller à la selle ; mais elle n'a pas rendu de matières. Ce matin les douleurs sont moins fortes. — 30 grammes d'huile de ricin.

Le 30. Œdème prononcé au membre inférieur gauche, à la jambe surtout ; la jambe droite est moins tuméfiée. La purgation a produit plusieurs garde-robes abondantes. Il semble que les deux lobes de la tumeur, sensibles à la pression abdominale, ont diminué de volume ; la malade urine bien.

Le 2 septembre, la tumeur a diminué de volume d'une façon sensible, surtout à droite, où la pression de l'abdomen ne détermine aucune douleur : la tumeur gauche est dans le même état ; elle est encore le siége de douleurs assez vives. — 10 sangsues sur la fosse iliaque gauche.

Le 3. Pas de pertes sanguines utérines depuis que la malade est dans le service ; la teinte anémique est prononcée ; le ventre n'est pas souple, mais la tumeur semble avoir diminué : les sangsues ont peu saigné, le sang était pâle.

Le 4. La tumeur vaginale n'est pas aussi dure que dans

les premiers jours; sa consistance est à peu près uniforme partout.

Le 5. Hier, quatre selles ; matières diarrhéiques.

Le 8. Engourdissement et fourmillements dans tout le membre inférieur gauche avec sensation de froid ; l'œdème y a diminué. Ventre douloureux au niveau de la fosse iliaque gauche; le membre inférieur droit n'a rien.— Toujours onguent mercuriel belladoné ; cataplasmes; fer réduit par l'hydrogène, 30 centigrammes.

Le 10. Nausées; un peu de dévoiement ; pas de fièvre; aspect de la langue normal.

Le 11. Diarrhée légère; la douleur de la fosse iliaque gauche persiste toujours, mais la tumeur diminue sensiblement; œdème persistant à la jambe gauche.

Le 13. La diarrhée persiste. On ordonne un lavement laudanisé.

Le 14. Par le toucher vaginal, on trouve toujours la tumeur aussi volumineuse, mais elle est plus molle et presque fluctuante; l'utérus est toujours fortement appliqué contre le pubis.

Le 15. Toujours diarrhée ; douleurs abdominales ; pas de fièvre.

Le 16. Bruit de souffle carotidien assez fort. — Bain ; cataplasmes ; fer réduit.

Le 17. La malade souffre moins quand elle est couchée sur le côté gauche que sur le dos ; pas de fièvre.

Le 18. La tumeur de la fosse iliaque a sensiblement diminué; elle est maintenant plus arrondie, moins étendue en haut ; le ventre est assez flasque; pas de diarrhée depuis hier, pas de fièvre. On continue les frictions d'onguent mercuriel; un quart de lavement avec 6 gouttes de laudanum.

Le 21. Diarrhée très-forte hier; les matières évacuées consistent en un liquide glaireux non mélangé de sang, rendu avec ténesme très-prononcé. — Deux quarts de lavement, 8 gouttes laudanum; julep sous-nitrate de bismuth, 5 grammes; frictions mercurielles; décoction blanche ; bouillons et potages.

Le 22. La malade est très-faible. Hier, deux selles liquides. — Même traitement.

Le 23. La tumeur que l'on sentait dans la fosse iliaque gauche a disparu à peu près complétement; on ne sent plus qu'un empâtement profond; selles abondantes et diarrhéiques, glaireuses, rendues avec ténesme, et contenant une petite quantité de sang liquide et peu altéré; la peau est de température naturelle; pouls sans fréquence anormale; langue un peu blanchâtre. Par le toucher vaginal, on constate que la tumeur, qui faisait une saillie énorme dans le vagin, a disparu et n'a laissé qu'un noyau dur, à gauche et en arrière du col.

Le 27. Pouls à 104; plusieurs selles liquides depuis ce matin; elles contiennent peu de sang; la sortie des matières est involontaire. Julep extrait ratanhia, 4 grammes; deux quarts lavement laudanisé.

Le 28. La malade n'a eu qu'une selle depuis hier matin. — Potages.

Le 29. Deux selles liquides depuis hier soir; elles sont simplement glaireuses.

Le 1er octobre. Deux selles liquides depuis ce matin; les coliques ne sont pas violentes. — Lavement au tannin.

Le 2. Rien de nouveau. — Potages; un œuf.

Le 3. Toute diarrhée est suspendue; les tumeurs que l'on sentait par le palper abdominal n'existent plus; langue presque naturelle ; un peu d'appétit. — Une côtelette.

Le 6. La malade est dans un état de faiblesse considérable; elle accuse une douleur vive à la fesse gauche; cette région est dure, rouge, tuméfiée, très-douloureuse à la pression.

Le 7. La tuméfaction de la fesse n'a pas sensiblement changé; peu de fièvre. — Bain; cataplasmes.

Le 8. La diarrhée est revenue; quatre selles liquides; le phlegmon que nous avons signalé à la région de l'ischion ne présente pas de point fluctuant; la région est rouge, douloureuse, dure, tuméfiée ; les grandes lèvres sont œdématiées. — Un quart lavement avec tannin, 1 gramme, et laudanum Sydenham, 8 gouttes; cataplasmes; potion ratanhia, 4 grammes ; laudanum, 15 gouttes. Eau de riz; diète.

Le 9. La malade passe dans un service de chirurgie.

Le 10. M. Chassaignac ouvre largement le phlegmon diffus de la fesse; le rectum, décollé dans une vaste étendue, est incisé lui-même du côté de la fesse gauche; il sort par les ouvertures une quantité considérable de pus, et des lambeaux de tissu cellulaire sphacélé. On s'assure alors que la suppuration a envahi les couches celluleuses intermédiaires aux fessiers. — Dans la journée, injection d'eau simple dans le foyer.

Les jours suivants, même injection. De nouveaux lambeaux celluleux sortent par la plaie.

La malade présente encore quelques selles dysentériques.

Le foyer purulent donne lieu à une suppuration d'une abondance excessive; bientôt, malgré les injections détersives pratiquées dans la plaie, la malade s'affaiblit de plus en plus, la fièvre hectique survient, accompagnée de sueurs visqueuses et de diarrhée colliquative, et enfin la mort arrive le 20 octobre.

Autopsie vingt-quatre heures après la mort. Température froide et un peu humide; cadavre très-bien conservé.

Rien de remarquable à l'extérieur du cadavre; ventre peu volumineux; à la palpation, on ne sent plus aucun vestige de la tumeur rétro-utérine.

A l'ouverture de l'abdomen, on rencontre, à quatre travers de doigt au-dessus de la symphyse pubienne, une bride qui s'étend presque directement d'avant en arrière. Cette bride est de consistance celluleuse, grosse comme une tige de plume, aussi lisse à sa surface que si elle était recouverte par le péritoine ; en avant, elle s'attache à la paroi antérieure de l'abdomen, un peu à droite de la ligne médiane, à la hauteur indiquée plus haut ; de là, elle se dirige en arrière, de manière à passer juste au sommet de l'angle formé par la réunion de l'iléon au cœcum ; son extrémité postérieure s'unit fortement au bord adhérent du mésentère, tout à fait à la partie inférieure de ce repli.

En jetant les yeux sur la cavité pelvienne, voici ce que l'on observe :

A la partie antérieure, on voit la vessie, contenant environ 250 à 300 grammes de liquide ; elle s'élève notablement au-dessus du pubis. Derrière la vessie, se trouve l'utérus, dont la direction est modifiée ; le diamètre transversal est tellement oblique, que son extrémité gauche répondrait au fond de la cavité cotyloïde ; en même temps, l'axe longitudinal de l'utérus est un peu oblique en bas et à gauche. Du reste, cet organe a ses dimensions à peu près normales : hauteur, 75 millimètres ; largeur au niveau des trompes, 63 millimètres ; diamètre antéro-postérieur au point le plus épais, 4 centimètres.

En arrière de l'utérus, des adhérences sont établies entre la partie postérieure et supérieure de cet organe, le rectum et l'extrémité inférieure de l'S iliaque supérieur, la demi-circonférence postérieure du détroit du bassin, et une anse de l'intestin grêle, située à droite du rectum. Ces adhérences sont celluleuses, assez solides ; en détruisant celles que l'utérus a contractées avec l'anse d'intestin grêle, on pénètre dans une cavité rétro-utérine, sur laquelle nous reviendrons plus loin.

Vers l'angle gauche de l'utérus il existe une petite tumeur grosse comme une petite noix, rénitente, ovoïde, dirigée d'avant en arrière. Par son extrémité antérieure et interne, elle se continue avec la trompe; son extrémité postérieure se perd au milieu de nombreuses adhérences celluleuses rétro-utérines.

En incisant l'utérus par sa face antérieure, lorsqu'on l'a divisé dans toute son épaisseur, on arrive dans la cavité rétro-utérine signalée plus haut. Cette cavité a évidemment pour limite inférieure le cul-de-sac utéro-rectal du péritoine; en haut elle est circonscrite par les nombreuses adhérences que nous avons déjà indiquées. Cette cavité a une capacité assez considérable; on y peut reconnaître trois culs-de-sac principaux, sortes de diverticules répondant aux saillies que la tumeur faisait soit vers le vagin, soit du côté des deux fosses iliaques.

Lorsqu'un doigt est introduit vers le cul-de-sac inférieur, si l'on place un autre doigt dans le vagin, on sent qu'il n'existe entre les deux, que l'épaisseur des tuniques du vagin.

En haut et à droite, le cul-de-sac est peu étendu; il se dirige obliquement à droite de l'angle sacro-vertébral. A gauche le cul-de-sac supérieur est beaucoup plus prononcé; il suit précisément la direction du côté gauche du méso-rectum, qui le limite en dedans.

La surface interne de cette cavité est unie, lisse, on y trouve partout quelques cloisons dirigées d'avant en arrière.

Dans cette cavité, se trouvaient quelques grammes d'un liquide d'un gris noirâtre, comparable à de la suie délayée, et dans laquelle le microscope a fait constater les éléments suivants :

1° Gouttelettes huileuses libres, blanches ou jaunâtres;

2° Cellules sphériques intactes ou brisées en fragments irréguliers, surchargés de gouttes de graisse (globules de Gluge); ils ont de 10 à 25 millimètres;

3° Quelques fragments amorphes d'hématoïdine;

4° Deux cristaux quadrilatères, dont l'un était terminé d'un côté par un sommet dièdre, et qui m'ont paru être du phosphate ammoniaco-magnésien;

5° Quelques globules sanguins, flasques, déformés, encore bien colorés;

6° Un assez grand nombre de petites masses noires, de forme anguleuse, ayant des dimensions très-variables, résultant de la matière colorante du sang.

En incisant la petite tumeur que nous avons signalée près de l'extrémité gauche de l'utérus, on y trouve une cavité ovalaire pouvant permettre aisément l'introduction du doigt, et contenant un liquide noirâtre, analogue à celui qui se trouvait dans la poche rétro-utérine. La partie antérieure et interne de cette loge se rétrécit en entonnoir; en y introduisant avec précaution une soie de sanglier, on pénètre sans aucune difficulté dans la cavité utérine, au niveau de l'angle même de cette cavité. La loge dont nous avons parlé, constituée par une dilatation de la trompe, communique donc librement avec l'utérus.

En recherchant ce qu'est devenu le pavillon de la trompe, il est impossible de retrouver cette partie de l'organe; les adhérences celluleuses ne permettent pas de la reconnaître. Mais, si l'on passe un stylet vers l'extrémité postérieure de la dilatation, après un trajet curviligne en bas et en dehors, on pénètre dans la loge rétro-utérine.

On éprouve un peu plus de difficulté pour trouver la trompe droite; cependant, en disséquant les adhérences établies de ce côté, on reconnaît bientôt que l'organe se dirige obliquement en bas, en arrière et en dehors, en décrivant une courbe à convexité externe et supérieure. En l'incisant dans le sens de sa longueur, on trouve sa cavité dilatée, mais à un degré moindre que celle de la trompe gauche. Par son extrémité externe, elle communique toujours avec l'utérus. Le pavillon, méconnaissable au milieu des nombreuses adhérences celluleuses, s'ouvre dans le kyste rétro-utérin, comme celui de la trompe gauche, mais seulement à la partie inférieure de la cavité, grâce à une cloison antéro-postérieure et verticale, qui divise, dans presque toute sa hauteur, la loge rétro-utérine en deux cavités secondaires et parallèles. Ces deux dernières sont donc tout à fait comparables aux deux branches d'un tube en U, réunies à leur extrémité inférieure, elles sont distinctes dans le reste de leur étendue; mais la branche qui répond à la trompe droite est beaucoup moins vaste que l'autre.

Au milieu des adhérences qui existent à la partie postérieure gauche, on rencontre un épaississement dans lequel on croit reconnaître l'ovaire aplati et induré. Quant à l'ovaire droit, il est absolument impossible d'en trouver des traces.

Le foyer du phlegmon de la fesse était tout à fait distinct du kyste rétro-utérin, ce dernier ne communiquait pas non plus avec le rectum; il existe partout entre ces deux cavités une épaisseur de tissus considérable. Dans la moitié inférieure du rectum, on voit des ulcérations dysentériques superficielles en voie de réparation, avec injection fine et teinte ardoisée ; ces pertes de substance n'intéressent que la muqueuse.

L'extrémité inférieure du rectum est décollée, dépourvue de tissu cellulaire périphérique au niveau du phlegmon de la fesse gauche.

On ne trouve rien de remarquable dans les autres organes.

Au milieu des désordres que la maladie a produits dans la conformation des organes pelviens, il est impossible de trouver le point d'origine de l'hémorrhagie (1).

XXXIe Obs.—*Hématocèle rétro-utérine paraissant déterminée par un rapprochement sexuel avec un homme ivre et coïncidant avec une ménorrhagie; séjour au lit, expectation. Guérison.*

Au n° 34 de la salle Sainte-Joséphine, service de M. le

(1) Voir planche, *fig.* 1.

docteur Tardieu, à l'hôpital Lariboisière, est couchée la nommée C..., âgée de 29 ans, domestique.

La malade est d'une constitution forte, d'un tempérament nervoso-sanguin ; cheveux noirs; peau brune avant la maladie actuelle.

Elle a été réglée pour la première fois à l'âge de 15 ans; la menstruation s'est établie très-facilement. Depuis, jamais elle n'a été régulière, restant suspendue pendant deux, trois, et une fois neuf mois ; le sang étant peu abondant, et chaque période cataméniale annoncée par des douleurs dans la région sacrée.

A 18 ans, grossesse à terme ; l'enfant vit; pas de fausses couches; leucorrhée abondante ; jamais de constipation.

Il y a deux ans, fièvre continue.

Il y a cinq semaines, après retard des règles pendant cinq jours, métrorrhagie (caillots) durant onze jours, accompagnée de malaise, de courbature et de douleurs hypogastriques.

Trois jours après la fin de l'écoulement sanguin, frissons, douleurs hypogastriques ; sensation de battements intra-pelviens ; décoloration de la peau remarquée par ceux qui l'approchaient.

Comme cause, la malade nous avoue que le jour où l'écoulement sanguin a cessé de couler, elle a eu un commerce sexuel avec un homme ivre. Pendant l'acte vénérien, et au milieu des violences de cet homme, elle a ressenti au-dessus de l'aine droite une douleur excessive. Le lendemain, elle fut prise de frissons, de sueur. Depuis, ces mêmes symptômes se renouvelèrent; tout travail devint impossible, et la malade resta au lit. Depuis le début des frissons, pas d'écoulement sanguin. Aucun traitement antérieur.

Entrée à l'hôpital le 4 juillet 1857.

État actuel. Masque des femmes enceintes sur la face; décoloration de la peau, des muqueuses palpébrale et gingivale; ballonnement du ventre, météorisme. L'exploration de l'abdomen est rendue difficile par la douleur qu'elle provoque.

La région sus-pubienne est mate dans une hauteur de 5 centimètres; sur la ligne médiane, et à gauche, on sent une tumeur mal limitée, qui paraît se prolonger dans le petit bassin, et se porte en haut, à quatre travers de doigt au-dessus du pubis.

Le moindre palper provoque de très-vives douleurs, surtout à gauche.

La malade éprouve dans la cavité pelvienne des douleurs très-vives qu'elle compare à des battements.

Toucher vaginal. Le col utérin paraît abaissé; il est distant de 4 centimètres de l'orifice vulvaire, et paraît appuyer sur le rectum.

En avant du col, est une tumeur résistante, fluctuante, séparée du doigt par la muqueuse et les tissus sous-muqueux distendus. Sur la ligne médiane, on sent à sa surface les battements énergiques d'une artère.

A gauche du col, cette tumeur se prolonge avec les mêmes caractères. Par le toucher vaginal, on ne peut sentir si la tumeur se prolonge en arrière; mais, par le toucher rectal, on sent à 4 centimètres de l'anus le col utérin, et au-dessus et en arrière une tumeur tendue, rénitente, présentant des battements artériels énergiques, fluctuante, et se continuant avec la tumeur hypogastrique.

Le col n'est pas entr'ouvert, n'est pas augmenté de volume.

Entre la face antérieure du col et la tumeur, est un sillon peu marqué. La tumeur arrive jusqu'à une distance de 1 centimètre du museau de tanche.

Pas d'écoulement vaginal.

Constipation.

Examen au speculum. Au fond du vagin, est une notable quantité de mucus.

La muqueuse qui revêt le cul-de-sac postérieur, le cul-de-sac antérieur du vagin, présente des taches ecchymotiques très-évidentes.

Rien de particulier sur le col utérin.

Ténesme vésical. La vessie ne contient que quelques gouttes d'urine.

Pas de varices, pas d'hémorrhoïdes; peau chaude; 96 pulsations. — Cataplasmes sur le ventre.

Le 8. Diminution de la fièvre. — Lavement huileux.

Le 10. Douleurs vives à l'hypogastre. — 20 sangsues à l'anus.

Le 11, mieux.

Le 15, la pression de l'hypogastre est douloureuse.

Au-dessus du pubis et de l'aine droite, on sent une tumeur dure, irrégulière. — Cataplasmes.

Le 17. La dureté de la tumeur a encore augmenté; moins de douleurs.

Le 18. *Époque menstruelle.* Frissons dans l'après-midi : douleurs hypogastriques.

Les 20 et 21, même état.

Le 22, malaise, frissons intenses.

Douleurs hypogastriques.

Le 23, même état.

L'écoulement menstruel n'a pas encore paru.

Le 25, les douleurs sont supportables.

Le 1er août, l'écoulement vaginal n'a pas paru.

La tumeur est restée stationnaire.

Le 2. Écoulement très-abondant de sang par le vagin; le sang vient de l'utérus.

Le 7, l'écoulement a continué jusqu'à ce jour.

La malade a rendu par le vagin deux caillots.

Douleurs hypogastriques modérées.

Pas de fièvre.

L'écoulement cesse.

Jusqu'au 28, rien de particulier.

Le 28, écoulement de sang très-abondant par le vagin (un caillot).

Douleurs très-vives jusqu'au 30.

Le 4 septembre, le col est à sa place normale.

L'utérus est mobile.

Autour de l'utérus, en avant, en arrière, nous ne trouvons plus aucune tuméfaction.

On ne sent plus rien par le toucher rectal.

La malade sort le 5 septembre.

Dans le mois de novembre, l'état de santé est resté satisfaisant.

XXXIIe Obs. — *Hématocèle rétro-utérine paraissant avoir été déterminée par une émotion très-vive ; dysentérie suivie de mort.*

Au nº 26 de la salle Sainte-Marie, service de M. Oulmont, à l'hôpital Lariboisière, est couchée la nommée G... (E), âgée de 37 ans, piqueuse de bottines. Constitution médiocre. La malade est ordinairement maigre.

Elle est entrée à l'hôpital le 6 novembre 1857.

Elle est vive et impressionnable.

Intelligence médiocre.

Réglée à 14 ans ; intervalles de trois semaines à un mois. L'écoulement dure de six à huit jours. La quantité de sang perdu est variable, mais généralement très-considérable.

Pas de flueurs blanches habituelles.

A l'approche des règles, pas de douleurs dans les reins et le bas-ventre ; mais quand l'écoulement est abondant, quelques coliques passagères.

Il y a trois ans, maladie qui a nécessité le repos au lit pendant quatre jours ; la malade éprouvait des douleurs dans l'hypogastre et les reins, avait quelques vomissements, une fièvre revenant à intervalles irréguliers. Pas de troubles de menstruation à cette époque, ni rétention d'urine, ni sensation d'un corps étranger comme aujourd'hui.

Comme traitement, bains, sangsues trois fois sur le bas-ventre; lavement purgatif.

Depuis cette affection, lorsque la malade se fatigue, elle éprouve des douleurs dans les reins, le bas-ventre. Les rapports sexuels ont toujours été un peu douloureux; mais, depuis trois ans, la douleur est bien plus vive.

La malade a eu quatre enfants et une fausse couche à huit mois ; le dernier enfant a neuf mois. Pendant la grossesse, rien de particulier. Aux trois derniers accouchements, la malade a éprouvé à peine quelques douleurs ; l'accouchement s'est fait avec une rapidité extrême, la malade étant debout.

L'affection actuelle a débuté il y a trois semaines. Les règles étaient venues comme à l'ordinaire, trois semaines auparavant. Dans un coït, la veille, douleurs très-sensibles. Le jour où l'affection a débuté, émotion très-vive provoquée par les mauvais traitements du mari de la malade envers l'enfant d'un autre lit. Immédiatement, douleurs très-fortes dans l'hypogastre, avec retentissement dans les lombes. En même temps, frisson modéré, sans claquement de dents, qui dure une heure, et est suivi de chaleur et de moiteur. Depuis ce moment, la fièvre a persisté continuellement ; peu de sommeil ; agitation ; nausées, mais pas de vomissements ; perte d'appétit ; soif dès le début ; sensation de corps étranger qui tendrait à s'échapper par la vulve et l'anus ; douleurs que la malade compare à celles de l'accouchement. Pesanteur du bassin; difficulté extrême pour se tenir droite, soit dans la station, soit même dans la position assise.

Difficulté pour aller à la garde-robe.

La malade a pris le lit dès le début et ne s'est pas relevée depuis.

Le troisième jour après le développement des accidents, survient une métrorrhagie assez considérable ; sang noir, en caillots de la grosseur d'une noix, dont l'expulsion est accompagnée de douleurs plus vives que les jours précédents.

Cette perte a été abondante pendant cinq jours ; puis, pendant six ou sept autres jours, elle a continué, mais avec une intensité moindre. Depuis huit jours, plus d'écoulement sanguin par le vagin.

Dans les premiers jours de la maladie, miction fréquente et facile. Au dernier jour de l'écoulement sanguin (la perte était peu abondante en ce moment), un médecin appelé a prescrit une potion dans laquelle la malade a reconnu le goût du ratanhia (elle en avait pris antérieurement pour des pertes). C'est après l'emploi de cette potion, que l'écoulement vaginal s'est tout à fait terminé, et c'est à ce moment même que la malade a cessé de pouvoir uriner.

Depuis cette époque, comme précédemment, soif, constipation. Perte d'appétit, absence de sommeil, toujours pesanteur et sensation de corps étranger dans le bassin. Dans le décubitus dorsal, souffrances plus vives ; il semblait à la malade que quelque chose sortait par la vulve. Dans le décubitus à gauche, douleurs vives ; aussi la malade était-elle contrainte de se coucher toujours sur le côté droit.

Fièvre fréquente, irrégulière le soir ; sueurs pendant le sommeil. Pas de céphalalgie. Pas de palpitations ; pas de vertiges ; pas de sifflements d'oreille.

Dès le début, pâleur du visage et amaigrissement.

Absence de froid, de fourmillements et de crampes dans les membres inférieurs.

La malade a été sondée deux fois par jour.

État actuel, 9 *novembre*. — Maigreur assez prononcée, pâleur de la peau et des muqueuses ; prostration ; décubitus dorsal préféré actuellement.

Ventre de volume naturel, de consistance moyenne, moins facilement dépressible dans la région hypogastrique.

Après avoir pratiqué le cathétérisme à l'aide duquel on évacue 3 ou 400 grammes d'urine un peu louche, on sent profondément une tumeur arrondie, lisse, ferme, occupant la partie moyenne, mais envoyant un prolongement assez considérable à droite.

Cette tumeur ne fait pas une saillie bien notable au-dessus du pubis, de sorte que l'on est contraint de déprimer les parois abdominales pour pouvoir bien apprécier sa forme. On ne peut la distinguer de l'utérus à la percussion ; matité absolue au niveau de la tumeur.

La malade accuse une douleur assez vive à la pression de l'hypogastre.

Au toucher vaginal, on trouve que le vagin, fortement aplati dans le sens antéro-postérieur, se dirige en haut directement derrière la symphyse pubienne : le col de l'utérus, aplati lui-même, est comme écrasé contre la face postérieure des os pubis. Derrière lui se trouve une tumeur arrondie de consistance moyenne, et dépassant le col de 2 à 3 centimètres.

Cette tumeur est le siége de battements obscurs, isochrones aux pulsations artérielles. Lorsque avec la main gauche on comprime la tumeur hypogastrique, le doigt qui est appliqué sur la tumeur vaginale perçoit la transmission du choc sans fluctuation bien manifeste.

Par le toucher rectal, on sent à la partie antérieure une tumeur également considérable, et qui fait vers l'intestin une forte saillie tout à fait comparable à celle du vagin.

Quelques fourmillements dans la jambe droite; sentiment de froid; pas de crampes ni d'œdème. Rien à la jambe gauche.

Peau un peu chaude; pouls fréquent (104), de consistance et de développement moyen. Léger souffle anémique au premier temps du cœur; souffle intermittent dans les gros vaisseaux.

Rien du côté de la respiration.

Langue naturelle; peu d'appétit, soif modérée. Quatre ou cinq fois par jour, sortie par l'anus d'un liquide glaireux, transparent, tachant peu le linge, et rejeté sans douleur ni ténesme.

(Dix sangsues à l'hypogastre; cataplasme; potage et bouillon; julep diacodé.)

Le 10 novembre. Les sangues ont médiocrement coulé; toutes ont pris.

Diminution de la douleur de l'hypogastre. Cathétérisme pratiqué hier, le matin et le soir. A chaque fois, sortie de 300 grammes environ d'urine trouble. Ce sont surtout les dernières gouttes de ce liquide qui sont grisâtres et opaques. Les urines offrent une réaction acide légère; pas de précipité notable par la chaleur ni par l'acide nitrique. Au microscope, on constate l'existence de globules purulents nombreux.

25 novembre. Tous les jours, depuis le 16, il survient trois ou quatre vomissements, après l'ingestion des boissons. Les matières vomies sont constituées par un liquide blanc, aqueux, sans caractère; douleur légère à l'épigastre augmentée par la pression.

Inappétence; soif modérée; langue tout à fait naturelle.

Il y a toujours deux ou trois fois, dans la journée, des selles glaireuses, peu abondantes, sans ténesme. Tous les trois ou quatre jours, quelques matières solides sont évacuées.

Pouls toujours fréquent (112 à 116); peau chaude; respiration gênée; la malade accuse un sentiment de constriction à la base de la poitrine. L'auscultation ne fait rien découvrir d'anormal. Pas d'accident nerveux; miction naturelle. Les règles ne sont pas venues.

Toucher vaginal. Col utérin revenu à peu près à sa position normale. Derrière lui on trouve une tumeur bien moins volumineuse que précédemment, mais très-dure, un peu inégale, plus étendue à gauche que vers le côté droit.

Toucher rectal. Tumeur analogue, se prolongeant davantage vers la gauche.

On prescrit : Côtelette; vin de Bordeaux, 100 gram.; vin de quinquina, 60 gram.

22 décembre. Amélioration marquée; la malade, très-faible, ne se lève pas encore; elle n'est cependant pas abattue comme dans les premiers jours du mois.

Teint pâle; maigreur prononcée. Appétit à peu près nul; soif modérée. Langue naturelle. Rien du côté de l'estomac; selles rares; quelques matières solides sont rejetées tous les trois ou quatre jours seulement.

La malade est obligée d'uriner assez souvent, mais la miction est facile, non douloureuse; les urines naturelles.

Pouls toujours fréquent (100 à 108), peau de température naturelle. Sueurs fréquentes pendant la nuit. Point de souffle au cœur, ni dans les gros vaisseaux. Quelques palpitations quand la malade s'agite dans son lit. Pas de sommeil.

Le sentiment de constriction à la base du thorax existe encore, mais il est moins prononcé; pas de toux ni d'expectoration.

Aucun écoulement vaginal.

Abdomen aplati, souple. On n'y trouve rien de particulier à la palpation,

Le col utérin n'offre rien de remarquable; il occupe sa position naturelle. Derrière lui, on trouve encore un noyau gros comme une petite noix, d'une dureté cartilagineuse, occupant toute la partie postérieure et plus étendu vers la gauche que du côté droit. Cette tuméfaction se continue sans ligne de démarcation bien précise avec le corps de l'utérus. Du côté du rectum la tumeur est bien plus volumineuse que lorsqu'on l'apprécie par le vagin. Elle est arrondie, très-ferme, et envoie un prolongement oblique à gauche et en haut.

La malade n'a pas eu ses règles depuis son entrée à l'hôpital.

Traitement : Vin de Bordeaux, 100 grammes; vin de

quinquina, 60 grammes ; côtelette; une pilule d'opium le soir.

Le 20 janvier, l'amélioration paraissait définitive, lorsque survinrent tous les symptômes d'une dyssenterie grave qui résista au traitement le plus énergique, et à laquelle la malade succomba le 30 janvier.

Autopsie faite trente-six heures après la mort par un temps froid et humide.

Émaciation considérable ; teinte pâle des téguments; yeux enfoncés dans les orbites; abdomen excavé en bateau.

Abdomen. — Pas d'injection, ni d'épaississement du péritoine pariétal, ni viscéral. En déjetant le paquet intestinal à droite, on aperçoit dans la fosse iliaque gauche quelques cuillerées d'un liquide séro-purulent.

On enlève avec précaution l'utérus et ses annexes. L'opération est rendue assez difficile par des adhérences qui se sont établies entre le rectum et la face concave du sacrum. Le tissu cellulaire, qui environne les organes contenus dans le petit bassin, est généralement épaissi et présente de petits abcès disséminés. Dans le cul-de-sac utéro-rectal, c'est-à-dire dans l'enceinte limitée habituellement par les replis de Douglas, mais principalement du côté droit, existe une sorte de kyste ouvert par sa partie supérieure, se terminant à peu près au niveau du promontoire sacré, fermé en dedans par l'adossement du rectum et de la face postérieure de l'utérus, et en dehors par le tissu cellulaire épaissi, limité en avant par la face postérieure de l'utérus et par l'ovaire droit; sa paroi postérieure est constituée par le rectum et le tissu cellulaire péri-rectal.

Ce kyste contient dans son intérieur une petite quantité d'un liquide rougeâtre. Dans le fond de l'espèce d'entonnoir qu'il représente, se trouve une bride unissant les deux parois d'avant en arrière. La plus grande partie interne de cette poche est de couleur rougeâtre, on dirait un tissu qui a longtemps macéré dans du sang. Mais au côté externe, c'est-à-dire sur la face postérieure de l'ovaire, la surface est grisâtre, plus tomenteuse, un peu irrégulière, comme imbibée de matière purulente. Près du bord externe de l'ovaire existe une substance déchiquetée, irrégulière, qui fait un léger relief, et de laquelle la pression fait sourdre du pus.

De ce côté, l'ovaire, son ligament et la trompe sont confondus au milieu du tissu cellulaire induré. La dissection ne permet d'isoler qu'une petite partie de la trompe, et encore du côté de l'utérus.

L'ovaire gauche, également confondu avec la trompe, est revêtu d'une coque épaisse, au-dessous de laquelle existe une poche purulente.

L'utérus a le volume d'un utérus deux mois après la conception. Son tissu est dur, comme squirrheux, très-décoloré, sa cavité intérieure presque effacée.

La vessie est très-petite, contient une cuillerée d'un liquide purulent, ses parois sont hypertrophiées.

Le rectum, appliqué fortement contre le sacrum, paraît rétréci et laisse passer difficilement le doigt au niveau de l'angle sacro-vertébral; sa surface interne, comme celle de tout le gros intestin, offre à considérer, une muqueuse épaissie, boursouflée, dont la plupart des follicules sont tuméfiés, ulcérés. Tout le gros intestin est rempli par une matière liquide, brunâtre; la muqueuse de l'intestin grêle est décolorée.

Le foie, d'un petit volume, présente une coloration uniformément jaune, et se laisse déchirer facilement.

Rien à noter pour l'estomac ni la rate.

Les deux reins offrent à la coupe une coloration uniforme.

Les poumons sont emphysémateux et ne contiennent pas de tubercules.

Le cœur est très-petit. Ses valvules sont saines.

XXXIIIe Obs. — *Hématocèle rétro-utérine paraissant due à des excès de toutes sortes, chez une femme sujette aux métrorrhagies. Evacuation spontanée du liquide par le vagin. Guérison* (1).

Le 16 janvier 1859 est entrée à l'hôpital des Cliniques, service de M. le professeur Nélaton, la femme Weiss, âgée de 25 ans, née à Adelans (Haute-Saône), couturière. Elle est couchée au n° 25 de la salle de chirurgie.

Cette femme habite Paris depuis 1852.

Elle donne des renseignements très-précis. Elle a été réglée à 10 ans et demi. La menstruation s'est établie d'abord sans aucun trouble; l'écoulement durait de trois à quatre jours sans présenter une très-grande abondance. A 11 ans et demi, à la suite d'un bain froid, quelques jours avant une époque menstruelle, les règles se sont supprimées pour ne reparaître qu'à 13 ans et demi. Pendant ce temps à chaque époque menstruelle, elle éprouvait de très-fortes coliques. On lui fit prendre du fer. Les règles sont revenues pendant le cours d'une fièvre cérébrale. Jusqu'à 16 ans elles revinrent bien régulièrement, mais très-souvent elles étaient accompagnées de coliques, et coulaient peu abondamment; on lui faisait toujours suivre un régime très-tonique.

A 18 ans (1852) après un premier coït, elle eut une perte qui dura huit jours et fut très-abondante.

A la fin de l'année, première grossesse. La malade a beaucoup souffert (deux pertes assez abondantes au quatrième et au cinquième mois). La malade prétend qu'elles eurent lieu à l'époque des règles. A cette époque, varices aux deux jambes, surtout à la droite.

15 juin 1858. Accouchement à huit mois et demi d'un

(1) Observation due à l'obligeance amicale de M. Robin-Massé, externe du service.

garçon qui vécut quinze jours. La couche ne fut suivie d'aucun accident, quoique la malade fût partie en voyage au bout de huit jours.

Les règles reparaissènt au bout de six mois.

Fin d'août 1853. Nouvelle grossesse.

Fin de novembre. Fausse couche, paraissant occasionnée par les excès de la malade.

Décembre 1853. Troisième grossesse sans que les règles soient revenues. Pendant tout le temps, éblouissements, maux de cœur.

Septembre 1854. Accouchement d'un garçon, durée 52 heures. La malade a nourri son enfant jusqu'au 15 août 1855; pendant ce temps les règles sont revenues trois ou quatre fois, ont cessé, puis ont reparu définitivement au mois de juin. Après l'allaitement elle était très-maigre, avait des maux d'estomac, souffrait de la poitrine, d'un rhume qui dura deux ans.

Septembre 1857. Nouvelle grossesse. Pendant tout le temps la malade ne prit aucune précaution, fit plusieurs voyages en mer et se livrait à de nombreux excès de toutes sortes. En février 1858, après une frayeur, elle fut prise de délire et l'on fut obligé de la saigner. Au mois d'avril elle eut les fièvres en Afrique. Pendant tout le temps de cette grossesse la malade eut de fortes douleurs de reins; vers la fin, ses jambes enflèrent beaucoup. Ses varices devinrent énormes.

2 juin 1858. Accouchement d'une fille, la malade ne prend aucune précaution, se lève au bout de deux jours, se promène tout le jour et travaille une grande partie des nuits.

11 juin, elle s'embarque pour revenir à Marseille. Elle nourrit son enfant jusqu'au 22 juin. A la cessation de l'allaitement, fièvre de lait très-forte, ce qui ne l'empêchait pas d'aller danser.

27 juin, les règles reparaissent.

6 juillet, perte qui dure sept jours, très-abondante pendant deux jours. Elle a cessé après une frayeur ; la malade s'est tenue tranquille jusqu'à il y a dix-huit mois ; à cette époque elle a repris de nouveau beaucoup d'exercice et s'est livrée de nouveau à des excès de danse et de coït.

2 août. Après de nombreux excès de toutes sortes et surtout excès de coït, elle fut prise de douleurs très-vives dans le bas-ventre. Il sortait, dit-elle, par le vagin comme du blanc d'œuf. Elle sentit une grosseur dans l'abdomen qui se trouvait à un peu plus de 5 centimètres et demi de l'orifice vulvaire d'après une mesure prise par elle-même.

La malade ne s'est pas soignée.

Le 6 août, elle s'embarque pour Constantinople, et revient à Marseille le 3 septembre.

Sur mer elle eut une perte assez abondante qui dura deux jours et fut suivie de flueurs blanches pendant quatre ou cinq jours. Jusque-là la malade n'en avait jamais eu.

Revenue à Marseille, la malade se livra à de nouveaux excès ; elle prit des bains de mer assez fréquemment et chaque fois, en sortant, avait de la fièvre.

14 septembre. Nouvelle perte qui a duré trois jours, accompagnée de douleurs très-violentes. La malade se tordait sur son lit et perdait connaissance à chaque instant. Elle ne sait pas s'il y a eu des caillots dans le sang qu'elle rendait ; toutes les fois que la malade a eu ces pertes elle a uriné très-fréquemment.

M. d'Astros qui la soignait à Marseille n'a jamais pu pratiquer le toucher vaginal, parce que la malade s'y opposait.

Ses forces sont revenues très-vite ; mais depuis la malade a presque toujours des flueurs blanches.

Deux jours après être guérie de sa perte, la malade recommençait ses excès jusqu'au 5 octobre, époque où elle revint à Paris.

20 octobre. Règles très-abondantes qui durent huit jours accompagnées de douleurs de reins et de coliques très-fortes. Les maux de reins persistent après la perte ; depuis cette époque les rapprochements sexuels sont très-douloureux.

Novembre. Ses règles durent encore cinq jours. La malade est obligée de garder le lit.

Depuis sa dernière couche la malade a remarqué qu'elle éprouve des éblouissements à chaque époque menstruelle ; sa vue s'affaiblissait alors pendant quelques jours ; si bien qu'elle ne peut plus travailler pendant ce moment.

14 décembre. Perte qui a duré trois jours, très-abondante, accompagnée de grandes douleurs dans les reins et dans le ventre. Quelques caillots se sont écoulés par le vagin.

Pendant cette perte, ainsi qu'à toutes les précédentes depuis le 2 août, les douleurs que la malade ressentait dans le bas-ventre étaient toujours beaucoup plus vives dans le côté gauche.

La malade compare les douleurs qu'elle éprouvait à celles de l'accouchement. Elle sentait une petite masse qui voulait sortir tantôt par la vulve et tantôt par le rectum. Aussi elle éprouvait très-souvent des envies d'aller à la selle sans résultat.

Depuis le 1er décembre la malade était très-constipée et ne pouvait aller à la selle qu'en prenant plusieurs lavements.

A partir de cette perte, les douleurs ont continué à se faire sentir très-violentes et ont obligé la malade à garder le lit. La malade a refusé toujours de laisser pratiquer le toucher vaginal. On lui fit prendre des bains qui ne la soulagèrent point, et porter une ceinture hypogastrique assez mal faite qui ne diminua point la douleur.

La malade a eu des maux de tête très-violents toujours dans le côté droit de la tête. Elle a beaucoup maigri et est devenue très-pâle ; le ventre était dur et ballonné. Elle vomissait dès qu'elle buvait ; elle urinait très-fréquemment.

Ses douleurs étaient continuelles, mais elles étaient beaucoup plus fortes, de deux à cinq heures du soir ; elles ont présenté ce caractère jusqu'au 17 janvier, lendemain de l'entrée de la malade à l'hôpital.

2 janvier 1859. La malade a commencé à aller mieux, cependant elle éprouvait toujours des douleurs assez fortes dans les reins et le ventre. Elle ne pouvait rester levée.

Jusqu'au 16, époque de son entrée à l'hôpital, elle reprend des forces.

Depuis le commencement où la malade a senti sa tumeur (2 août) les règles reviennent bien régulièrement, mais tandis que précédemment elles ne duraient au plus que quatre jours et ordinairement trois, elles coulent pendant cinq ou six, sont plus abondantes, et s'accompagnent toujours d'une exacerbation des douleurs qui forcent la malade à garder le lit.

État actuel, 16 janvier 1859.

Constitution forte, — apparences de bonne santé, — cheveux châtains, — teint brun ; — caractère très-changeant, — très-colère et passionné. — A eu plusieurs fois des attaques d'hystérie. — La peau n'est point décolorée, non plus que les gencives et la muqueuse palpébrale. — Depuis les dernières attaques d'hystérie qui ont eu lieu au mois d'août et au mois de décembre 1858, la vue est toujours très-affaiblie.

Les douleurs que la malade éprouvait depuis le 2 janvier ont continué jusqu'ici, mais n'ont pas augmenté.

Le 19 janvier, la malade a eu ses règles qui ont duré huit jours. — Le sang était pâle, peu abondant et accompagné de flueurs blanches.

L'examen de la tumeur n'a été fait qu'après la cessation de ses règles, vers le 1er février. Voilà ce qui fut constaté par M. Nélaton.

Le ventre n'est plus ballonné; cependant la paroi abdominale ne se laisse pas très-facilement déprimer.

Toucher vaginal.—Le col est assez rapproché de l'orifice vulvaire et fortement aplati en avant contre le pubis; son orifice vaginal est entr'ouvert et reçoit facilement l'extrémité de l'index. — Son tissu est un peu ramolli. — Dans le cul-de-sac utéro-vaginal on trouve une tumeur placée un peu en arrière du col utérin, mais s'étendant surtout du côté gauche.

Toucher vaginal et palper abdominal. — On trouve sur la ligne médiane l'utérus un peu plus volumineux qu'à l'état normal. La vessie est très-aplatie. Puis au côté gauche de l'utérus on retrouve la tumeur, qui, quant à son volume, donne au moins l'idée d'une pomme assez grosse. Cette tumeur présente la consistance d'une poche très-tendue; en la déprimant avec le doigt, on éprouve cette sensation particulière que donne une poche remplie de liquide, que l'on refoule avec le doigt. — En pratiquant le toucher avec deux doigts, l'un entrant dans la cavité du col, l'autre refoulant la tumeur, tandis qu'avec la main on palpe la tumeur et l'utérus par l'abdomen, on voit que la tumeur et l'utérus sont assez indépendants, qu'ils glissent l'un sur l'autre.

Toucher rectal. — On trouve la tumeur fortement appliquée contre le rectum. Il est impossible avec le doigt de déterminer sa limite supérieure.

L'*examen au spéculum* montre que la coloration de la muqueuse est un peu plus foncée au niveau de la tumeur que dans le reste du vagin.

La malade ressent toujours des douleurs assez fortes dans le bas-ventre, les reins et la cuisse gauche. Le membre abdominal gauche présente un peu d'enflure et des varices assez grosses.

La malade ne peut rester debout ni assise sans souffrir. — Le décubitus sur le côté droit ou le dos est douloureux; sur le côté gauche il est impossible. La position la plus commode et que prend la malade pour dormir est le décubitus sur le ventre. Depuis l'époque où les douleurs ont diminué (2 avril) les envies d'uriner sont moins fréquentes.

Vers le 4 ou 5 février, les douleurs deviennent beaucoup plus violentes.

Le 7 février, il se fait par le vagin un écoulement sanguinolent très-abondant qui est formé par un liquide brunâtre que la malade compare à du café au lait ou à du chocolat.

8 février. L'écoulement présente le même caractère. — Pas de caillot.

9 au 12 février. L'écoulement continue très-abondamment, mais le sang est devenu d'une couleur plus claire.

12 et 13 février. La malade perd des caillots brunâtres dont elle ne peut dire la grosseur. — Le sang est redevenu plus foncé.

14 février. Depuis que l'écoulement s'est produit, les douleurs ont sensiblement diminué, si bien qu'aujourd'hui la malade se trouve assez bien.

15 février. L'écoulement sanguin s'est arrêté aujourd'hui. Les douleurs sont moins fortes, mais la malade se sent très-affaiblie, elle est presque continuellement en sueur; il y a un amaigrissement assez marqué. — La peau est devenue plus pâle; les gencives et la muqueuse palpébrale sont un peu décolorées.

La tumeur a beaucoup diminué de volume. On sent en la palpant, que le contenu de la poche est maintenant formé de parties solides.

M. Nélaton pense qu'il s'est fait là une perforation dans le vagin, que la partie liquide de la tumeur a été évacuée par cette voie, et qu'il y a eu en même temps un écoulement de sang par l'utérus; mais il ne croit pas que cet écoulement soit un écoulement menstruel, car la malade, le mois dernier, a eu ses règles le 19, et ici l'écoulement a commencé le 7. Mais la malade m'a dit que depuis quelque temps l'époque des règles avançait toujours et qu'elles revenaient à peu près toutes les trois semaines.

18 février. *Toucher vaginal.* — Le col n'est plus aplati contre le pubis comme il l'était avant l'écoulement; il se trouve maintenant à un peu plus de 4 centimètres 1/2 de l'orifice vulvaire. La tumeur descend moins dans le vagin; elle se trouve actuellement à un peu plus de 7 centimètres 1/2.

Le *toucher rectal* ne permet plus de sentir la tumeur.

Le col utérin est un peu douloureux au toucher, mais la tumeur elle-même ne l'est plus.

L'écoulement sanguin s'est arrêté le 15, mais a été remplacé par des flueurs blanches très-abondantes. Les douleurs ont beaucoup diminué; cependant elles existent encore.

19 février. Le soir, les douleurs sont devenues de nouveau assez violentes, aussi vives qu'avant l'ouverture de la poche. Elles sont expulsives; elles durent jusqu'au 24. Les flueurs blanches sont très-abondantes pendant ce temps.

Les douleurs présentent ce caractère qu'elles ont déjà eu au mois de décembre : elles sont beaucoup plus fortes de 2 à 5 heures du soir; même le 22 et le 23 la malade n'a souffert que pendant ces trois heures.

Le 22. La malade éprouve une contrariété. Douleurs de tête violentes à droite, nausées, sensation de boule.

A la constipation a succédé de la diarrhée et dans les selles on a trouvé du sang d'une couleur rouge noirâtre.

23 février. La diarrhée est moins fréquente. Du reste chaque fois que la malade éprouve de vives douleurs, sa fréquence augmente, et elle diminue quand ces douleurs cessent.

24 février. Dans la nuit du 23 au 24 la malade a eu une attaque d'hystérie assez forte; elle avait éprouvé dans la

journée une très-vive contrariété. Cette attaque a été, comme toutes celles qu'elle a eues du reste, précédée de frissons pendant dix minutes environ. Elle a été accompagnée de douleurs de tête assez vives du côté droit, et suivie d'analgésie complète dans la jambe gauche pendant environ trois quarts d'heure. Pendant ce temps il y a eu impossibilité complète de marcher.

25 février. Depuis hier il y a du ténesme vésical, ce qui, du reste, est déjà arrivé quelquefois depuis le début de la maladie.

28 février. Depuis le 26 la diarrhée a complétement cessé, et est remplacée par de la constipation. La malade n'a pas eu de selles depuis ce jour.

Depuis deux ou trois jours la malade a repris de l'embonpoint; elle n'est plus pâle, la coloration de la peau est redevenue ce qu'elle était à son entrée à l'hôpital.

1er mars. Les douleurs dans le bas-ventre, les reins et la cuisse gauche sont revenues. Depuis le 26 du mois dernier la malade n'a pu aller à la selle qu'hier au soir en prenant deux lavements.

4 mars. Les douleurs, qui sont toujours expulsives, présentent encore le caractère qu'elles ont déjà présenté deux fois. Elles s'exaspèrent de 2 à 5 heures du soir.

7 mars. Le matin apparition du flux menstruel.

9 mars. En même temps que les règles sont apparues les douleurs ont beaucoup augmenté. Dans le sang que perd la malade, il y a des caillots gros comme le pouce.

Le premier jour le sang était rosé, beaucoup plus clair qu'à l'état normal. Le second il y avait beaucoup de caillots et le sang était d'un brun foncé. Aujourd'hui il a à peu près sa couleur normale, quoique un peu pâle.

10 mars. Les règles disparaissent et avec elles les douleurs.

11 mars. Les règles reviennent, le sang est très-pâle; elles cessent à la fin du jour.

12 mars. En examinant l'état de la tumeur on trouve qu'elle a encore diminué de volume.

14 mars. La malade veut quitter aujourd'hui l'hôpital quoiqu'elle ne soit pas guérie.

Ses douleurs sont maintenant supportables. Les flueurs blanches sont très-abondantes.

XXXIVe Obs. — *Hématocèle utérine chez une femme sujette aux ménorrhagies et survenant pendant la période menstruelle. Fond de l'utérus porté en bas et en arrière en rétroflexion. Guérison.*

Hôtel-Dieu. Service de M. le professeur Trousseau. Salle Saint-Bernard. Femme de 35 ans, réglée pour la première fois à 25 ans.

Un accouchement. Depuis elle est atteinte de varices rectales qui ont beaucoup saigné.

Depuis l'accouchement, règles très-abondantes durant huit jours.

Il y a dix-huit mois, est entrée à l'Hôtel-Dieu, dans le service de M. Trousseau, pour une affection analogue à celle d'aujourd'hui. — Tumeur abdominale regardée comme corps fibreux. — Séjour à l'hôpital pendant six mois. — Elle sortit parfaitement rétablie.

Depuis, les règles reviennent tous les quinze jours, durent huit jours, et dans l'intervalle, pertes blanches. Tous les deux mois la malade perd des caillots.

A chaque époque menstruelle, douleurs paraissant se rapporter à l'ovaire gauche.

Chaque époque est précédée de douleurs lombaires très-vives, pendant vingt-quatre heures. La malade n'avoue aucune cause touchant au coït, pas de chutes.

Le 1er mars, pendant la période menstruelle, douleurs de reins plus vives que d'habitude, malaise général, nausées, vomissement, urine altérée comme il y a dix-huit mois. La malade se rappelant ces symptômes s'empresse, dès le premier jour de ses douleurs, d'entrer dans le service de M. Trousseau.

Le 2 mars. A son entrée, on trouve au-dessus du pubis une tumeur du volume d'une noix, assez dure, que quelques-uns croient être l'ovaire. Au-dessus on sent une tumeur plus considérable mal limitée.

Par le toucher vaginal, on sent le col porté en avant et en arrière un corps qui parut être le corps utérin à MM. Trousseau et Laugier.

Depuis son entrée, la malade a été en proie à des douleurs des plus vives, comparées aux douleurs de l'enfantement, s'irradiant dans tout l'abdomen, avec nausées, vomissements.

Le 20 mars. Teinte jaune anémique, décoloration complète. Décubitus dorsal. — La malade ne peut s'asseoir.

La partie sous-ombilicale du bas-ventre est tuméfiée. Tumeur dépassant le niveau de la peau d'une manière visible; partant du pubis et remontant jusqu'à trois travers de doigt au-dessus du pubis, remontant plus haut à gauche qu'à droite de 0,02. Dure à gauche, douloureuse à la pression. Même dureté à la limite supérieure de la masse; à gauche sonorité très-marquée à la percussion.

Matité absolue au niveau de la tumeur.

Douleurs dans toute la cavité abdominale provoquées par le simple toucher.

Je ne puis sentir au-dessus du pubis de tumeur distincte, pouvant être l'utérus ou autre tumeur. La masse fait un tout uniforme.

Toucher vaginal. Col porté en avant, touche la cloison vésico-vaginale et est à 0,05 de l'orifice vulvaire; il est entr'ouvert et immobile.

En suivant sa face antérieure on arrive au fond d'un cul-de-sac : au fond de ce cul-de-sac on ne sent aucune tuméfaction.

En suivant la face postérieure du col on arrive après un

trajet de 3 centimètres, à un petit cul-de-sac, et de là, sous un angle presque obtus, à un corps arrondi, dur, à surface égale et qui se continue sans ligne de démarcation bien notable avec le col, et paraît être l'utérus. Ce corps est immobile, est placé de champ dans le détroit inférieur qu'il obstrue davantage à droite qu'à gauche. A la partie la plus postérieure de ce corps, on sent en remontant, une tuméfaction molle que l'on retrouve à la partie latérale gauche.

Toucher rectal. — Bourrelet hémorrhoïdal assez considérable. Douleurs vives, provoquées par l'introduction du doigt. On arrive à sentir ce corps arrondi que nous avons dit être le fond de l'utérus, mais au-dessus et en arrière, on touche une portion de tumeur de consistance différente et de forme irrégulière.

L'*examen au spéculum* n'a pas été fait. Pas de constipation. L'urine contient beaucoup de mucus. Pas d'œdème ni de douleurs dans les membres inférieurs, ni de varices.

Traitement. Immobilité. Quinquina à la dose de 4 gr. par jour.

La malade eut plusieurs fois des écoulements sanguins très-considérables par le vagin, et guérit après plusieurs mois.

XXXVe Obs. — *Hématocèle rétro-utérine; — ponction. Guérison* (1).

Une femme de haute taille et de bonne constitution, âgée de 35 ans, mariée depuis sept ans, ayant eu quatre grossesses, et ayant trois enfants vivants, dont la plus jeune a douze mois, fut admise à l'hôpital Saint-Barthélemy, le 22 février 1851.

Sa santé avait été en général assez bonne, ses couches normales, et après toutes ses grossesses, la menstruation

(1) West, *Diseases of women.* London, 1859, t. II.

avait été régulière, même durant la période d'allaitement. — Depuis son troisième accouchement et après la fin des lochies, elle a toujours perdu du sang, en petite quantité, il est vrai.

Un mois, elle a éprouvé des douleurs analogues à des douleurs expulsives ; — augmentées par les efforts, mais ne diminuant pas notablement par le repos, ni dans aucune position ; — à la même époque, ces douleurs avaient un caractère intermittent.

La miction était fréquente et douloureuse ; — l'urine était fortement colorée. — Un médecin consulté lui dit que l'utérus était bas.

Le ventre était gros et tendu ; son augmentation de volume était due à une tumeur dont la surface était légèrement inégale, occupant entièrement le côté gauche, s'étendant à 3 pouces de l'ombilic et passant à travers la ligne médiane, quoique s'abaissant graduellement vers le bas, de sorte que du côté droit son extrémité supérieure était de 1 pouce 1/2 au-dessous de l'ombilic. La tumeur était ferme, très-sensible au toucher, spécialement dans la région iliaque droite.

Le doigt étant introduit dans le vagin, arriva presque immédiatement à toucher une tumeur quelque peu ferme et élastique, d'une forme ovale, de la consistance à peu près du poignet et qui avait poussé en avant la partie postérieure du vagin. Cette tumeur semblait passer au delà dans la substance de l'utérus, à peu près 1 pouce et 1/2 derrière son orifice, l'organe entier étant tellement déplacé que l'os utérin était senti placé horizontalement derrière le pubis. Le doigt passe dans la partie antérieure et droite du bassin sans rencontrer de résistance, mais à la partie droite et postérieure du bassin existe une tumeur ferme qui paraît se continuer avec celle qui se trouvait derrière l'utérus. Les vaisseaux de la tumeur battaient très-fortement.

La tumeur ayant été ponctionnée à travers le vagin avec une aiguille cannelée, à peu près 3 onces de liquide sanguin en sortirent. Le microscope ne découvrit que des corpuscules sanguins dans le liquide, et en vue de vider la tumeur, si cela était possible, et de soulager la malade, un trocart de Pouteau et une canule furent introduits, mais seulement 4 onces d'un liquide semblable au premier en sortirent. La tumeur ne diminua pas beaucoup et la douleur de la malade fut allégée.

Le 27 février, aucune nouvelle intervention n'ayant eu lieu, elle fut saisie de péritonite pendant laquelle il y eut une augmentation manifeste de la tumeur, qui s'étendit vers le côté droit de son ventre.

Vers le 3 mars, tous les symptômes morbides perdirent de leur acuïté, et en ce jour la malade eut deux évacuations copieuses, qui étaient parfaitement noires et consistaient entièrement en sang corrompu. La même après-midi elle éprouva une sensation comparée à quelque chose qui s'ouvrait intérieurement, et ceci fut immédiatement suivi d'un jaillissement abondant, hors du vagin, d'un liquide fétide ressemblant en apparence à de la terre couleur café. Ce liquide jaillit d'abord avec abondance, puis plus doucement jusqu'au matin. Un nouveau jet de liquide eut lieu le jour suivant et se renouvela fréquemment pendant plusieurs jours, acquérant par degrés une couleur plus pâle et finit à la fin par prendre une teinte sale grisâtre. La santé de la malade se remit très-lentement, mais en même temps son ventre diminuait de volume; il avait été mesuré à son admission; la circonférence était de 46 pouces. Le 24 mars il n'en avait plus que 40. La tumeur de la région hypogastrique droite diminua sensiblement de volume et prit une position plus médiane.

Le 5 avril l'utérus avait presque entièrement repris sa première position; derrière lui il n'y avait plus aucune tumeur distincte, excepté une sorte d'empâtement dur, demi-cartilagineux, mal déterminé quant à son étendue et à ses rapports.

Le 17 avril tout écoulement vaginal avait cessé, et le 5 mai toute trace de tumeur abdominale avait complétement disparu. La position de l'utérus était tout à fait normale.

Un an après, je vis de nouveau la femme, elle était en parfaite santé; il n'y avait aucune trace de douleur abdominale. L'utérus était parfaitement mobile, et l'on ne sentait qu'avec peine derrière lui un peu d'épaississement, ainsi qu'à sa gauche.

XXXVIe Obs. — *Hématocèle rétro-utérine paraissant provoquée par un effort exagéré et coïncidant avec la menstruation. — Traitement médical. — Guérison.*

Hôpital des Cliniques. — Service de M. le professeur Nélaton.

Au nº 14 de la salle des femmes est couchée la nommée Geoffroy (Marie-Louise), domestique, 30 ans, demeurant rue du Plâtre, 12, née à Parthenay (Deux-Sèvres).

Elle n'a pas connu son père ni sa mère, et ne sait pas la cause de leur mort. — Pas de maladies dans l'enfance. — Elle est peu impressionnable. — Yeux noirs. — Peu portée aux désirs vénériens. — Réglée pour la première fois à 14 ans. — Pendant les premières années la menstruation a été irrégulière. Durant la première, flux cataménial durant cinq jours, et assez coloré, mais non précédé de douleurs. Les deux années suivantes, l'écoulement revenait bien tous les mois, mais était très-pâle. La santé devint mauvaise; la malade fut atteinte de douleurs épigastriques et frontales, d'inappétence, et de faiblesse des membres inférieurs. Pas de douleurs abdominales. Après ces deux années la menstruation devint régulière jusqu'à il y a deux ans.

A l'âge de 21 ans, première grossesse heureuse. Elle ne remarqua alors qu'un peu d'enflure aux jambes, mais ne fut pas affectée de varices. L'accouchement fut normal. Elle s'est bien rétablie, mais depuis, les règles sont abondantes, sont précédées et suivies de douleurs pendant quatre jours, ainsi que de leucorrhée.

Il y a deux ans, le quatrième jour de l'écoulement menstruel, elle se sentit mal à l'aise et le flux se supprima. (Elle avait lavé du linge à la Seine pendant plusieurs jours.) Dans la nuit, frissons, vomissements; respiration entrecoupée, douleurs hypogastriques bilatérales.

Un médecin appelé fit appliquer des sangsues à l'anus. Les règles reparurent quelques heures après, mais sous la forme d'une hémorrhagie qui a duré trois mois, tout en présentant quelques alternatives, et devenaient plus abondantes pendant les époques menstruelles.

Pendant les six premières semaines, elle est restée chez elle, la plupart du temps couchée, dans un état de faiblesse extrême, mangeant à peine, et en proie à des douleurs pelviennes, lancinantes, s'irradiant dans les régions inguinales et sacrée. Elle fut prise d'une diarrhée et de ténesme anal qui durèrent trois mois.

Après six semaines de maladie, l'acuïté des douleurs l'a décidée à entrer, en mars 1858, à l'hôpital des Cliniques, où elle est restée trois mois. Pendant deux mois, la ménorrhagie n'a pas cessé, ainsi que les symptômes de dyssenterie. On lui a posé de nombreux vésicatoires et on lui a donné des bains sulfureux. Elle est sortie guérie en juin 1858, et après avoir eu une époque menstruelle normale. Depuis, les règles ont continué à être précédées et suivies de douleurs et à être très-abondantes (quinze serviettes salies, en 24 heures, pas de caillots). Les règles ont toujours été accompagnées et suivies de lassitude très-grande, d'inappétence, de bourdonnements d'oreille, d'éblouissements; les yeux sont cernés et la face pâle. —

Chaque mois l'époque menstruelle avance de quatre à cinq jours, rarement de dix.

Les douleurs qui précèdent l'écoulement cataménial siégent dans les parties latérales du bas-ventre.

Les dernières règles ont eu lieu le 11 juin 1859. Les douleurs qui les précèdent à l'ordinaire ont été plus vives que jamais, mais n'ont pas duré plus longtemps que les autres fois; elles ont disparu dès l'apparition du flux menstruel. La quantité de sang n'a pas été abondante, mais a duré quatre jours au lieu de six, qui est le temps ordinaire. Le quatrième jour, l'écoulement des règles diminua brusquement; et aussitôt la malade éprouva des douleurs dans les parties latérales de l'hypogastre; elle attribue cette aménorrhée à un effort qu'elle aurait fait pour porter un baquet rempli d'eau. Elle dit avoir ressenti aussitôt une sensation de tiraillement et de grande fatigue dans le bas-ventre. — Ceci se passait à 3 heures de l'après-midi.

Dans la nuit, vomissements, coliques très-vives, frissons et suppression complète du flux menstruel.

Le lendemain, frissons, nausées, douleurs très-vives dans les parties latérales du petit bassin, se portant dans la région sacrée, leucorrhée.

Deux jours après, réapparition du flux menstruel très-peu abondant, écoulement de petits caillots noirs pendant cinq jours, suivi de leucorrhée durant cinq autres jours. Cependant, les douleurs ont persisté, siégeant à la même place et conservant un caractère d'acuïté très-vive; le moindre palper les exaspérait.

C'est dans les quelques jours qui ont suivi la réapparition des règles que la malade s'est aperçue elle-même de l'existence d'une tumeur siégeant à la partie droite de l'hypogastre, et qui lui parut avoir le volume d'une tête de fœtus à terme. Elle put cependant se lever de son lit, mais elle vacillait et pouvait à peine se tenir debout. Depuis quinze jours, elle est prise de diarrhée, accompagnée de ténesme anal. A bout de douleurs, elle se décide à entrer à l'hôpital des Cliniques, le 29 juin 1859.

État actuel. Teint pâle, cheveux d'un châtain foncé. Inappétence. Selles glaireuses et légèrement sanguinolentes (six selles par vingt-quatre heures). Ténesme anal. Pas d'hémorrhoïdes ni de varices.

L'abdomen n'est pas tendu, mais dans la partie latérale droite de l'hypogastre, à partir de l'aine droite, il y a une matité absolue qui se confond avec celle que donne la percussion de l'utérus; cette matité est limitée à droite par une ligne verticale partant de l'épine iliaque antéro-postérieure, en haut par une ligne horizontale passant à 8 centimètres au-dessous de l'ombilic. (A partir de 3 centimètres au-dessous de l'ombilic jusqu'à cette ligne située à 8 centimètres, il y a une matité relative.) A gauche de la ligne médiane on perçoit par la percussion une matité relative qui commence à 2 centimètres de la ligne médiane et qui finit à 8 centimètres, en conservant la même hauteur que la matité absolue perçue à droite.

On sent par le palper abdominal une tumeur dure, lobulée, du volume d'une orange, à gauche, et à droite une autre tumeur de même consistance, mais à peu près double de volume, se réunissant toutes deux au-dessus de l'utérus dont le corps est situé à droite de la ligne médiane dans les trois quarts de sa largeur, et est assez rapproché de la surface cutanée pour pouvoir être senti par le palper. Le fond de l'utérus paraît se trouver à 5 centimètres au-dessus du pubis. Une pression peu forte réveille les douleurs.

Toucher vaginal. Le col utérin est à 4 centimètres et demi de l'orifice vulvaire; il est distant de 1 centimètre du pubis; il est fixé dans une immobilité presque absolue et entr'ouvert dans le sens transversal; il est assez mou. Le corps utérin est porté à droite, on le sent dans cette position à travers la paroi supérieure du vagin.

En arrière du col est une tumeur distante de 6 centimètres de l'orifice vulvaire, aplatie d'arrière en avant, dure, occupant tout le diamètre du détroit inférieur du bassin, très-douloureuse, séparée du doigt par une couche de parties molles, de consistance œdémateuse, et ne présentant pas de battements. Elle se porte surtout en haut et à droite vers la tumeur sentie par le palper hypogastrique. Si l'on percute légèrement cette dernière tumeur, on perçoit évidemment une sensation de flot à l'extrémité du doigt appuyé sur la tumeur post-utérine. Ce mode d'exploration est très-douloureux.

Mucus épais assez abondant dans le vagin.

La malade éprouve dans la cavité pelvienne des douleurs spontanées, lancinantes, qui partant des régions pubienne et inguinale droite, retentissent dans la région sacrée.

Pas de douleurs vers l'anus, miction urinaire à peu près normale. Marche chancelante.

M. Nélaton diagnostique une hématocèle rétro-utérine présentant son plus gros volume à droite, ayant fait basculer de son côté le corps de l'utérus.

Il ordonne chaque jour un bain froid de vingt minutes.

Le 5 juillet, la tumeur a un peu diminué. Moins de douleurs.

Même traitement.

9 juillet (époque des règles). Le flux menstruel n'apparaît pas. Inappétence. Douleurs sourdes, continues dans les parties latérales de l'hypogastre ; les douleurs sont rémittentes ; elles sont comparées par la malade à des coupures faites avec un instrument tranchant. Elle s'agite dans son lit, ne sait quelle position prendre.

Ténesme vésical ; 15 besoins d'uriner en vingt-quatre heures. Constipation.

Bains froids.

Le 10 et le 11 juillet. Douleurs abdominales très-vives. Pas d'écoulement menstruel. Frissons.

12 et jours suivants. Les douleurs diminuent.

18. La palpation du ventre est à peine douloureuse. Par le toucher vaginal, on sent le col plus en arrière qu'auparavant, et derrière lui une tumeur très-dure, immobile, occupant tout le détroit inférieur.

Le corps utérin est toujours incliné à droite. Autour de lui on sent par le palper abdominal deux petites tumeurs qui roulent sous le doigt.

Appétit meilleur. Peu de douleurs spontanées.

Même traitement.

19. Dans la nuit du 19 au 20, douleurs pelviennes lancinantes, suivies de l'écoulement par le vagin d'un liquide séreux que la malade compare à de la sérosité d'un vésicatoire.

L'écoulement prend le 22 un caractère sanguinolent qu'il conserve jusqu'au 24.

Le 22, j'examine la malade à l'aide du speculum. Je constate la présence de mucus épais au col de l'utérus, qui paraît être en sa position normale, mais je ne puis découvrir aucun orifice dans le cul-de-sac vaginal supéro-postérieur, même en tendant fortement la muqueuse. Le liquide sanguinolent que j'obtiens avec le pinceau vient de l'utérus.

A partir du 26 la malade va de mieux en mieux ; le 30 juillet, on peut à peine découvrir traces de la tumeur. La menstruation reparaît normale le 8 août, dure quatre jours, accompagnée de peu de douleurs ; et la malade sort le 13 août conservant de son ancienne tumeur une légère induration située à droite de l'utérus qui a repris sa position normale.

FIN.

BIBLIOTHÈQUE IMPÉRIALE

EXPLICATION DE LA PLANCHE

FIGURE Ire. — Hématocèle rétro-utérine. — *Vue d'arrière en avant.* — Dessin fait d'après une pièce recueillie dans le service de M. le docteur Oulmont.

a. a. a. Rectum détaché en partie de ses attaches normales et porté à gauche afin de montrer la cavité rétro-utérine par sa face postérieure.

b. b. Adhérences fibrineuses qui unissaient cette portion du rectum à l'anse d'intestin grêle *c.*

c. Anse d'intestin grêle formant une partie du plafond de la poche rétro-utérine.

d. Vessie.

e. Utérus vu par sa face postérieure et couvert de produits fibrineux.

f. Trompe utérine gauche dilatée et cachée par des adhérences.

g. g. g. Cloison fibrineuse parfaitement organisée divisant la poche rétro-utérine en deux moitiés qui ne communiquaient plus que par les pertuis *h. h.*

i. Trompe utérine droite dilatée.

l. l. Péritoine pelvien recouvert de dépôts fibrineux.

FIGURE II. — Kystes vésiculaires ovariques. Dessin fait d'après une pièce recueillie dans le service de M. le professeur Nélaton.

a. Côté droit d'où provient le kyste représenté figure III.

b. Grand kyste ouvert.

c. Côté gauche. Petit kyste ovarique.

FIGURE III. — Portion du côté droit de la tumeur représentée figure II. — Nombreux kystes vésiculaires.

a. Kyste rempli dans ses deux tiers par des caillots sanguins *b*, et dans un tiers par une masse jaunâtre, granuleuse *c*, contenue dans des cloisons *d. d. d.* de fibrine décolorée.

e. Petit kyste.
f. Veines considérablement dilatées.
g. Portion d'un grand kyste.

FIGURE IV. — Petit kyste ouvert (*fig. III, e.*) — Il contenait un liquide brunâtre, filant, d'apparence muqueuse, renfermant des cellules d'épithélium pavimenteux considérablement dilatées (Ch. Robin).

ERRATA.

Page 29, ligne 13, *au lieu de* : force, *lisez*, forme.
— 30, — 12, *au lieu de* : formé, *lisez*, fourni.
— 88, — 22, *ajoutez* : 1° Hémorrhagie ovarienne.
— 124, — 16, *supprimez le mot* : Latour.
— 125, — 1, *au lieu de* : treize, *lisez*, douze.
— 127, — 19, *au lieu de* : Il, *lisez*, cela.
— 135, — 10, *supprimez le mot* : Latour.
— 294, — La XVe OBS. est consignée page 195, et, pour l'intelligence du texte, les OBS. XV à XXXVI, pages 294 et suivantes, doivent prendre les numéros XVI à XXXVII.

TABLE

FIN DE LA TABLE.

BIBLIOTHÈQUE IMPÉRIALE IMPR.

Corbeil — Typographie et stéréotypie de Crété.

www.ingramcontent.com/pod-product-compliance
Lightning Source LLC
Chambersburg PA
CBHW061119220326
41599CB00024B/4097

* 9 7 8 2 0 1 2 6 4 6 7 0 4 *